AF435668

EVA MARTÍNEZ FERNÁNDEZ

ME PERDÍ EN UN CONFLICTO Y ME ENCONTRÉ EN UNA ENFERMEDAD

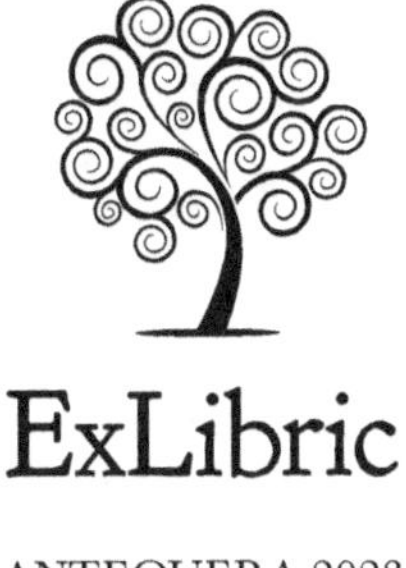

ExLibric

ANTEQUERA 2023

*A los dos seres que más amo y amaré de manera incondicional
por el resto de esta vida y en las venideras,
sin importar el cómo, el cuándo ni el dónde.
A vosotros, Natalia y Enrique.*

*A mi sobrina Tania, por estar pendiente de mí,
cuidarme, preocuparte e interesarte.
Sé que siempre vas a estar ahí.*

*A mis fantásticas, Begoña, Meli, Yolanda y Luisa.
Espero que a partir de esta nueva etapa
me conozcáis y entendáis un poco más.
Os quiero, chicas.*

*A mi Bodyhacker, mi pareja actual,
con la que espero y deseo terminar
mi aprendizaje y recorrido en este plano terrenal.
Te quiero, amor.*

Prólogo

Desde que Eva me pidió que redactara el prólogo de este libro me invade una sensación de entusiasmo y alegría irremediable. Para mí, ella ha sido y es una persona especial que me ha ido acompañando en todo el proceso de mi enfermedad con el fin de reconducirlo, ayudarme a sobrellevarlo y conseguir una curación de la misma.

Hablaré un poco de mí y de lo que Eva ha supuesto en mi vida. Soy médica especialista en Nefrología en el Hospital General de Elche (Alicante) y atiendo a pacientes que reciben tratamiento con diálisis. A finales de mayo de 2022 me diagnosticaron un cáncer apendicular evolucionado. Más bien me lo detecté al palpar una masa pétrea en la ingle derecha. Por lo demás, me encontraba vital y activa. Nadie podía imaginar lo que se estaba engendrando ahí y lo que se me venía encima. Las perspectivas de tratamiento planteadas iban a ser agresivas, desde una resección del tumor y de órganos vecinos a recibir quimioterapia durante la cirugía, y posteriormente quimioterapia adyuvante durante seis meses. El tejido a extirpar era *a priori* un tanto desconocido hasta no abrir y ver exactamente qué estructuras estaban dañadas. Incluso se me planteó la posibilidad de extirpar el nervio femoral, el nervio que inerva el principal músculo de la pierna, el cuádriceps, el que permite mantenerse en bipedestación y poder andar, correr, etc.

Imaginaos para una persona físicamente activa el impacto tan limitante para su vida en todos los ámbitos, incluidos el familiar y el profesional. En el plano familiar contaba con una niña de tan solo cinco años que me necesitaba y no terminaba de entender la situación y en el plano profesional con aspiraciones de prosperar y proyectos de investigación en marcha que tuve que abandonar sin saber si sería de forma temporal o definitiva.

Desde el momento que supe de la existencia de esa masa contacté con Eva, pues, aunque recibí formación médica tradicional, soy consciente de que la medicina que practicamos desde un punto de vista occidental solo trata el problema en sí, sin tener en cuenta la perspectiva holística como ocurre en la medicina oriental. Dada la gravedad del problema, no podía conformarme con el tratamiento estándar que me estaban ofreciendo en ese momento. El pronóstico y la evolución del mismo dependían de muchos otros factores, además de la cirugía y la quimioterapia. Es por ello que vi en Eva a la persona capaz de reconducir la situación, canalizar esa energía que tenía bloqueada y a través de sus dotes sanadoras conseguir una curación de la enfermedad y un restablecimiento energético, físico, mental y espiritual.

Tras duros días de asimilación de la situación y una vez me puse en manos de mi querida Eva, mi situación emocional y mi estado de ánimo sufrieron una transformación hacia un estado de positividad. Los días de angustia y sollozo se vieron seguidos de días de paz interior y compasión, especialmente hacia los pacientes que habían pasado o estaban pasando por una situación similar a la mía. Tantas veces he tenido que afrontar situaciones difíciles con mis pacientes terminales de cáncer sin terminar de entender y/o manejar de forma óptima su vivencia y emociones dolorosas por las que estaban pasando. Ahora ya lo sé y estoy segura de que mi actitud y comprensión por y para mis pacientes ya no será la misma de antes.

Me sorprendió que durante todo mi proceso de enfermedad pudiera disfrutar de una tranquilidad y una felicidad superiores a la esperada gracias a la decisión de añadir al tratamiento médico y quirúrgico las terapias y la combinación de técnicas holísticas que Eva me aportó: la biodescodificación, tratar mi enfermedad desde la causa que la originó, el reiki junto con una técnica personalizada suya sanadora y flores de Bach. Contemplé esta etapa que me había ofrecido la vida de forma inesperada y en el momento menos idóneo con cierta fascinación y desconcierto, como un camino de transformación interna y aprendizaje. Desde el punto de vista puramente médico, aunque me aseguré de ser tratada por los mejores profesionales de la zona y ser asesorada con la evidencia científica actual, fui testigo de muchas cosas que dejaban mucho que desear. Advertí una profunda falta de humanidad, comprensión y compasión entre los profesionales que me atendían. El ambiente estaba cargado de negatividad.

Había secuelas, por así decirlo, que no se debían a las secundarias a la cirugía o los efectos secundarios de la quimioterapia, sino que eran resultado del daño y desánimo, en algunos casos, que el personal sanitario transmitía en sus palabras, su escepticismo ante las terapias no tradicionales y su carencia de actitud sanadora. Gracias a mi actitud mental y a la confianza de estar en buenas manos, evité que aquellas experiencias negativas vividas en cada visita al hospital me afectaran directamente. A nivel personal, fue extraordinario corroborar lo importante que es mostrar compasión, empatía y bondad, y hasta qué punto estas cosas tan simples pueden ayudarnos a sobrellevar el problema, especialmente cuando provienen de personas enfundadas en batas blancas que imponen tanto respeto e impregnan un aire de autoridad.

El conocimiento de la existencia de Eva se remonta a años atrás, cuando por casualidad, paseando por el centro de Alicante, di con una tienda de herboristería y terapias energéticas, entre ellas el reiki impartido por Eva. Años antes me había documentado y experimentado los efectos terapéuticos de esta terapia. Es por ello que, buscando a una persona con la maestría de reiki, las circunstancias me llevaron allí (siempre pienso que las casualidades no existen). Ya en el primer contacto sentí esa conexión y confianza que potencian los efectos de esta terapia energética. Desde entonces mantuve un contacto estrecho con ella, siempre disponible para cuando lo necesitaba, sin pensar que en un futuro próximo se iba a convertir en una herramienta indispensable para mí junto con la biodescodificación.

Son múltiples los estudios científicos realizados en personas con enfermedades de diferente índole en los que se observaron beneficios significativos tras aplicar la terapia de reiki. Entre los efectos evidenciados destacan: disminución del dolor, ansiedad y calidad de vida, satisfacer las necesidades que las terapias convencionales no cubren y mejorar los beneficios de los tratamientos convencionales. No obstante, aunque algunos hospitales ya han implementado esta terapia para el tratamiento de diversas enfermedades, sigue existiendo incertidumbre y reticencia para incluir el reiki dentro de los protocolos médicos, debido en parte a la escasez de estudios científicos que avalen la eficacia de esta terapia. En virtud de lo que yo misma he podido experimentar directamente en mí, sería deseable que el reiki y la biodescodificación estuviesen disponibles como parte de la medicina convencional para cualquier persona que quisiera recibirlos.

A raíz de mi enfermedad y mi transformación interior, me he volcado en el manejo integral de los pacientes con enfermedad renal y cáncer enfocando todos mis esfuerzos en brindarles una mejor atención desde el punto de vista de la comprensión y compasión y a suministrarles una visión más amplia que la que aporta la medicina tradicional, con el fin de ayudarles a enfrentarse psicológica, emocional y espiritualmente a su enfermedad.

Espero con ilusión y esperanza que en un futuro próximo estas terapias se conviertan en parte de la atención médica tradicional y que los terapéuticos médicos transgeneracionales o biodescodificadores y los maestros de reiki se integren dentro de un equipo multidisciplinar en los distintos centros sanitarios.

Es un honor para mí ser elegida como prologuista para esta maravillosa obra, hecha con amor y sabiduría. Deseo que tenga mucho éxito y que pueda ayudar a muchas personas. Por ello, invito a todas las personas que se encuentren en esta situación o en cualquier otra que pueda necesitar de estas terapias a que contacten con Eva para favorecer y comprender el porqué de la enfermedad y complementar una recuperación integral.

Silvia Ros Ruiz

Doctora en Medicina, especialista en Nefrología
Hospital General Universitario de Elche

La clave de la armonía

13

«Solo cuando uno conoce el sentido y el mensaje oculto detrás del "problema" es cuando puede resolverlo. Comprenderlo te libera…».

Cada vez que tengas un problema por resolver, considéralo como una oportunidad para aprender algo nuevo. Mantén tu mente abierta y receptiva a la nueva y sutil información que te permitirá saber cómo trascender el obstáculo y convertirlo en aprendizaje.

El surgimiento de un obstáculo, conflicto, enfermedad, diagnóstico o problema es una señal de que llegó el momento de parar, escuchar, reflexionar y aprender.

La pregunta es: ¿estás listo?

Introducción

Para muchos, «biodescodificación»; para otros, «bioneuroemoción», y para mí, «conexión biológica emocional».

Lo primero que quiero que sepas es que la enfermedad se desactiva. ¿Y cómo se desactiva? Reconociéndola, sabiendo en qué consiste, cómo se origina, dejando de alimentar el conflicto que la provoca, aceptándola… Tomando conciencia.

Te invito a que conozcas las bases de la conexión biológica emocional, un introductorio a la bioneuroemoción, donde sabrás para qué enfermamos y cómo nos afectan las emociones no expresadas, para llevarte de la mano al camino de tu sensación.

Te pongo a tu alcance el principio de todo un viaje interior que te llevará a descubrir quién eres de verdad —o quién no eres—, a la lucidez y a tu liberación. Un libro con el que conseguirás reflexionar como nunca te habías planteado acerca de las razones que te hacen tomar unas decisiones u otras… Y, por tanto, acerca de si esas decisiones —y la vida que vives debido a ellas— son realmente tuyas de manera libre.

A todos nos influye —o dejamos que nos influya— lo que opinen los demás, nuestra familia, lo que realmente es «correcto» y lo que no. No nos sentimos bien y no sabemos por qué, pensamos que somos felices, pero hay algo que no encaja, a veces ni siquiera sabemos por qué reaccionamos como lo hacemos, y nos quedamos con la excusa de «es que soy así, no puedo cambiar» o «es que esto es lo que pasa y no puedo hacer nada».

Desde la verdad objetiva lo entendemos, para nosotros es mucho más cómodo seguir viviendo como siempre que buscar las verdaderas razones por las que no consigues liberarte de todo lo que te ancla y no te permite avanzar en tu realización personal. Sabes que conocer esas razones va a empujarte a transformar tu vida y que los cambios dan miedo, te van a sacar de la famosa zona de confort de la que tanto se habla, así que es normal que te resistas y que te incomode. Pero ten muy claro que conocerte a ti mismo/a y decidir libremente, sin condicionamientos, es la vía que te permitirá autorrealizarte, autosanarte y tomar las riendas de tu vida.

Descubrirás un concepto de libertad y verdad de una manera mucho más amplia y fidedigna, para que puedas distinguir cuánto diriges tu vida por ti mismo/a y cómo aprender a decidir apartando las influencias de tus emociones e influencias externas.

Te adelanto tres simples pasos y algunos *tips* que a mí personalmente me han ayudado mucho:

Paso 1: Aprende a entrenar tu mente. Es la mejor forma para desbloquearte. Te llevará a estar a gusto contigo mismo/a, equilibrar tus estados internos, e independientemente de las circunstancias que hayas vivido o estés viviendo.

Paso 2: Entrena tu mente cada mañana y nunca más volverás a depender de las circunstancias externas e internas, tomar medicamentos, ir a terapia o estar todo el día hablando de tus síntomas o tu enfermedad con gente o presumiendo de ella, cuando realmente no la terminas de comprender. Al hacerlo, aprenderás a gestionar las cuatro dimensiones como ser humano: mente, cuerpo, espíritu y emociones. Y eso te devolverá el equilibrio siempre.

Paso 3: Da el primer paso ahora y logra sentirte a gusto contigo y con tu vida a través del entendimiento mental, aun teniendo de momento esos bloqueos, ruido mental, mal humor, celos, envidias, cambios de carácter, estrés o insatisfacción. Ya lo dice un proverbio chino: «El mejor momento para plantar un árbol fue hace veinte años. El segundo momento es ahora».

Un gran recordatorio en tu camino a ser tu mejor versión. Cuando sanamos nuestra alma, sana nuestro cuerpo. En el camino es muy posible que sientas incomodidad. No es un proceso corto o lineal. Cada uno lleva su propio ritmo. Es necesario, en el proceso de sanar, analizar y cuestionar lo que sientes, para después pasar a un proceso de aceptación: ¿Qué heridas tengo? ¿Cómo puedo sanarlas? ¿Qué cosas debo aceptar? ¿Qué cosas puedo cambiar?

Tips para sanar:

- La vida es hoy, disfruta de lo que tienes ahora y no te quedes en el pasado.
- No pongas cargas en los demás. La responsabilidad de tu vida, como adulto, es solo tuya.
- Permítete sentir. No enmascares tus emociones porque en algún momento deben salir.

- Es completamente normal que en el proceso de sanar te sientas triste o enfadado/a.
- Aprende de cada situación; aunque no lo parezca, todo pasa con algún propósito.
- Agradece también las situaciones difíciles y poder aprender de ellas.
- Crea y construye lo que quieres para tu vida.
- Perdona y suelta las cargas del pasado, decide vivir una vida en libertad.
- Acepta con amor las situaciones que no puedes cambiar.
- Date tiempo. No te fuerces ni te obligues. Cada proceso lleva su tiempo.

Considera cada situación como un crecimiento y una transformación positiva para tu vida. Las cosas que alguna vez nos lastimaron son las que nos hacen más fuertes y más sabios. Y sanar es una montaña rusa, no tengas miedo al proceso, al final vale la pena.

También considera que cualquier síntoma siempre tiene por origen un *shock* emocional ocurrido en un instante… El desencadenante es el continuo estrés. La enfermedad es un desequilibrio simultáneo a nivel psíquico, cerebral y orgánico debido a un trauma emocional, que muchas veces sucede de forma inconsciente.

Sin conflicto no hay enfermedad: darse cuenta de ello es el primer paso hacia la curación. Hoy tienes la oportunidad de ser consciente de ello y sanar. ¡Aquí encontrarás las claves para ayudarte, guiarte y acompañarte en tu proceso!

Puedes crear salud o enfermedad… ¡Tú eliges!

Objetivo de este libro-guía

- Despertar tu intuición y confiar en tu guía interior para desbloquear tu propia energía.
- Sentirte más ligero de todas las cargas que has ido acumulando durante años y durante vidas.
- Gestionar tus emociones, miedos, desmotivación e inseguridades, librarte del estrés y así mantenerte en tu día a día con gracia, equilibrio y energía.
- Conseguir equilibrarte de forma física, mental y espiritual.
- Manejar las herramientas necesarias para experimentar un cambio real.
- Conectarte con el placer y disfrute mientras te deshaces y liberas de todos los bloqueos que no te permiten expandir tu luz y energía.
- Reconocer todo aquello que te está enfermando realmente y con ello poder empezar a sanarte.
- Sanar no tiene que ser solo sufrimiento. Podemos disfrutar en el proceso.

Debemos entender que estamos viviendo una época de inseguridad y miedos, y eso nos está afectando: quizá hayas aumentado de peso o quizá te levantas por la mañana con un saco de ansiedad en el pecho, o incluso se te haya diagnosticado ya una enfermedad.

Sea cual sea tu situación, quiero que sepas que siempre hay un camino alternativo: puedes sentirte mejor contigo mismo, aumentar tu confianza y reducir el estrés hasta cuando lo crees imposible. Es época de ir hacia dentro, es época de mirar hacia nuestro interior y de cuidar de nosotros mismos y de nuestra energía. Si eres capaz de entender que esta es la lección que la situación actual ha venido a mostrarte, te aseguro que vas a elevar tu vibración y la de todo lo que te rodea.

No pienses que esto no puede funcionarte a ti porque tu situación es diferente. Sí funciona, porque si todas las personas a las que he ayudado han logrado hacer un clic interno que las ha llevado hacia un cambio real y han sanado, tú también puedes.

¡Así que ahora ya sabes que hay varios caminos de búsqueda! ¡Adelante! Sumérgete en el fascinante mundo de la conexión biológica emocional y la autosanación.

¿Qué es la enfermedad?

Nuestra mente y nuestras emociones influyen irremediablemente en la salud de nuestro cuerpo y en su capacidad para enfermar y recuperarse. Mente y emociones influyen en el cuerpo a través del sistema nervioso vegetativo y de las secreciones hormonales, y estos sobre el sistema inmunitario modulando su respuesta.

Las enfermedades son el resultado de un desequilibrio a nivel bio-psico-social-medioambiental y han de verse como un aviso del cuerpo de que hay que cambiar algo en nuestra vida. Nuestra mente se comunica con nuestras células; nuestras células se comunican entre sí y con nuestra mente. Los síntomas nos ayudan a tomar conciencia para iniciar un cambio en nuestra vida. Si no les hacemos caso, seguiremos enfermando.

Todo conflicto interno conlleva un desequilibrio que se manifestará con un síntoma o enfermedad. Cuando lo que pienso, lo que siento, lo que digo y lo que hago no están en armonía, cuando no soy coherente conmigo mismo, estoy generando conflicto en mi interior.

La curación y sanación es volver al equilibrio interno, observando la desarmonía que hay entre lo que pienso, lo que siento, lo que digo y lo que hago, ver el conflicto y trabajarme a mí mismo para disolverlo y volver a la paz que soy. La paz que soy surge espontáneamente cuando dejo de desear que las cosas sean como yo quiero que sean y me permito aceptar todo lo que es.

Aceptar todo lo que es no significa que ante una dificultad en la vida no haga nada para encontrar una solución; aceptar lo que es significa que, a pesar de estar ante una dificultad, busco una solución sin poner resistencia interior, sin incomodidad, sin ir en contra de lo que es.

Todo conflicto desaparece cuando acepto lo que es y busco soluciones ante las situaciones de la vida sin generar resistencia interior y sin desear que las cosas sean distintas. Esto es lo que es, lo acepto, fluyo con la vida y agradezco porque esto es una oportunidad de aprendizaje para mí.

El conflicto desaparece cuando vivo totalmente en paz interior, agradecido y con la comprensión de que todo lo que viene es lo mejor para mí.

Todas estas situaciones cotidianas que son evaluadas por nuestro cerebro analítico constantemente van generando la búsqueda de soluciones. Cuando nuestro análisis se ve desbordado o cuando un hecho nos sorprende es nuestro cerebro emocional quien responde a estas incitaciones. Al tener que enfrentar esas circunstancias será interpretado por ese cerebro (emocional) como una cuestión de supervivencia.

Las conexiones entre nuestro cerebro emocional y las respuestas físicas son directas. Ante la activación de estas vías se generan cuatro tipos de respuestas: huir, atacar, inmovilizarse o someterse. Por otro lado, cuando indagamos en nuestro pasado con las herramientas adecuadas, podemos tomar contacto y conectar con todas las experiencias vividas y podemos revisar qué necesidad quedó insatisfecha.

Se sabe que nuestro cerebro conserva mecanismos de respuesta procedentes de épocas ancestrales y estos actúan para garantizar nuestra supervivencia. El ser humano contiene todas las soluciones adaptativas desde la primera célula hasta hoy. Ciento cincuenta millones de años de evolución pulsan en cada una de nuestras células.

Seguir la «lógica biológica» nos permite explicar cómo ha vivido la persona una situación estresante y por qué tiene un determinado síntoma. Una vez que se averigua el porqué y se resuelve el conflicto biológico, el síntoma detiene su progresión.

La enfermedad es un proceso, un proceso biológico de adaptación frente a un conflicto emocional. Es una respuesta física determinada frente a una situación estresante a un conflicto no resuelto. Todo conflicto da lugar a una gran alteración emocional. Es como si dicha persona hubiera vivido un instante de desconexión que ha quedado anclado en su interior; y es entonces cuando la terapia ayuda al individuo a descubrir el conflicto, a curarlo mediante el despertar de la conciencia.

Una persona sufre a nivel psicológico o mental, esta emoción se manifestará en su cuerpo como un síntoma o una enfermedad física o psíquica. Esta nos está avisando de que prestemos atención, que no estamos siendo coherentes con nuestro ser, es algo erróneo que está pasando. Es un mensaje del alma, un aviso del universo, un aviso de Dios. Es hora de hacer un cambio en nuestra vida.

Muchas veces es cuestión de cambiar nuestra forma de pensar, de sentir y de ver la realidad, o quitar el velo y conocer la verdad, ya que nuestra forma de ver la realidad determina nuestra realidad. ¡Somos creencias, pero si no estoy bien estoy pensando mal! Cambio yo y cambia mi mundo.

Las enfermedades tienen un sentido biológico emocional reversible: si un día apareció, otro día puede desaparecer. El cuerpo no tiene ninguna iniciativa, solo hace lo que le pedimos que haga. ¡Lo que pasa es que nuestra petición es inconsciente! Este expresa una emoción oculta anclada en nuestra niñez… Hay una emoción que viviste en un instante del *shock* emocional y ese estrés generó un resentir; con el correr de los años repites la situación con otros personajes, y tu cuerpo, a nivel inconsciente, lo expresa a través de lo que llamas enfermedad. Este expresa una emoción oculta vivida en tu ilusorio pasado.

Hay una emoción oculta que sufriste en un instante de *shock* emocional y ese estrés generó un resentir y a nivel inconsciente lo expresa a través del cuerpo.

Si uno vive un instante de enojo, rencor o ira, el cuerpo baja las defensas, eso contrae todo el organismo y generamos químicos en nuestro cerebro que producen la enfermedad. Cuando revivimos la misma situación y comprendemos desde otra perspectiva lo que pasó, nuestro cuerpo se relaja, genera otros químicos y se repara. Es lo que llamamos sanación.

El cuerpo humano posee de manera natural lo que se llama autorregulación, homeostasis en términos biológicos. Cada pensamiento, sentimiento, emoción son actividades de la conciencia.

El entorno, las relaciones humanas, la interacción, todo lo que haces con el cuerpo, comer, digerir, los cinco sentidos, el mundo interior, todo eso regula nuestra actividad cerebral y la genética, por tanto, es conciencia.

Partimos del hecho de que todos tenemos una mente condicionada, desde que nacemos nos dan una identidad de un millón de oportunidades que tenemos.

Debes sanar tus recuerdos de niño, aceptación, afecto y aprecio, ya que esto se expresa en separación, vibra en miedo, expresará enfermedad. Lo sufrimos por no conocer la realidad, por no saber quién eres, por aferrarse a lo que no existe, por el miedo a lo transitorio, por identificarte con una identidad social ficticia llamada ego y por el miedo a la muerte. Estas son las principales causas del dolor humano.

¿Por qué crees que, si estamos compuestos por los mismos órganos y átomos, algunas personas enferman y otras no? ¿Qué es lo único que nos diferencia? ¡Nuestra forma de pensar!

Esto quiere decir que si una persona está enferma, ¡está enviando un error a su cuerpo con sus pensamientos, que hace que la mantengan en la enfermedad! Nuestros pensamientos crean nuestra realidad: si estamos pensando mal, nuestro cuerpo nos lo va a hacer notar, como una señal de alarma, trayendo la enfermedad.

La buena noticia es que, así como la enfermedad llega, ¡se puede ir! Tan solo cambiando esos pensamientos en error, haciendo un trabajo serio y profundo en ti, autoobservándote, haciéndote consciente de lo que sientes, piensas y dices, haciendo los pases contigo mismo/a, así como con todo tu entorno. Trae comprensión, compasión, gratitud, amor, perdón.

1. Sana el cuerpo entendiendo las emociones

La parte derecha de tu cuerpo (lado izquierdo de tu cerebro) está relacionada con la vertiente racional de tu vida, con tu trabajo, con tus responsabilidades, el dinero que tienes o generas, o bien con las inseguridades materiales, es decir, es tu vertiente exterior. Y casi siempre que tienes un problema o dolor en cualquier parte de tu cuerpo de este lado hay un tema no resuelto aún con tu padre o con algún miembro del sexo masculino.

La parte izquierda (lado derecho de tu cerebro), por el contrario, está asociada con tu lado emocional, el afectivo, intuitivo, la falta de perdón, el no expresar las emociones negativas, es decir, es la vertiente interior de tu vida. Y casi siempre que tienes un problema o dolor en cualquier parte de tu cuerpo de este lado hay un tema no resuelto aún con tu madre o con algún miembro del sexo femenino.

Esta información es tanto para diestros como para zurdos, pues está demostrado científicamente que el hecho de escribir con una mano u otra depende de la espina dorsal, no del cerebro.

2. Lo que debemos hacer es preguntarnos qué nos está enseñando el síntoma o la enfermedad

Primero, es un trabajo de introspección, observando nuestras emociones, percepciones y sentimientos. No se trata de ser positivo, «las personas positivas son exasperantes y artificiales». Es más un proceso de ir y solucionar el papeleo interno y no ser positivos pensando que es suficiente. Ve y soluciona primero.

Sin experiencia no hay verdad. Poder ser independiente de ellas, así puedes llegar a una parte profunda de ti mismo que es un campo de pura potencialidad, infinitas posibilidades, creatividad ilimitada, amor, alegría, compasión, paz, ecuanimidad…

La explicación sobre el ADN y los genes está llena de amor y conciencia, esboza información técnica muy importante.

«La cura del dolor está en el dolor», respecto a esto dice. El dolor físico requiere que lleves tu conciencia allí, no te resistas. Heráclito dijo: «Ningún hombre puede cruzar el río dos veces, porque ni el hombre ni el agua serán los mismos». Nuestro cuerpo está en actividad constante, no tienes el mismo cuerpo que tenías hace un rato. «Cada mes tienes piel nueva, cada tres meses tienes un esqueleto nuevo, en un año reciclas el 98 % de tu cuerpo».

Cuando hay enfermedad esto no se puede hacer porque las células recuerdan la historia de la vida de tu cuerpo, por eso debes cambiar lo que piensas. Si quieres cambiar tu cuerpo, debes trascender más allá de la memoria de la conciencia, así tienes una oportunidad de reinventar tu cuerpo.

Existe una voluntad de cambio en esas personas que quieren desafiar las estadísticas de la medicina y sanan. Estas personas están dispuestas a revisar su vida, su alimentación, sus relaciones personales, lo que afecta a su sistema inmunológico. Y lo mejor es su propósito, enamorarse de la vida, despertar y ayudar al mundo a sanar. Lo único que existe es el ahora.

El único secreto de la sanación no es sino este:

- Que eres tú el que te estás haciendo esto a ti mismo.
- No importa cuál sea la forma del ataque, esto sigue siendo verdad.
- No importa quién desempeñe el papel de enemigo y quién el de agresor, esto sigue siendo verdad.
- No importa cuál parezca ser la causa de cualquier dolor o sufrimiento que sientas, esto sigue siendo verdad.
- No importa si estás enfermo o cuán odiosas sean las situaciones, no podrían tener efectos sobre ti a no ser que no te dieses cuenta de que se trata tan solo de tu propio sueño.
- Solo tú debes cambiar la percepción de lo que crees externo.
- Solo tú puedes despertar y sanar.

3. ¿Has pensado alguna vez de dónde viene la salud?

La salud no siempre viene de los genes o los buenos hábitos, la mayoría de las veces se genera desde la paz mental, la paz en el corazón y en el alma. Viene con la risa, la aceptación hacia uno mismo y a los demás. Viene con el amor y el cuidado que recibimos de nosotros mismos y que recibimos y aceptamos de los demás.

Hay alimentos saludables imprescindibles que nos proveen de más energía y los cuales no vienen de un plato preparado. Las calorías de un abrazo fuerte, las proteínas de un beso pausado, los omegas de un «aquí estoy», la dopamina que genera inmediatamente un «te ves increíble» y el anticancerígeno por excelencia de la honestidad indiscutible y la fiel compañía de los amigos y familiares. Siempre acompañado por los antioxidantes que no vienen exactamente en el vino de la copa, sino de la conversación con esa persona especial que te escucha y te hace sentir que ese es el momento correcto para ambos. ¡Salud!

Cuando quien aparentas ser es quien eres realmente, te vuelves libre de verdad. Observa y analiza.

La gente se enamora y se desenamora inconscientemente. Sigue cambiando de pareja, pero no se cambia a sí misma. No necesitas cambiar el espacio, no necesitas cambiar el tiempo; ellos cambian por sí mismos. Simplemente, cámbiate a ti mismo. Con el cambio en el corazón, toda la existencia cambia. Volverá a suceder lo mismo si no haces ese cambio, porque tú eres el mismo. Sigue cambiando el exterior, pero sigue siendo la misma persona.

Toma conciencia. No necesitas cambiar el lugar, no necesitas cambiar el tiempo, no necesitas cambiar nada externo. El exterior es todo lo perfecto que puede ser.

Solo hay una cosa que tienes que hacer, tienes que volverte más consciente, más alerta, más despierto, más vacío, para que no haya nada que proyectar en el exterior. Tienes que quemar todas las semillas dentro de ti, tienes que quemar todo el molde dentro de ti. Una vez que has quemado el molde, que has quemado las semillas y has sacado todo lo que estaba dentro y estás vacío, entra en ti algo del más allá, el paraíso penetra en la tierra, y ese es el momento de la transformación. Con este cambio, toda la existencia es totalmente diferente.

La misma mujer, los mismos hijos, la misma gente, la misma oficina, el mismo mercado; pero ya no es lo mismo porque tú ya no eres el mismo.

Para cambiar nuestra salud y nuestra vida, primero tenemos que cambiar nuestros pensamientos y sentimientos, después debemos hacer algo —cambiar nuestras acciones o comportamientos— para tener una nueva experiencia, que a su vez produce un nuevo pensamiento y un nuevo sentimiento, y luego debemos memorizar ese sentimiento hasta que pasemos a un nuevo estado de ser (cuando la mente y el cuerpo son uno).

Como dijo Osho: «Este es el camino correcto de la transformación: no empieces nunca desde el exterior, empieza desde el interior».

4. Para la biología, el tiempo no existe

Cuando ocurre algún hecho traumático, la emoción que genera deja una huella en nuestro inconsciente biológico. Esa es la manera en que nos protege, para que una vez que aparezca un conflicto similar podamos tener esa emoción como disparador de defensa. Esto ocurre de tal manera que cuando sentimos que ocurre en nuestra vida algo que es similar a eso que ocurrió en primera instancia, se dispara la emoción con la misma rapidez y magnitud. Es decir, que cada emoción es una regresión, y cada conflicto, una repetición de conflictos anteriores.

Esas emociones quedan enclaustradas en nuestro cuerpo, están al servicio de la supervivencia, y así nuestro cuerpo se transforma en mente, es decir, que ordena por miedo o peligro a la emoción dispararse. Cuantas más emociones guardemos, menos energía tenemos en la vida a nuestra disposición, porque cada una de estas emociones tiene un cúmulo de energía en ella.

Cambiar para liberarse

Ante un conflicto tenemos dos opciones de supervivencia: resolverlo o adaptarnos. Cuando elegimos adaptarnos limitamos nuestra vida, y posiblemente vivamos siempre conflictos similares que seguirán repitiéndose en busca de una solución. Si no lo hacemos, el conflicto se transformará en un síntoma o enfermedad ayudándonos a encontrar la causa.

Si elegimos resolverlo, debemos buscar el origen de la emoción en nuestro pasado. Esto nos permite liberar esa emoción y ver con claridad —porque mientras la emoción esté oculta, vemos detrás de un cristal empañado— y la energía enclaustrada vuelve a nuestro cerebro para disponer.

Debajo de cualquier conflicto o enfermedad hay una causa común: no querer soltar. No queremos soltar nuestro enojo, nuestro dolor, nuestro sufrimiento, nuestras frustraciones, nuestro rencor. Preferimos, inconscientemente, seguir enfermos, conflictuados, enojados, hacer frente a procedimientos traumáticos o peligrosos, o, simplemente, sufriendo. Entonces nuestra vida se convierte en la trampa del mono: por no soltar lo que creo que me alimenta puedo morir de inanición.

¿Y por qué no queremos soltar eso que nos hace sufrir? La respuesta general que agrupa todos los casos es: por miedo. Aunque creamos que lo que tenemos es odio, sed de venganza, que no podemos, que haremos daño…, en realidad es miedo. Y para cada una de las personas ese miedo tendrá un matiz especial: porque de hacerlo fallaría a un mandato familiar, porque me quedaría solo y abandonado, porque nadie me apoyaría en mi decisión…

Una forma de empezar a encararlo es hacerse alguna de estas preguntas: ¿Qué creo que pasaría en realidad si lo hago? (puedo imaginármelo sin correr peligro). ¿De dónde saco la creencia de que sucedería esto? ¿Quién me lo dijo? ¿A qué situación de mi vida, mi pasado, mi infancia se parece? ¿Qué diría mi madre, mi padre, mis abuelos o mis hermanos frente a esto? ¿Por qué siento que me importa? ¿Qué pasaría si aun así lo hiciera? ¿De quién es en realidad la voz que me dice que no lo haga? ¿Cómo me sentiría una vez hecho, logrado y terminado? ¿Cómo me vería a mí mismo/a? ¿Qué recurso creo necesitar para hacerlo? (determinación, coraje, amor, valentía…) ¿Quién podría dármelo? (puede ser alguien vivo o muerto, real o imaginario). ¿Cómo sería hacerlo y que todos estuvieran de acuerdo, me felicitaran, me vieran poderoso y valiente? (hago una imagen de mí mismo en ese estado).

Luego intenta hacer algo parecido: haz algo en tu vida que requiera de tu decisión, de tu valor o de lo que hayas visto que tenías que soltar, en un ámbito diferente. Haz algo que hayas postergado, que nunca has hecho o que hace mucho que tenías que hacer, y fíjate en cómo te sientes al haberlo hecho. Esto hará que el miedo se dé cuenta de que ya no es tan necesario. Y deja de decir que no puedes hacerlo. Di: «En este momento no estoy listo, pero en cualquier instante lo estaré. Estoy trabajando en ello».

Y, finalmente, practica reírte un poco de ti mismo. Ríete de tu miedo, pídele a tu inconsciente que te muestre las herramientas que tienes para hacerlo. Siempre se puede.

5. ¿Qué aprendemos con la toma de conciencia?

Aprendemos a buscar dentro lo que nos molesta fuera. Aprendemos a buscar el conflicto dentro de nosotros, ya que lo que nos muestra el exterior es un reflejo de nuestro mundo interno. Aprendemos a no querer cambiar a nadie. Entendemos que el cambio somos nosotros, que si queremos ver el cambio fuera, debemos cambiarnos nosotros. Aprendemos a no hacer responsable a nadie de nuestras emociones y de las cosas que nos suceden… Nosotros somos los únicos que pensamos en nuestra mente y sentimos en nuestro corazón, nadie es responsable de lo que nos pasa, porque consciente o inconscientemente, nosotros elegimos siempre, siempre somos los artífices de nuestra historia.

Aprendemos a dejar libres a nuestros seres queridos, sin culpas y chantajes. Comprendimos que la culpa y el chantaje dañan el alma de quienes amamos; los destruimos, y nosotros los amamos. Si amamos los dejamos en libertad, porque el amor es libertad, y cuando se obra desde el amor no existe deuda posible. El amor es un compartir.

Aprendemos a no esperar nada a cambio de nadie. El amor no es una negociación. Aprendimos a no sacrificarnos por nadie. El sacrificio siempre espera algo a cambio, siempre espera recompensa y luego se decepciona. ¡El sacrificio no es amor!

Aprendemos a actuar desde el amor incondicional, que es una fuerza amorosa que no espera nada. Actúa solo por amor, da solo por el gozo que siente dando… Aprendemos que no tenemos poder sobre nadie, solo sobre nosotros mismos. Entendemos que querer cambiar a otros es un acto de absoluta ignorancia, egoísmo, un sentimiento dictatorial. Aprendemos que nadie tiene el poder de cambiar a nadie, dejamos de sentirnos tan omnipotentes.

Aprendemos que habita en nosotros una absoluta libertad interior, que somos libres para decidir con quiénes queremos estar y con quiénes no. Que la vida es un disfrute y no un padecimiento, y que desde nuestro libre albedrío podemos decidir. Ese es nuestro verdadero poder, la decisión.

Aprendemos que nuestra guía interior son nuestras sensaciones de agrado y desagrado, esa alerta que nos dice «sal de aquí» o «quédate aquí». Aprendemos a amarnos y respetarnos tanto que a nuestra vida llegan personas que nos aman tanto como nosotros nos amamos.

Con la toma de conciencia aprendemos a liberarnos de etiquetas y caretas, ser auténticos a nuestro sentir. No nos interesa caer bien ni falsearnos, somos respetuosos con los demás, pero no nos falseamos.

Aprendemos a respetar los tiempos de los demás no siendo invasivos. Aprendemos a retirarnos a tiempo de los lugares donde no somos bienvenidos porque comprendemos que no tenemos por qué caerles bien a todos. Aprendemos que las almas nos unimos por vibraciones y cuando no somos afines se pueden separar y hacer cada una su vida; no hay que soportar ni dejar que nos soporten.

Aprendemos a valorar nuestro espacio vital, a cuidar nuestra energía. Si algo o alguien no es afín a nuestra energía, sabemos que podemos retirarnos, que podemos salirnos de situaciones que no nos aportan crecimiento o bienestar. Ya sabemos que si no nos retiramos a tiempo, nuestro cuerpo nos lo demandará más tarde.

Aprendemos a salirnos más rápido de las tristezas, broncas y enojos, ya no nos quedamos acampando allí. No significa que no entremos cada tanto, solo que hemos aprendido a salirnos un poco más rápido. Con conciencia, en estado alerta y presente, aprendemos a cambiar el curso de nuestras emociones, haciendo cosas que nos gusten o viendo personas que nos estimulen. Las broncas que antes nos duraban meses hoy nos duran un día u horas.

Aprendemos que solo el amor y la bondad aportan. Aprendemos a salirnos de todo aquello que nos aleje de la paz, el equilibrio y el amor. Aprendemos a buscar las causas emocionales de nuestras enfermedades sin pensar que son desgracias que nos manda el universo.

Sabemos que somos los creadores de nuestros malestares, y sabiendo esto, tomamos cartas en el asunto, cambiando de percepción, pensamientos y emociones.

Sabemos que somos los capitanes de nuestro cuerpo, aprendemos a trabajar activamente en nuestra salud, transformando nuestra vida, incluso transformando nuestros hábitos mentales, físicos o emocionales si es necesario, así eso implique cambios radicales que nos incomoden o no nos gusten tanto. Somos conscientes de que somos los constructores de nuestra salud mental, emocional y física; ya no creemos que somos manejados por la mala suerte o la casualidad. Sabemos que somos la causa y el efecto de todo lo que nos sucede. Aprendemos que, según cómo pensamos y sentimos, luego atraeremos experiencias a nuestra vida.

Aprendemos a escucharnos, a respetar nuestra voz interior, ese guía que sabe lo que más nos conviene para nuestro crecimiento. Antes nos dejábamos aturdir con voces exteriores, ya no. Hoy sabemos que solo nuestra guía interior sabe lo que es mejor para nosotros y lo que nos conviene.

Aprendemos que la toma de conciencia es lo que nos conviene, aunque a veces eso genere un poco de dolor al principio. Sabemos que la luz entra por la herida.

Gracias a la toma de conciencia aprendemos a ser un poco más intuitivos que racionales. Nos damos cuenta de que la razón calcula, mide, especula, pero en el fondo no sabe. Tomamos conciencia de que el corazón es la flecha directa que nos lleva hacia el camino acertado para nuestra evolución y paz interior.

6. La realidad de la sanación

Siento decirte que sanar, a diferencia de lo que mucha gente pueda pensar, no es bonito. Nos han vendido que sanar es un camino de rosas, donde todo debes verlo con amor, compasión, empatía… Esto no es así.

El proceso de sanación conlleva una serie de etapas, y ninguna de ella es fácil. Deberás aceptar todas y cada una de tus sombras, vivimos en un mundo dual, la luz no existiría sin la oscuridad, así que este es el primer paso.

Y no, no es un proceso bonito, porque deberás enfrentarte a tus miedos más profundos, a tus inseguridades, a traumas del pasado y a etapas que ya dabas por cerradas.

Descubrirás cosas de ti que ni tú mismo sabías, porque sanar es eso, es adentrarse y descubrir quién es uno realmente, qué siento, cómo lo siento, para qué lo siento y por qué.

Deberás entender que todo lo que hay en tu realidad lo has creado tú, porque todo lo que ves fuera es un reflejo de ti mismo, así que para que tu realidad cambie, deberás cambiar tú. Esto conlleva asumir las consecuencias de tus actos, palabras y pensamientos y dejar de culpabilizar a otro por lo que te pasa.

Tendrás que volver a la niñez, aquella que ya diste por cerrada, y aceptar todo lo que en ella pasó con todo lo que eso conlleva… ¿Abusos, abandonos, falta de la figura paterna, falta del amor de tu madre…? Prepárate para vivirlo de nuevo.

Tendrás días en los que desearías no haberte levantado, con mil dolores en el cuerpo, con un ego que te dirá una y mil veces que «mejor nos quedamos donde estamos», con ganas de llorar, gritar, sintiendo decepción, tristeza, enfado…, con ganas de mandarlo todo a la mierda. Tu vida parecerá una auténtica montaña rusa. No es un camino fácil ni corto.

Ni hablar ya si encima te pones a indagar en tu árbol genealógico, algo básico si quieres avanzar. ¡Aquí ya se pone la cosa seria! Vas a encontrar secretos —muchos, además—, abandonos, asesinatos, guerras, muertes violentas, hambre, muertes prematuras, infidelidades, abortos, incestos… Todo esto tiene un peso sobre ti y de un modo u otro te afecta, y para sanarlo y trascenderlo sentirás el dolor de tus ancestros como tuyo propio, y esto no, no es bonito.

¿Pero sabes qué? Que a pesar de ser un camino durísimo te recomiendo hacerlo, porque cuando todo pasa, cuando ya has aceptado tus sombras y las amas del mismo modo que amas tus luces, es cuando llega el equilibrio, cuando ya sí eres capaz de ver todo desde el amor, la compasión y el perdón.

Cuando las aguas se calman es cuando entras en conexión con el ser divino que eres, cuando tomas conciencia y entiendes por qué estás aquí. Todo es perfecto, y así debe ser. Sin duda, es un camino largo, con baches y obstáculos, que solo los valientes de corazón emprenden, pero con una gran recompensa: encontrarte a ti mismo libre de ataduras, miedos, programas, creencias y ancestros queriendo dar a conocer su historia para poder liberarse.

Sanar no es un camino de rosas, porque la rosa eres tú… Y de eso se trata, ¡de que lo descubras!

Las fases de la enfermedad

Creemos estar enfermos cuando nos sentimos mal, cuando el síntoma llegó a nuestra vida y nos trajo un dolor o nos postró en la cama, cuando tenemos fiebre o cuando nos salió un herpes. Sin embargo, la causa de lo que nos está ocurriendo es anterior, y según el síntoma pueden haber pasado muchos días e incluso meses de la causa. El síntoma físico suele ser el intento de reparación y solución del conflicto y no un conflicto en sí mismo. Veamos parte por parte.

PRIMERA FASE: Es la fase de conflicto activo. El cuerpo, la mente y la emoción están frente a un conflicto que no encuentra, por el momento, solución. Estamos en modo combativo, vigilante, de estrés. El problema da vueltas en nuestra cabeza, no podemos pensar en otra cosa y hasta podemos tener problemas para dormir. En esta fase se encuentra el factor desencadenante de la enfermedad, que encontrará solución en un órgano determinado. Dependiendo de la intensidad del conflicto y de la vivencia de no encontrar solución o vivirlo aislado o en soledad, encontrará soluciones más o menos drásticas en nuestro cuerpo si no pudimos resolverlo de otra manera.

SEGUNDA FASE: En esta fase el conflicto mental terminó, la persona se siente en equilibrio y no le da más vueltas al problema. El cerebro se repara y también el órgano, y pueden aparecer los síntomas como formas de reparación. Por ejemplo: en la primera fase ocurrió un problema que fue vivido con miedo o estrés cuando eras pequeño (primera fase). A partir de él desarrollas una alergia que todavía no ha salido a la luz como defensa al problema (segunda fase). Cuando eres más grande te ocurre algo que tu cerebro asocia con aquel primer conflicto y se dispara un cuadro alérgico como respuesta a lo que sucede. El cuerpo te avisa de que estás en un peligro similar a aquella vez y te defiende de esa manera. Ahora el síntoma es crónico.

La segunda fase es más «ruidosa». Aparece la inflamación o la fiebre y puede llevarnos a la solución definitiva del conflicto o a la repetición, porque no es lo mismo estar en equilibrio que haber resuelto definitivamente el conflicto.

TERCERA FASE: Es la solución profunda, porque es la integración de la experiencia conflictiva. Entiendes para qué ocurrió, estás en paz y no vuelves a vivir el drama de la misma manera ni respondes de la misma forma. Ya no tienes miedo al problema porque sabes que tienes los recursos para enfrentarlo. En esta fase se produce la reparación completa del cuerpo, del cerebro y del psiquismo. Tomamos conciencia, nos liberamos y crecemos.

Si a menudo te duele la garganta o se te repite una indigestión, no has llegado a la tercera fase, repites la solución de la segunda. También hay que tener en cuenta que hay síntomas que son fase de reparación, es decir, que por más que apareció como síntoma y «me siento mal», mi cuerpo ya está solucionando el problema a través de lo que yo vivo como enfermedad.

Una metáfora de las tres fases para que te sirva de ejemplo: en la primera fase tienes un conflicto de desvalorización, sientes que no puedes, que no vales nada. Te menosprecias. En la segunda fase ya no te menosprecias, te tratas con más cuidado y respeto. En la tercera fase sabes quién eres, eres consciente de tu propio valor y pase lo que pase, digan lo que digan, cuentas contigo.

1. ¿Qué es la crisis en la sanación?

La crisis curativa o crisis de sanación es un proceso necesario, natural y normal del organismo y del cuerpo mental-emocional, que realiza una depuración y/o balanceo energético intenso. Es un proceso en donde hay una compensación y/o nivelación de algo que tu ser requiere.

¿Cuándo ocurre dicha crisis?

La crisis puede ocurrir de manera inmediata, durante el tratamiento energético y/o terapia holística como lo es una sesión de reiki, hipnosis, registros akashicos, constelaciones familiares, biomagnetismo, flores de Bach, etc. También puede haber una crisis curativa después de someterse a alguno de los mencionados tratamientos y/o terapias; puede ocurrir en cualquier momento durante todo el tiempo de depuración, que en la mayoría de las terapias energéticas suele ser de veintiún días.

Durante este periodo de veintiún días, el cuerpo va depurando, equilibrando y restableciendo sus funciones naturales, y en ciertos momentos pueden existir altos y bajos físicos y emocionales.

La crisis curativa en su fase inmediata pudiera tener diversos síntomas que, reitero, son totalmente normales y que nunca son iguales en las personas. Entre los más comunes a nivel físico y emocional, están:

- Llanto repentino.
- Risa repentina.
- Dolores fuertes en el cuerpo.
- Dolor en viejas heridas y/o lesiones.
- Sensación de náusea, mareo y/o vómito.
- Diarrea y/o ganas de orinar excesivamente.
- Dolor de cabeza, sudoración, comezón, ardor, frío o calor, fiebre…

2. ¿Qué son y cómo afectan los egregores?

Los egregores son pensamientos fuertemente proyectados, están regidos por la ley del mentalismo. Estos egregores emanan una corriente magnética como un rayo de luz.

La importancia de vigilar lo que pensamos

Los pensamientos son energías que se acumulan en nuestros cuerpos y otra parte de ellos se expande y sale a la atmósfera. Son cuerpo, tienen masa y al salir de nuestro cuerpo mental adquieren vida, personalidad. Son una entidad que entra a funcionar según la dirección que les hemos dado. Nuestro cuerpo humano no está capacitado para ver a simple vista estas energías; sin embargo, sí las sentimos y nos afectan, ya sea de forma positiva o negativa.

Existen dos tipos de pensamientos: negativos y positivos. Los pensamientos negativos son opacos, de bajas tonalidades, afectan adversamente al pensador y a todos aquellos a quienes van dirigidos, rodean al individuo que los emitió en una atmósfera siniestra, pesada, que entorpece su evolución ascensional en todo orden. La vuelven una persona desagradable, antipática, indeseable. Da a su fisionomía una expresión amarga, la afea, aleja de sí los afectos, la hace neurasténica crónica. Así se crea lo que llamamos «egregor negativo», sembrándole cada vez nuevos pensamientos depresivos que lo van envenenado.

Por el contrario, los pensamientos positivos siembran en nuestro subconsciente un semillero maravilloso, con vibraciones luminosas que salen de nuestro cuerpo mental estimulándolas en sentido positivo. Nos proporcionan salud, belleza, energía, etc.

Al descargar esta energía se convierte en materia. Muy importante es saber que con la mente gobernamos las células de nuestro cuerpo. Lo que ocurre en nuestro cuerpo mental es un espejo: tal como piensas, así eres. Tanto el valor como el miedo son actitudes mentales. La mente crea, tiene el poder creador, vivimos en un universo mental, creado por el omnisciente. Todo lo que el hombre va descubriendo y trayendo a realización ya existe en potencia en la mente divina.

La función de la mente es pensar, recibe la idea, esa mente estimula el campo emocional, nace el deseo de traerla a la manifestación, así el campo o cuerpo emocional estimula a su vez al campo volutivo (voluntad) y lleva al cuerpo físico a la acción, para traer a realización la idea y plasmarla en algo tangible. La mente gobierna las células de nuestro cuerpo, y nada hay más obediente que la materia.

Ejemplo clásico de un egregor negativo y cómo afecta

Alguien nos hizo, como se dice vulgarmente, una jugarreta. Cuando se recibe, lógicamente, nos indignamos y nuestra mente comienza a emitir pensamientos de ira, despecho, venganza y hasta lo expresamos con palabras… En este momento sale de nuestro cuerpo mental una carga electrónica (en la ciencia existe el electroencefalograma: aparato que registra en una cinta las ondas eléctricas que emitimos al pensar). Esa carga electrónica fue de carácter negativo y salió hacia el espacio, donde se encontró con otras cargas afines, es decir, con ondas electrónicas similares (pensamientos de odio, tristeza, decepcionantes, etc.) emitidos por otras personas y por simpatía se unió a ellas.

Estas fuerzas electrónicas negativas lanzadas al espacio inconscientemente toman cuerpo y fabrican un ente de condición negativa, cargado de mala intención, de tristeza, de dolor, de odio, de todo orden negativo. Por correspondencia, este ente pertenece a quienes lo fabricaron y periódicamente regresa a ellos y les recuerda frecuentemente qué los hirió, acomplejó, etc. Entonces se convierte en un recuerdo y se vuelve a sentir exactamente lo mismo que en un principio, y hasta más poderoso, porque el egregor se fortalece, crece a su costa y cada vez le domina más, haciéndose tan fuerte que lleva al individuo hasta la locura o al suicidio, y este mismo mal lo están recibiendo también miles de personas débiles, quienes están bajo esta influencia de condiciones iguales. Así se forma una conciencia colectiva de tristeza, miedo, depresión y derrota.

De esta manera contribuimos con nuestra cuota mental al bien o al mal. Por otro lado, esta influencia de conciencia colectiva negativa afecta de igual manera a nuestra madre Tierra, pues estas energías se concentran en su atmósfera y de alguna manera se manifiestan en guerras, terremotos, desastres naturales, etc. Cuando pasa, no comprendemos que nosotros hemos contribuido a crear este tipo de fenómenos y luego preguntamos por qué o echamos culpas a diestro y siniestro.

Otro efecto del egregor negativo es que vamos creando rencores y los vamos arrastrando en nuestro cuerpo etérico por centenares de vidas, que a veces se manifiestan en enfermedades físicas y mentales.

Recomendación

Aprende a aquietarte, a comprender las situaciones, a mejorarlas y a evolucionar espiritualmente. Una herramienta poderosa es la meditación.

Cuando la pongas en práctica constante y conscientemente, te liberará de las emociones negativas, te perdonarás, así como a la persona —o las personas— que te agravió. Con esto ya no creas más estos egregores negativos, y si vuelves a caer en esos pensamientos, emociones, conciénciate inmediatamente de ello y transmútalo, hasta que llegues a dominar bien tus pensamientos y emociones. Solo tú eres el dueño de tu espacio interior.

La llave del control se encuentra en la observación. Estas son las tres claves:

1. La aceptación y la observación de nuestras emociones sin juzgarlas ni criticarlas, sin exigirles que sean otras, sin huir de ellas o desear otras diferentes, aunque por dentro nos invadan y sintamos una gran aversión. Al observar las emociones y tener una percepción plena y presente de

ellas, empezamos a respirar y fluir en el proceso emocional. De esta manera integramos el proceso en nuestra mente y cuerpo conectando con todo nuestro ser.

2. Dale un nombre. No busques eufemismos. Dales un nombre a tus emociones. Pero no las justifiques ni las juzgues. Es decir, no vale decir: «Esto que siento es ira y no debería sentirla porque me hace sentir mal». Debes darles nombre como se le da nombre a un color o un sabor. Solo para identificar lo que es, pero sin juzgar. Es decir: «Esto es tristeza», «Esto es rencor», «Esto es ira»… ¿Qué conseguiremos con esto? Estamos abriéndonos a la emoción, nos damos permiso para sentirla y, además, le damos un nombre, lo que nos permite conectar los hemisferios derecho e izquierdo de nuestro cerebro e integrarlos. Al hacerlo conseguimos que la emoción se calme poco a poco.

3. Observa qué parte de tu cuerpo siente la emoción. Esto no es fácil a veces, pero es muy importante llegar a conseguirlo. Cuando logramos localizar la zona del cuerpo afectada por la emoción, conectamos la mente con el cuerpo, lo que en psicología llamamos «integración vertical». De esta manera, cuando lo tengamos localizado decimos: «Es rabia y está en mi estómago», «Es ira y está en mi cabeza»… ¿Qué logramos con esto? Seremos conscientes de que por fuerte y desagradable que es nuestra emoción, no invade todo nuestro cuerpo, sino una parte de él.

Con esta técnica conseguimos observar y abrazar nuestras emociones y aceptar las experiencias que nos traen. Logramos verlo como una actividad de la mente. Aprenderemos a sentirnos más seguros, aunque percibamos emociones negativas, pero sin desbordarnos ni bloquearnos. Nos ayudará a fluir emocionalmente integrando las experiencias.

Haz esta técnica cuando consideres que lo necesitas y recuerda que es la práctica diaria lo que hace cambiar nuestra mente.

¿Por qué te duele el cuerpo?

Te duele porque aún no has aprendido a disfrutar, porque acumulas viejos odios, envidias, malos pensamientos y rabia. Te duele porque te niegas a desarrollar tu vitalidad y elasticidad corporal, porque lo castigas con adicciones e inmadurez emocional. Te duele el cuerpo porque rechazas el presente y permites que los recuerdos te definan. Te duele porque no cierras etapas y te vistes de víctima en el drama que creaste. Te duele porque amas la herida que no quieres sanar.

Te duele el cuerpo porque has sucumbido a la apatía y te has dejado ganar. Te duele porque dudas merecer una vida sin traumas y alas para volar. Te duele porque has cedido tu voz al clan familiar. Te duele el cuerpo porque no vives en paz. Te duele porque no te atreves a valorarte más.

Te duele porque callas cuando debes gritar. Porque culpas al amor de tu obsesión por dominar. Porque exiges un respeto que no te atreves a generar. Te duele el cuerpo porque confundes una relación con un *ring* donde poderte desahogar.

Te duele porque no te atreves a conectar con tu divinidad. Porque te da miedo la libertad. Te duele el cuerpo porque no te permites recordar que has nacido para crecer y trascender desde el amor que ya eres. Te duele porque no inviertes en silencio ni haces las paces con tu soledad y con tu oscuridad. Y promulgas tu enfermedad.

Eres un ser de amor en constante expansión. Deja ya de encasillarte, frenarte y atrofiarte. ¡Despierta a tu magia y a tu poder! Haz valer el amor que ya eres. Afronta que te duele el cuerpo y enfermas por tus emociones, tus pensamientos, tus sentimientos, tus decisiones…

Los pensamientos son quienes conducen el estado de ánimo, evidenciándose así como respuesta conductual. Si quieres vivir tal como deseas, establece una línea de pensamiento proactiva donde la voluntad y la autodeterminación sean tus aliados.

Agradece la salud, los vínculos cercanos con los que cuentas, tus capacidades, los recursos posibles y los que aún faltan por descubrir, tu hogar, tu pasión, etc.

Si buscas, siempre encontrarás motivos. Cuando legitimas aquellas cosas que sustentan tu bienestar, algo sucede. El campo de energía creadora, al igual que una gran ola, acerca naturalmente a personas y circunstancias con vibraciones similares. Eres energía…

Recuerda: crea con consciencia, crea en paz.

1. *Hola, soy tu síntoma*

Hola. Tengo muchos nombres: dolor de rodilla, grano, dolor de estómago, reumatismo, asma, mucosidad, gripe, dolor de espalda, ciática, cáncer, depresión, migraña, tos, dolor de garganta, insuficiencia renal, diabetes, hemorroides… Y la lista sigue y sigue… Me he ofrecido como voluntario para el peor trabajo posible: ser el portador de noticias poco gratas para ti.

Tú no me comprendes, nadie me comprende. Tú piensas que quiero fastidiarte, echar a perder tus planes de vida. Todos piensan que quiero entorpecerles, hacerles daño o limitarles. Y no, eso sería un completo disparate. Yo, el síntoma, simplemente intento hablarte en un lenguaje que comprendas, que entiendas.

A ver, dime algo, ¿tú irías a negociar con terroristas, tocando a su puerta con una flor en la mano y una camiseta con el símbolo de la paz impreso en la espalda? No, ¿verdad? Entonces, ¿por qué no comprendes que yo, el síntoma, no puedo ser sutil y suavecito cuando debo darte el mensaje? Me golpeas, me odias, con todo el mundo te quejas de mí, de mi presencia en tu cuerpo, pero no te tomas ni un segundo en razonar y tratar de comprender el motivo de mi presencia en tu cuerpo.

Solo te escucho decirme: «Cállate», «Vete», «Te odio», «Maldita la hora en que apareciste», y mil frases que me hacen impotente para hacerte comprender. Pero yo debo mantenerme firme y constante, porque debo hacerte entender el mensaje.

¿Qué haces tú? Me mandas a dormir con medicinas, me mandas callar con tranquilizantes, me suplicas desaparecer con antiinflamatorios, me quieres borrar con quimioterapias. Intentas, día tras día, taparme, sellarme, callarme. Y me sorprende ver que a veces hasta prefieres consultar a brujas y adivinos para que de forma «mágica» yo me vaya de tu cuerpo. Y yo, cuando mi única intención es darte un mensaje, soy totalmente ignorado.

Imagínate que soy esa alarma con sirena en el Titanic, esa que intenta de mil formas decirte que de frente hay un iceberg con el que vas a chocar y hundirte. Sueno y sueno por horas, por días, por semanas, por meses, por años, intentando salvar tu vida, y tú te quejas porque no te dejo dormir, porque no te dejo caminar, porque no te dejo trabajar, pero sigues sin escucharme…

¿Vas comprendiendo? Para ti, yo, el síntoma, soy la enfermedad. Qué cosa más absurda. No confundas las cosas. Vas al médico, pagas por docenas de consultas médicas. Gastas dinero que no tienes en medicamentos y más medicamentos. Y solo para callarme. Yo no soy la enfermedad, soy el síntoma. ¿Por qué me callas, cuando soy la única alarma que está intentando salvarte?

La enfermedad eres tú, es tu estilo de vida, son tus emociones contenidas; eso sí es la enfermedad. Y ningún médico aquí en el planeta Tierra sabe cómo combatir enfermedades. Lo único que hacen es combatirme, combatir el síntoma, callarme, silenciarme, desaparecerme. Ponerme un maquillaje invisible para que tú no me veas.

Y sí, está bien si ahora que lees esto te sientes un poco molesto. Esto debe ser algo como un golpazo a tu inteligencia. Está bien si por ahora te sientes un poco molesto o frustrado. Pero yo puedo manejar tus procesos bastante bien y los entiendo. De hecho, es parte de mi trabajo, no te preocupes. La buena noticia es que depende de ti no necesitarme más. Depende totalmente de ti analizar lo que trato de decirte, lo que trato de prevenir.

Cuando yo, el síntoma, aparezco en tu vida, no es para saludarte, no. Es para avisarte de que una emoción que contuviste dentro de tu cuerpo debe ser analizada y resuelta para no enfermarte. Deberías darte la oportunidad de preguntarte a ti mismo: «¿Por qué apareció este síntoma en mi vida?, ¿qué querrá decirme? ¿Por qué está apareciendo este síntoma ahora? ¿Qué debo cambiar en mí para no necesitar de este síntoma?».

Si dejas este trabajo de investigación solo a tu mente, la respuesta no te llevará más allá de lo que has hecho años atrás. Debes consultar también con tu inconsciente, con tu corazón, con tus emociones.

Por favor, cuando yo aparezca en tu cuerpo, antes de correr al doctor para que me duerma, analiza lo que trato de decirte. De verdad que, por una vez en la vida, me gustaría ser reconocido por mi trabajo, por mi excelente trabajo. Y cuanto más rápido hagas conciencia del porqué de mi aparición en tu cuerpo, más rápido me iré.

Poco a poco descubrirás que cuanto mejor investigador seas, menos veces vendré a visitarte. Y te aseguro que llegará el día en que no me vuelvas a ver ni a sentir. Al mismo tiempo que logres ese equilibrio y perfección como analizador de tu vida, tus emociones, tus reacciones, tu coherencia, te garantizo que jamás volverás a consultar a un médico ni a comprar medicinas.

Por favor, déjame sin trabajo. ¿O piensas de verdad que yo disfruto lo que hago? Te invito a que reflexiones, cada vez que me veas aparecer, el motivo de mi visita. Te invito a que dejes de presumir con tus amigos y tu familia como si yo fuera un trofeo. Estoy harto de que digas: «Ahí sigo, con mi diabetes o con mi dolor de rodillas». Me presumes como si yo fuera un tesoro del cual no piensas desprenderte jamás.

Mi trabajo es vergonzoso, lo sé. Pero a ti te debería dar vergüenza presumir de mí ante los demás. Con una vez que digas que estoy aquí es suficiente, ¡no un día y otro día! No quieras captar más atención y empatía por estar enfermo. ¡No, eso no funciona así! Cada vez que me presumes, realmente estás diciendo: «Miren qué débil soy, no soy capaz de analizar ni comprender mi propio cuerpo y mis propias emociones. Me gusta estar enfermo, así oculto mucho mejor mis malos pensamientos y sentimientos. Me prestan más atención. ¡No vivo en coherencia! ¡Mírenme, mírenme! Soy alguien desde que estoy enfermo».

Por favor, haz conciencia, reflexiona y actúa. ¡Cuanto más pronto lo hagas, más rápido me iré de tu vida!

Atte.: El síntoma

Extracto del libro *Un curso de sanación*, de Uwe Albrecht

El cuerpo y la mente

1. *¿Cómo funciona la mente?*

- Piensa en lo bueno, y lo bueno pasará. Piensa en el mal, y el mal seguirá. Todo el día eres lo que piensas.
- La mente subconsciente no discute contigo. Acepta lo que decreta la mente consciente.
- Tienes la posibilidad de elegir. Elige salud y felicidad. Puedes elegir ser amigable o antipático, servicial, alegre, cordial, amigable, y todos responderán en consecuencia. Esta es la mejor manera de desarrollar una personalidad maravillosa.
- La mente consciente es «guardiana». Su función principal es proteger al subconsciente de impresiones falsas. Decídete a creer que algo bueno puede suceder y que está sucediendo ahora. Tu mayor poder es la capacidad de elegir. Elige la felicidad y la prosperidad.
- Las sugerencias y declaraciones de otras personas no tienen poder para lastimarte. El único poder está en tu forma de pensar. Puedes decidir rechazar los pensamientos y declaraciones de los demás y afirmar lo bueno. Tienes el poder de decidir cómo reaccionarás.
- Ten cuidado con lo que dices. Tendrás que responder por cada palabra ociosa. Nunca digas «fracasaré, perderé mi trabajo, no puedo pagar el alquiler». El subconsciente no entiende un chiste, hace que todas estas cosas sucedan.
- Tu mente no está mal. Ninguna fuerza de la naturaleza es mala. Todo depende de cómo uses los poderes de la naturaleza. Usa tu mente para bendecir, sanar e inspirar a todas las personas, en todas partes.
- Nunca digas «no puedo». Domina el miedo reemplazándolo con la siguiente declaración: «Puedo hacer cualquier cosa gracias al poder de mi mente subconsciente».

- Empieza a pensar desde las verdades y principios eternos de la vida, y no desde el punto de vista del miedo, la ignorancia y la superstición. No dejes que otros piensen por ti. Elige tus pensamientos y toma tus propias decisiones.
- Eres el comandante de tu alma (la mente subconsciente) y dueño de tu destino. Recuerda, tienes la capacidad de elegir. ¡Elige la vida! ¡Elige salud! ¡Elige la felicidad!
- Todo lo que tu mente consciente asume y cree que es verdad, la mente subconsciente acepta y busca lograrlo. Cree en la buena suerte, la guía divina, la acción correcta y todas las bendiciones de la vida.

2. ¿Cómo funciona el cuerpo?

Las personas mueren por enfermedades, como suele decir la gente: «Ha muerto por un accidente cerebrovascular», «Ha muerto de cáncer», «Ha muerto por la diabetes», «El alzhéimer lo ha matado», «Murió porque tenía VIH», «Murió por una úlcera», «Falleció a causa de una infección», «Se fue al otro lado porque tenía la presión arterial muy elevada»… Y habréis escuchado múltiples frases más.

Las personas mueren por estados mentales incoherentes y desestabilizadores de nuestro equilibrio hormonal. Estos estados mentales liberan diferentes combinaciones de hormonas que generan estados emocionales, y estos, sostenidos en el tiempo, traen como consecuencia un ambiente inadecuado de trabajo para nuestro sistema inmunológico.

Es menester saber que nuestro cuerpo acata las órdenes que provienen de nuestro cerebro, y el cerebro es el aparato receptor de ondas mentales. Por ello es tan importante la comprensión, porque nos ayuda a sintonizar con frecuencias de «radio» más compatibles o coherentes con la frecuencia de nuestro cuerpo, lo cual hará que nuestro cerebro envíe la orden de segregar las diferentes hormonas en una combinación adecuada para mantener en equilibrio nuestro sistema inmunológico.

Si sintonizamos la frecuencia adecuada, no enfermaremos nunca e, incluso, evitaremos los «accidentes», que no son más que nuestro inconsciente no observado trabajando en modo automático; si fuésemos conscientes de nuestros pensamientos, nuestras dicotomías internas, etc., podríamos evitar muchos accidentes «inevitables».

Es por todo lo anterior que nunca un medicamento alopático (los recetados por la medicina oficial y las *farmafias*) curará realmente, porque la cura viene mediante la comprensión. Los medicamentos solo se encargan de pintar la mancha de humedad en la pared, pero no reparan la grieta por la que entra la humedad. Es decir, ocultan síntomas, nunca curan realmente. Sin comprensión, la enfermedad vuelve.

Voy a un ejemplo con una lesión deportiva. Si por una mala técnica nos producimos una tendinopatía, podremos hacer mil y una sesiones de kinesiología y reposo, pero si al retomar la actividad física no procuramos mejorar la técnica, esta tendinopatía volverá.

¿Y los vicios? Tabaquismo, drogadicción, mala alimentación, ludopatía… ¿Acaso no tienen su origen en desequilibrios psicológicos? Como se dice en *El Kybalion*: «El todo es mente; el universo es mental».

Entonces, podríamos determinar que morimos por ignorancia, que deriva del miedo. Ignorancia del funcionamiento de nuestros cuerpos en su totalidad (físico, emocional, mental, espiritual). Y esta ignorancia de lo que somos, de lo que podemos llegar a ser, se canaliza en forma de rencor, no perdonar, preocupaciones, ansiedad, depresión, estrés, represión, mentiras, envidia, tristeza, reticencia al cambio, orgullo, vanidad, avaricia o soledad mal interpretada, entre otras.

Una persona con una comprensión elevada de la vida, de las relaciones humanas, de su cuerpo, tendrá muy pocos estados mentales de los nombrados anteriormente; por ende, su salud será más óptima. Aunque no quita la posibilidad de que cada cierto tiempo «enganche una frecuencia de radio baja», pues no es sencillo sintonizar adecuadamente todo el tiempo.

No trates de curar enfermedades, trata de hacer comprender a enfermos y la enfermedad se curará automáticamente.

Me preguntará sobre los niños pequeños que mueren por enfermedades. Podría elaborar una respuesta basándome en sentido común. Veamos. Un niño pequeño no puede valerse por sí mismo, por lo que depende absolutamente de sus padres, con los cuales tendrá una conexión emocional elevada. Si sus padres, inconscientemente, albergan emociones discordantes, serán transmitidas a su hijo. Y las emociones, junto con la leche materna, forman el alimento del niño; por lo tanto, es una posibilidad que las enfermedades que pueda padecer un niño pequeño se deban a ignorancia de sus padres, obviamente sin ser consciente la mayoría de veces (véanse los tipos de bloqueos y conflictos).

3. El cerebro del corazón

La ciencia por fin se acerca a la verdad del corazón. Que el corazón tiene cerebro es una metáfora, ¿no? No, presta atención.

Se ha descubierto que el corazón contiene un sistema nervioso independiente y bien desarrollado con más de cuarenta mil neuronas y una compleja y tupida red de neurotransmisores, proteínas y células de apoyo. Gracias a esos circuitos tan elaborados, parece que el corazón puede tomar decisiones y pasar a la acción independientemente del cerebro, y que puede aprender, recordar e incluso percibir. Existen cuatro tipos de conexiones que parten del corazón y van hacia el cerebro de la cabeza.

Primera conexión

La comunicación neurológica mediante la transmisión de impulsos nerviosos. El corazón envía más información al cerebro de la que recibe, es el único órgano del cuerpo con esa propiedad, y puede inhibir o activar determinadas partes del cerebro según las circunstancias.

¿Significa eso que el corazón puede influir en nuestra manera de pensar? Puede influir en nuestra percepción de la realidad y, por tanto, en nuestras reacciones.

Segunda conexión

La información bioquímica mediante hormonas y neurotransmisores. Es el corazón el que produce la hormona ANF (factor natriurético atrial), la que asegura el equilibrio general del cuerpo: la homeostasis. Uno de sus efectos es inhibir la producción de la hormona del estrés y producir y liberar oxitocina, la que se conoce como hormona del amor.

Tercera conexión

La comunicación biofísica mediante ondas de presión. Parece ser que a través del ritmo cardíaco y sus variaciones, el corazón envía mensajes al cerebro y al resto del cuerpo.

Cuarta conexión

La comunicación energética: el campo electromagnético del corazón es el más potente de todos los órganos del cuerpo, cinco mil veces más intenso que el del cerebro. Y se ha observado que cambia en función del estado emocional. Cuando tenemos miedo, frustración o estrés se vuelve caótico.

¿Y se ordena con las emociones positivas? Sí. Y sabemos que el campo magnético del corazón se extiende alrededor del cuerpo entre dos y cuatro metros, es decir, que todos los que nos rodean reciben la información energética contenida en nuestro corazón.

¿A qué conclusiones nos llevan estos descubrimientos? El circuito del cerebro del corazón es el primero en tratar la información que después pasa por el cerebro de la cabeza. ¿No será este nuevo circuito un paso más en la evolución humana?

Hay dos clases de variación de la frecuencia cardíaca. Una es armoniosa, de ondas amplias y regulares, y toma esa forma cuando la persona tiene emociones y pensamientos positivos, elevados y generosos. La otra es desordenada, con ondas incoherentes.

¿Aparece con las emociones negativas? Sí, con el miedo, la ira o la desconfianza. Pero hay más: las ondas cerebrales se sincronizan con estas variaciones del ritmo cardíaco; es decir, que el corazón arrastra a la cabeza. La conclusión es que el amor del corazón no es una emoción, es un estado de conciencia inteligente.

El cerebro del corazón activa en el cerebro de la cabeza centros superiores de percepción completamente nuevos que interpretan la realidad sin apoyarse en experiencias pasadas. Este nuevo circuito no pasa por las viejas memorias, su conocimiento es inmediato, instantáneo, y por ello tiene una percepción exacta de la realidad.

Está demostrado que cuando el ser humano utiliza el cerebro del corazón crea un estado de coherencia biológico, todo se armoniza y funciona correctamente. Es una inteligencia superior que se activa a través de las emociones positivas.

Pues parece que nadie lo utiliza… Es un potencial no activado, pero empieza a estar accesible para un gran número de personas.

¿Y cómo puedo activar ese circuito? Reconociendo y poniendo en práctica las cualidades del corazón: la apertura hacia el prójimo, escuchar, la compasión, la comprensión, la gratitud, el perdón, el amor sin condición…

4. Cuando nuestro cerebro elige no sentir para no sufrir

El sufrimiento no es una elección personal, nadie elige el dolor o el aislamiento emocional por propia voluntad. Ahora bien, no existe ninguna anestesia para no sufrir —emocionalmente—, las épocas oscuras deben afrontarse con entereza, valentía e ilusiones renovadas.

La vida no siempre es fácil. Esta frase nos la suelen decir muy a menudo, y quien hasta el momento ha tenido la suerte de no ser tocado por la adversidad no comprende aún el realismo de estas palabras.

Vivir es afrontar retos, construir uno, dos o más proyectos, es permitir que la felicidad abrace nuestras vidas y aceptar que, de vez en cuando, el sufrimiento llamará a nuestra puerta para ponernos a prueba. Y no, no todos asumimos esos golpes que nos trae la vida de igual modo. Hay quien afronta mejor las decepciones y quien, por su parte, las interioriza permitiendo que minen su autoestima. Ninguna tristeza se vive de igual manera, al igual que ninguna depresión tiene el mismo origen ni se vive igual en todas las personas.

No obstante, existe un síntoma muy común que, de algún modo, todos habremos experimentado alguna vez: la anhedonia, la incapacidad para sentir placer y disfrutar de las cosas. Cuando experimentamos anhedonia nuestro cerebro, por así decirlo, decide «desconectar», no sentir para no sufrir, aislarse, quedar anestesiado. Puede que lo hayas sentido durante unos días, cuando te atrapa la apatía y el desánimo. Ahora bien, ¿qué ocurre cuando se vuelve crónico? ¿Qué pasa cuando dejamos de sentir la vida por completo de forma crónica? Quiero tratar este tema para ofrecerte estrategias para ayudarte y ahondar en este aspecto tan importante.

La anhedonia, cuando perdemos el placer de vivir

Tal y como te he indicado al inicio, no existe ninguna anestesia adecuada para el dolor de la vida. Cuando la anhedonia aparece en nuestro cerebro a modo de mecanismo de defensa, no está causándonos ningún bien. Al contrario. Empezaré aclarando algunos aspectos.

La anhedonia no es una enfermedad en sí ni un trastorno, es un síntoma de algún proceso emocional o de algún tipo de enfermedad. Es cierto que en su gran mayoría se relaciona de forma íntima con la depresión, también puede manifestarse a raíz de una esquizofrenia o de demencias como el alzhéimer.

Todos, en menor medida, hemos experimentado anhedonia alguna vez: falta de interés por las relaciones sociales, por la comida, por comunicarnos... El verdadero problema llega cuando la anhedonia levanta un muro a nuestro alrededor y nos quita todo atisbo de humanidad: no sentimos nada ante las expresiones de cariño, no necesitamos a nadie a nuestro lado y ningún estímulo nos produce placer, ni la comida, ni la música..., nada.

Si elegimos dejar de sentir para no sufrir, no estaremos protegiéndonos de nada. Estaremos cerrando las puertas a la vida, seremos almas que van deshilachándose poco a poco...

La anhedonia a nivel cerebral

Esta baja receptividad ante los estímulos exteriores tiene su claro reflejo en un cerebro deprimido. Es importante que tengamos en cuenta qué tipo de procesos se desencadenan en nuestro interior cuando experimentamos anhedonia.

De volverse crónico este estado y alargar en el tiempo dichos procesos depresivos, nuestras estructuras cerebrales sufren cambios, y estos afectan a nuestros juicios, pensamientos y emociones. El lóbulo frontal, relacionado con la toma de decisiones, se reduce. Los ganglios basales, relacionados con el movimiento, quedan afectados hasta tal punto que incluso levantarnos de la cama supone un gran esfuerzo. El hipocampo, relacionado con las emociones y la memoria, también pierde volumen. Es habitual que tengamos fallos del recuerdo, que suframos indefensión, que nos obsesionen los pensamientos negativos.

A menudo se conoce la depresión como la enfermedad de la tristeza. Pero, en realidad, es algo que va más allá, es la cárcel de un cerebro emocional que no encuentra respuestas a los vacíos de la vida, a la decepción, a la pérdida de la ilusión.

Estrategias para afrontar la anhedonia y la depresión

La depresión no se «cura», no se afronta de un día para otro. Requiere múltiples enfoques, dependiendo, como siempre, de la realidad de cada persona. Los fármacos, las terapias, el apoyo familiar y, ante todo, los propios recursos que uno pueda llegar a desplegar son elementos clave. No obstante, por mi parte te invito a reflexionar en estos aspectos: no sentir para no sufrir no es un mecanismo adecuado con el que vivir. Te permitirá «sobrevivir», pero estando vacío/a por dentro. No te permitas ser un cautivo eterno del sufrimiento.

Si hay algo positivo que podemos sacar de la anhedonia es que has dejado a un lado la capacidad de sentir. Ahora que estás «anestesiado/a», es el momento de preguntarte qué necesitas.

Los cinco espejos de las relaciones

La matriz divina es un campo de energía que contiene todo lo que ocurre en el mundo, en nuestro interior y en el exterior de nuestro cuerpo. Es un puente entre nuestras creencias y la realidad que vivimos. De tal manera que esta es un espejo de aquellas.

A través de nuestras relaciones con los demás, nos presenta los más claros ejemplos de lo que en realidad son esas creencias. Independientemente de lo que nos enseñan nuestros espejos, es pasando tiempo con los demás que se activan las emociones y los sentimientos apropiados, en el momento preciso de nuestras vidas, para ayudarnos a sanar nuestras mayores penas y nuestras heridas más profundas. Debido a que casi nunca nos quedamos «estancados» en la alegría, las relaciones puramente agradables generalmente no activan las lecciones más profundas de la vida.

Las relaciones son nuestra oportunidad de vernos en todas las formas imaginables. Desde las mayores traiciones a nuestra confianza hasta los intentos más desesperados de llenar nuestro vacío, todas las personas nos muestran algo sobre nosotros mismos.

Si tenemos la sabiduría de reconocer los mensajes que nos están siendo reflejados, descubrimos las creencias que causan el sufrimiento en nuestras vidas. ¿Reconoces el mensaje que te estás enviando a ti mismo por medio de la matriz divina?

La matriz divina ofrece una superficie neutra que simplemente refleja lo que se proyecta en ella. Vivir en un universo en donde lo que sentimos respecto a nosotros se refleja en el mundo que nos rodea se convierte en algo importante a la hora de reconocer lo que nos están diciendo nuestras relaciones.

Veamos los espejos de nuestras relaciones, listados en el orden en que por lo general los aprendemos. Usualmente, los espejos más obvios son los que reconocemos primero, permitiendo que el poder de los más profundos y más sutiles emerja y se aclare.

El primer espejo refleja el momento

¿Sabes que existe una relación entre lo que hacemos y lo que pasa en el mundo? Si estás viendo tus creencias representadas a través de tus espejos, entonces están ocurriendo ahora mismo. ¿Qué estás viviendo ahora? ¡No es una casualidad, presta atención! Este es el valor de nuestros espejos, su inmediatez nos ayuda a comprender las conexiones reales y subyacentes entre eventos en apariencia dispares.

Una vez que es reconocido un patrón negativo puede ser sanado. Cualquier reflejo que veamos nos brinda una oportunidad preciosa. Con mucha frecuencia descubrimos que los patrones negativos reflejados en nuestras vidas están enraizados en uno de los tres miedos universales: el miedo a la separación y al abandono, el miedo a no tener autoestima y el miedo a entregarnos y confiar (exploraremos cada uno de ellos en próximas entradas).

Los animales son grandes espejos para activar las emociones sutiles que llamamos «problemáticas». En la inocencia de ser lo que son, pueden encender poderosas emociones de control y juicio respecto a la forma en que las cosas deberían o no deberían ser. Los gatos son un ejemplo perfecto. Y, por la misma razón, salvando las distancias, yo añado a los niños, como pudimos comprobar en *Tu hijo, tu espejo*.

El segundo espejo refleja lo que juzgamos en el momento

Algunas veces, el reflejo del momento puede estar mostrándonos algo más sutil de lo que estamos haciendo en nuestras vidas; a veces nos revela lo que juzgamos en nuestras vidas. ¿Cuántas veces atraes a tu vida a personas que hacen ostensibles cualidades que te molestan soberanamente? A mí me costó años verlo. No entendía que atrajera a personas poco comprometidas. ¿Por qué la vida no me devolvía el mismo compromiso con el que yo me entregaba en los diferentes proyectos? ¡Por fin lo comprendí! La falta de compromiso de estos individuos activaba una carga emocional en mí porque eso era precisamente lo que juzgaba constantemente.

El reconocimiento del juicio reflejado en una relación es un descubrimiento poderoso, que tiene repercusiones que tocan cada aspecto de la vida. Agradece a las personas que te ayudan a tomar conciencia de esta lección. Yo lo hago y vivo sin rencor.

El tercer espejo refleja lo que hemos perdido, entregado o nos han dado

¿Alguna vez has sentido un magnetismo inexplicable hacia otra persona o te acaban de presentar a alguien y sientes que es como si le conocieras de toda la vida? Seguramente, sí. Pues que sepas que esa fuerza misteriosa hacia el otro, ese fuego que te hace sentir tan vivo, ¡no es el otro, eres tú!

Cada vez que confiamos lo suficiente como para amar o darle cariño a alguien y esa fe es violada, perdemos un poco de nosotros en la experiencia. Nuestra renuencia a exponernos de nuevo a dicha vulnerabilidad es nuestra protección, es la manera en que sobrevivimos a nuestras heridas más profundas y a las mayores traiciones.

La buena noticia es que esas partes nuestras que parecen ausentes jamás se han ido del todo, simplemente están escondidas y enmascaradas para salvaguardarlas. ¡Recuerda que la base de tu verdadera naturaleza jamás puede perderse! Reconocer la forma en que la enmascaramos es embarcarnos en un camino veloz hacia la sanación.

Por cada parte de nosotros que cedemos para llegar a ser lo que somos, queda un vacío esperando ser llenado. Quizás te estés preguntando qué necesidad tenemos nosotros de desprendernos de partes de nosotros mismos para después pasarnos media vida buscándolas en otros. ¡Es una cuestión de supervivencia emocional o física! Es posible que de niño descubrieras que es más fácil permanecer en silencio que emitir una opinión bajo el riesgo de ser ridiculizado o invalidado; ahí, por ejemplo, cediste una parte de ti. El caso es que cuando nos encontramos con aquel que tiene las mismas cosas que hemos entregado, nos sentimos bien a su lado, nos hace sentir enteros de nuevo. Por eso nos sentimos poderosa e irresistiblemente atraídos hacia él, hasta que recordamos que nos sentimos tan atraídos por algo que todavía tenemos en nuestro interior, solamente que está dormido. En la conciencia de que seguimos poseyendo esas características y rasgos, podemos desenmascararlos y reincorporarlos a nuestras vidas. Reconocer nuestros sentimientos hacia los demás por lo que son, y no por lo que nuestro condicionamiento ha hecho de ellos, es la clave del tercer espejo de las relaciones.

Cuando te encuentres con alguien en tu vida que active un sentimiento de familiaridad, te invito a que te sumerjas en el momento. Algo raro y precioso está ocurriendo en ambos: acabas de encontrar a alguien que guarda las piezas que tú estás buscando. A menudo es una experiencia mutua, ¡y la otra persona se siente atraída hacia ti por la misma razón! Si procede, comienza una conversación, cualquier cosa para mantener el contacto visual. Mientras hablas, hazte mentalmente esta sencilla pregunta: ¿qué veo en esta persona que he perdido en mí, que he entregado o que me han quitado?

Esos breves instantes son tu oportunidad de sentir la alegría y la euforia del momento, pues encontramos la plenitud en nuestros seres cuando los demás nos reflejan nuestra verdadera naturaleza. ¿No te parece bonito? A mí me parece tremendamente bello y humano… Cuando tomas conciencia de ello, claro; si no, sentirte constantemente atraído por otras personas puede traerte muchos quebraderos de cabeza. Bueno, igual no.

El cuarto espejo refleja nuestra noche oscura del alma

La noche oscura del alma es una época de tu vida en que atraes una situación que representa lo que para ti son tus peores miedos.

Hay una diferencia sutil pero significativa entre dejar nuestros empleos, amigos y relaciones amorosas porque nos sentimos completos y quedarnos con ellos por miedo ¡a que no haya nada mejor para nosotros!

¿Cuántas veces te has aferrado a una relación en la que no te encontrabas bien hasta esperar que llegase algo mejor? Este apego puede ser causado por nuestra inconsciencia de lo que estamos haciendo o porque tenemos miedo de remover todo y enfrentar la incertidumbre de no saber qué sigue después. Haz un ejercicio de honestidad y pregúntate: ¿realmente estoy donde y con quien quiero estar o estoy, por dentro, pidiendo a gritos un cambio y me siento frustrado porque no sé cómo compartir esta necesidad con las personas cercanas a mí?

Un día, seguramente cuando menos lo esperas, ¡zas!, ocurre. Aparentemente de la nada, aparecen en tu vida todas esas cosas que esperabas y que tango anhelabas. ¿No es genial? Se presentan las circunstancias perfectas (otra persona, otro curro…) para dejar a tu pareja o tu trabajo actual. Así que te lanzas de lleno hacia ellas como si no existiera un mañana, precipitándote a un abismo que no te esperabas. ¡Así es la vida, amigo! Tomar decisiones desde el miedo tiene sus consecuencias. ¡Apechuga! Vacío.

Y es que ante tanta emoción no te estás dando cuenta de que esto no es más que un señuelo para generar el cambio que necesitas. La vida te pone en bandeja lo que tanto deseas para que no puedas resistirte; de lo contrario, jamás darías el salto. Nadie se levanta una mañana y dice: «A ver… Creo que hoy voy a renunciar a esto que tengo seguro y entrar en mi noche oscura del alma a enfrentarme con mis miedos». ¡Parece que no es así como funcionamos!

Tú tranquilo, que uno solamente puede ser atraído hacia esta dinámica cuando su maestría de la vida envía la señal de que está listo. En realidad, fuiste tú quien te trajo hasta aquí, por lo que una vez que comprendas por qué te duele tanto, la experiencia comienza a adquirir un significado diferente. Es solo cuando tenemos dichas experiencias, sin comprender lo que son o por qué las estamos viviendo, que podemos enfrascarnos en años, o hasta en vidas, de un patrón que puede robarnos literalmente las cosas que más amamos, incluyendo la vida misma.

El quinto espejo refleja nuestros mayores actos de compasión

Se trata de la compasión hacia nosotros mismos, hacia lo que somos y en lo que nos hemos convertido. ¿Cómo sería de distinta tu vida si permitieras que todo lo que haces fuera perfecto tal como es, sin importar como resulten las cosas? La excelencia consiste en hacer y crear todo al máximo de tus capacidades, ¿puede haber algo más grandioso? No, a menos que lo compares con algo distinto. La sanación más profunda de nuestras vidas también se puede convertir en nuestro mayor acto de compasión. Es el cariño que nos damos a nosotros mismos.

Más allá de los espejos

Aunque, ciertamente, hay otros espejos que nos muestran secretos todavía más sutiles de nuestra verdadera naturaleza, los que acabo de describir aquí son los cinco espejos que nos permiten la mayor sanación en las relaciones de la vida. Cada espejo es un peldaño hacia un nivel mayor de dominio personal.

Una vez que los conoces, ya no puedes «desconocerlos». Una vez que los has visto recrearse en tu vida, no puedes dejar de verlos. Solo queda aprender la lección y seguir adelante. ¿Vamos juntos?

Para cerrar bien los ciclos

Cerrar ciclos es dar por terminadas etapas en las que ya hicimos todo lo que teníamos que hacer y donde ya no es necesario permanecer más. Recuerda:

1. Agradece la experiencia. Todo problema vino a enseñarte una lección, no a acabar contigo.
2. Agradécele al espejo. Agradece a esa persona por venir a hacer consciente lo inconsciente.
3. No ames por necesidad o te volverás adicto a la compañía e incapaz de ser feliz solo.
4. No pierdas tus días pensando en lo que no fue, en tus errores o en lo mal que te trata la vida. El pesimismo atrae lo negativo.
5. No vivas siendo víctima; las víctimas no tienen poder, no asumen su vida. ¡No sanan nunca!
6. No desperdicies la vida intentando desesperadamente ser aceptado.
7. No desistas. Sigue tu sueño, tu sueño no debe depender de la aprobación de alguien más.

¿Por qué te quedas encerrado cuando la puerta está totalmente abierta? Lo que se va tenía que irse. Lo que no funciona no era para ti. Cada uno de tus errores son una lección más. Te ayudará a construir un futuro de éxito, si tienes la suficiente autoestima para no dejar de intentarlo.

¡Mírate! ¡Estás vivo! Tus ojos ven, tu corazón late, tus manos se mueven y generan cosas geniales. Hazte responsable. Deja a los otros en paz con ellos mismos.

No esperes que te traigan flores. Sé tu propio jardín y ahí posarán las mariposas, no tendrás que correr tras ellas.

Relaciones conscientes

Como muy bien dice Raimon Samsó: «Las relaciones personales parecen ser un rompecabezas». A menudo decimos que son difíciles, sin darnos cuenta de que tal vez las personas somos difíciles. Buscamos gente que cumpla con nuestras expectativas y que nos haga felices, y esta perspectiva no realista activa infinidad de conflictos. Es como si renunciáramos a ser dichosos por nosotros mismos, y en su lugar pusiéramos en manos ajenas las propias esperanzas de bienestar. No es de extrañar que las relaciones personales se conviertan en una fuente de problemas y en un rompecabezas indescifrable.

1. La relación personal inconsciente

El amor romántico, o inconsciente, poco tiene que ver con el amor verdadero. Esa confusión es la causa de muchos conflictos en las relaciones personales. El romanticismo es idealización, apego o pura necesidad del otro, y la necesidad es una falta de amor severa hacia la persona que se dice amar. La concepción romántica del amor ha creado muchos problemas a hombres y mujeres que han sido víctimas de sus propias fantasías. Esto no significa que no convenga ser afectuosos, cariñosos, atentos, tiernos, detallistas, cálidos, suaves, entregados… con las personas con las que nos relacionamos. Quiere decir que únicamente siendo conscientes de en qué hemos convertido las relaciones, podremos construirlas sanas y conscientes. Pero eso que suena tan sencillo, ¿cómo se consigue?

¿Cómo podemos crear vínculos que funcionen?

- Dejar de buscar; mejor «convertirse» en la clase de persona que se busca.
- Después de una ruptura, hacer una «dieta de relaciones», darse tiempo y espacio.

- Recuperar la energía física y el equilibrio emocional.
- Aprender a estar solo sin que ello sea doloroso o traumático.
- Ordenar el espacio emocional propio y clarificar valores.
- Prepararse para una nueva relación.
- No perder nunca la inocencia y frescura para empezar de nuevo.
- Confiar en que todos merecemos ser plenamente amados.

Si nos saltamos el proceso de cambio y no hay una verdadera transformación personal, en la nueva relación aflorará el temor de revivir experiencias anteriores, y la carga de dolor nos perjudicará notablemente. Porque no serán dos personas, sino la suma de sus exparejas, los fantasmas del pasado y de sus constantes miedos a repetir las viejas historias de dolor.

Como dijo la madre Teresa: «Si juzgas a las personas no tienes tiempo para amarlas».

2. Relaciones personales conscientes

Las relaciones que funcionan son conscientes (maduras emocionalmente) y se establecen entre dos personas que se sienten completas, porque no creen que les falte su media naranja, se sienten una naranja completa. Por supuesto, no significa esto que no quieran tener pareja —o una amistad—. La desean, pero no la necesitan, son cosas muy diferentes. Las personas conscientes comparten su plenitud, no se relacionan para completar sus supuestos vacíos ni para mitigar la necesidad de estar en compañía. Y entonces, de alguna manera, lo que está completo atrae a lo completo, y lo que está incompleto, a lo incompleto. Los iguales se atraen. Intuitivamente, entendemos que cuando dos personas se encuentran y se reconocen completas en sí mismas y no necesitadas, las relaciones empiezan y fluyen con suavidad.

¿Cómo encontrar una persona completa en sí misma, no necesitada?

Puede parecer extraño, pero la clave es reflejar las cualidades que buscamos en la pareja ideal. Si alguien quisiera tener a su lado a una persona cariñosa, lo mejor será mostrarse cariñoso; si desea conocer a alguien educado, lo propio es mostrarse educado… Cuántas veces olvidamos esta sencilla regla: «Sé tú la persona que quisieras tener a tu lado, y tarde o temprano aparecerá y se fijará en ti» (cómo no iba a hacerlo, si se verá reflejada).

Las personas conscientes que establecen una nueva relación en realidad no la buscaban, aunque tal vez la esperaban. Buscar la pareja ideal o el amigo ideal sería tanto como buscar una aguja en un pajar. Porque *buscar*, por definición, significa implícitamente carencia, ausencia, necesidad. No puede buscarse una relación, todo lo que puede hacerse es crearla.

Mucha gente no entiende por qué siempre llega a su vida un mismo estereotipo de persona, ya hablemos de parejas o de amistades. Una y otra vez sus relaciones parecen fotocopias siguiendo un mismo patrón. Parece que no haya otra clase de persona disponible para ellas. No sirve de mucho buscar a alguien con tal o cual cualidad. En su lugar, ser uno mismo adecuado y estar en posesión de esas facultades sí es útil. Como los iguales se atraen, aparecerá alguien con esos atributos. En lo que se refiere a las relaciones, hay una estrategia mucho mejor de la que sigue el ego y se basa en el amor consciente, algo así como «amor sabio», pero no una sabiduría de la cabeza, sino del corazón.

Volver al amor

Para saber estar en pareja es necesario antes saber estar solo. No es sencillo encontrar personas que no odien la soledad. Llegar a tolerar, incluso amar, estar solo y sentirse bien es un gran logro personal. Por esa razón, no es aconsejable empezar una nueva relación justo al terminar otra. El campo también necesita un tiempo de regeneración entre cosechas, lo llaman barbecho. Nosotros podríamos llamar a ese tiempo «dieta de relaciones», para referirnos al tiempo que una persona se regala a sí misma para recomponerse, centrarse, atenderse y prepararse para la siguiente relación.

Cuando se resuelve el miedo a la soledad, se deja de creer en las relaciones superficiales, egoístas e inconscientes como escudo de protección. Estar solo no es una garantía de no sufrir más, sino que, al contrario, añade más sufrimiento. La soledad no es buena ni es mala, es lo que cada uno hace con ella. Es como un desierto (los desiertos nunca están vacíos), pero, como todos los desiertos, un día termina, y es al salir de él cuando se reconoce su valor. Llegar hasta el final de la soledad la agota como sistema de aprendizaje y la cancela. Tratar de suspenderla, de forma artificial, solo pospone el proceso necesario de la soledad para más adelante.

Cuando se resuelve el miedo al abandono, empezar un idilio no es una amenaza, sino una nueva oportunidad. El mayor logro de la relación consciente es que ambas personas están dispuestas a amar como si nunca antes hubiesen sido heridas, sin volcar en la nueva pareja el dolor de relaciones anteriores. En realidad, esas dos personas son «nuevas» y por ello destilan frescura y atractivo; no están resentidas, no son desconfiadas, no rezuman amargura, y por eso atraen tanto.

Cuando se resuelve desactivar el ego, la nueva relación no está debilitada por el temor a amar sin condiciones ni apegos. El final del ego es lo que la mente podría interpretar como la destrucción de la individualidad, la anulación, cuando en realidad es una transformación y la salvación de la relación. El ego es el estorbo número uno en cualquier relación personal, ya sea de amistad o de pareja, y la causa de que fracasen, como suele suceder. Si tan solo las personas mantuvieran su ego a un lado, fuera de escena, la historia sería otra. Las relaciones seguirían empezando y acabando, según su tempo y propósito, pero no tendrían el sabor amargo que a menudo dejan en el recuerdo.

Cuando todo eso ocurre, las personas conscientes descubren que en realidad no temían empezar un nuevo vínculo o acabarlo, sino que en su inconsciencia temían el infierno en el que, con anterioridad, habían convertido sus relaciones.

Piensa que eres alguien con quien vale la pena pasar el tiempo. Finalmente, otro pensará lo mismo de ti.

3. Personas portadoras de alta energía

El movimiento expansivo hacia la forma no se expresa con igual intensidad en todas las personas. Hay quienes sienten un fuerte impulso para construir, crear, participar, lograr o dejar una huella en el mundo. Si permanecen en estado de inconsciencia, el ego asumirá naturalmente el control y aprovechará la energía del ciclo expansivo para sus propios fines. Sin embargo, eso reduce considerablemente la corriente de energía creadora que tiene a su disposición, razón por la cual cada vez necesitan esforzarse más por obtener lo que desean. Si están en estado de conciencia, estas personas en quienes el movimiento expansivo es fuerte son altamente creativas. Otras personas llevan una existencia menos notable y, aparentemente, más pasiva y tranquila una vez que han dado curso a la expansión natural que viene con el crecimiento.

Son personas que por naturaleza miran hacia dentro y, para ellas, el movimiento expansivo hacia la forma es mínimo. Preferirían regresar al hogar en lugar de salir. No anhelan participar decididamente en el mundo ni cambiarlo. Si tienen alguna ambición, generalmente se limitan a encontrar algo para hacer a fin de lograr un cierto grado de independencia. Para algunas no es fácil encajar en este mundo. Algunas tienen la suerte de encontrar un nicho acogedor donde puede llevar una vida relativamente protegida, un trabajo que les proporciona una fuente de ingresos constante o una pequeña empresa propia. Algunas se sentirán atraídas por la vida en un monasterio o una comunidad espiritual; otras podrán aislarse y vivir al margen de una sociedad con la cual sienten poco en común; algunas recurren a las drogas porque la vida en este mundo les parece demasiado dolorosa. Otras, con el tiempo, se convierten en sanadoras o guías espirituales, es decir, maestros del ser.

En épocas pasadas quizás se las habría llamado contemplativas. Es como si no tuvieran un lugar en la civilización contemporánea. Sin embargo, con el surgimiento de la nueva tierra, su papel es tan vital como el de los creadores, los hacedores y los reformadores. Su función es la de anclar la frecuencia de la nueva conciencia en este planeta. He dicho que estas personas son las portadoras de la frecuencia, están aquí para generar conciencia a través de las actividades de la vida cotidiana, a través de su interacción con los demás, y limitándose a ser.

En este sentido, son las personas que imprimen un significado profundo a las cosas aparentemente insignificantes. Su labor consiste en traer la quietud espaciosa a este mundo estando absolutamente presentes en todo lo que hacen. Hay conciencia y, por tanto, calidad en todo lo que hacen, por intrascendente que sea. Su propósito es hacerlo todo de una manera sagrada, y puesto que cada ser humano es parte integral de la conciencia colectiva humana, tienen un impacto sobre el mundo mucho más profundo de lo que sus vidas aparentan.

Distinción, ¿problema o reto?

Creo que los problemas no existen. Somos nosotros los que, al observar una determinada situación, declaramos: «Esto es un problema». Y con ello generamos, normalmente, una alta dosis de estrés.

La palabra *problema* nos conecta directamente con dificultad, incapacidad, falta de opciones, falta de recursos… Decimos que algo es un problema cuando no sabemos qué hacer y eso nos hace sentir víctimas impotentes de la situación. De manera que poco a poco nos vemos atrapados en una espiral de desánimo, preocupación, miedo, ansiedad, resignación, impotencia… Sin darnos cuenta de que estas emociones, por sí mismas, tienen un efecto devastador sobre nuestro cerebro, que entra en «modo supervivencia» y se aleja de la creatividad, deján-donos sin energía para encontrar recursos. De manera que el juicio de que no hay nada que hacer desencadena emociones que nos limitan y que, a su vez, retroalimentan el juicio de que, efectivamente, no hay salida.

Cuando no sabemos qué hacer ante una situación dada, nuestra atención se centra en la búsqueda de soluciones, y entonces nos preguntamos: ¿cuál es la solución de este problema? En vez de mirar el infinito mar de posibilidades, centramos nuestra atención buscando una solución, la correcta, la adecuada para esta situación. En vez de abrir el foco, lo cerramos y, de esta manera, nos cerramos posibilidades.

Juguemos un poco con las palabras para observar lo que ocurre cuando en vez de decir «tengo un problema», somos capaces de decir «tengo un reto». Re-pite las dos frases un par de veces o tres. ¿Notas la diferencia? El reto nos coloca en otro estado emocional. Hay algo que conseguir, un objetivo. La emoción es diferente, hay interés, curiosidad, optimismo. Nos resulta más fácil encontrar caminos, diseñar un plan de acción. La apertura al aprendizaje es mayor y el cerebro se conecta con más facilidad a recursos y posibilidades.

Cuando planteamos una determinada situación como un reto, identifica-mos ese lugar al que queremos llegar y podemos preguntarnos: ¿por cuántos caminos diferentes puedo llegar a mi objetivo? Esto nos permite abrir el foco y pensar en nuevas posibilidades. Cuanto más abrimos el foco, más opciones y posibilidades aparecen ante nosotros.

¿Y cómo afecta esta distinción al liderazgo? ¿Qué pasa cuando el equipo identifica como problemas las incidencias que surgen cada día? ¿Cómo afecta al estado emocional del equipo vivir las incidencias del día a día como problema o como reto? De manera que la próxima vez que te enfrentes a una situación compleja, ¿qué vas a decirte, tengo un problema o tengo un reto?

Si percibiéramos cada problema como un obstáculo, lograríamos una nueva dimensión de consciencia y posterior integración de los aprendizajes. Cuando un obstáculo lo convertimos en problema cedemos el poder; cuanto más nos empeñamos en controlarlos, más dramáticos se vuelven, impedimos así que el mensaje oculto se nos revele. Cuando logramos admitir con humildad la experiencia ingrata, se establece un nuevo espacio de transformación y una percepción de la vida mucho más amplia y amable del mundo que habitamos.

Cultivar la sabiduría de saber vivir con lo que sucede y la aceptación del «todo es perfecto, aunque no lo comprendamos» nos conduce a la paz desde este minúsculo y aparente solitario punto de nuestra existencia.

1. El problema del estrés y la salud

El estrés es un sentimiento de tensión física o emocional. Puede provenir de cualquier situación o pensamiento que lo haga sentir a uno frustrado, furioso o nervioso.

El estrés es la reacción de tu cuerpo a un desafío o demanda. En pequeños episodios, el estrés puede ser positivo, como cuando ayuda a evitar el peligro o cumplir con una fecha límite. Pero cuando el estrés dura mucho tiempo, puede dañar tu salud.

Estrés y ansiedad. Consideraciones

El estrés es un sentimiento normal. Hay dos tipos principales de estrés:

Estrés agudo: Este es estrés a corto plazo que desaparece rápidamente. Puedes sentirlo cuando presionas los frenos, peleas con tu pareja o esquías en una pendiente. Esto ayuda a controlar las situaciones peligrosas. También ocurre cuando haces algo nuevo o emocionante. Todas las personas sienten estrés agudo en algún momento u otro.

Estrés crónico: Este es el estrés que dura un período de tiempo prolongado. Puedes tener estrés crónico si tienes problemas de dinero, un matrimonio infeliz o problemas en el trabajo. Cualquier tipo de estrés que continúa semanas o meses es estrés crónico. Puedes acostumbrarte tanto al estrés crónico que no te des cuenta que es un problema. Si no encuentras maneras de controlar el estrés, este podría causar problemas de salud.

2. El estrés y tu cuerpo

Tu cuerpo reacciona ante el estrés al liberar hormonas. Estas hormonas hacen que tu cerebro esté más alerta, causan que tus músculos se tensionen y aumentan tu pulso. A corto plazo, estas reacciones son buenas porque pueden ayudarte a manejar la situación que causa el estrés. Esta es la manera en que tu cuerpo se protege a sí mismo.

Cuando tienes estrés crónico, tu cuerpo se mantiene alerta incluso cuando no hay peligro. Con el tiempo, esto te pone en riesgo de problemas de salud, incluyendo: presión arterial alta, insuficiencia cardíaca, diabetes, obesidad, depresión o ansiedad, problemas de la piel, como acné o eczema, o problemas menstruales.

Si ya tienes una condición de salud, el estrés crónico puede hacer que sea peor.

Signos de demasiado estrés

El estrés puede causar muchos tipos de síntomas físicos y emocionales. Algunas veces, posiblemente, no te darás cuenta de que estos síntomas son ocasionados por el estrés. Aquí hay algunos signos de que el estrés te puede estar afectando:

- Diarrea o estreñimiento.
- Mala memoria.

- Dolores y achaques frecuentes.
- Dolores de cabeza.
- Falta de energía o concentración.
- Problemas sexuales.
- Cuello o mandíbula rígidos.
- Cansancio.
- Problemas para dormir o dormir demasiado.
- Malestar de estómago.
- Uso de alcohol o drogas para relajarse.
- Pérdida o aumento de peso.

3. La importancia de la respiración en tu vida

¿Cuántas veces te han dicho «respira hondo» estando en una situación de estrés? ¿Has hecho caso? Deberías… La respiración nos mantiene vivos, pero como no tenemos que pensar en eso, nos olvidamos de su importancia.

Respirar es parte importantísima de nuestra vida, lo hacemos por lo menos veinte mil veces al día y sucede sin que nos demos cuenta. Tal vez por eso hemos perdido la noción de lo que realmente significa para el ser humano.

Ser consciente de nuestra respiración es muy importante, es la base de disciplinas como el yoga y la meditación, y nuestra postura tiene que ver con cómo lo hacemos.

¿Cómo respiramos?

Al inhalar, el diafragma se contrae y se aplana, esto incrementa el volumen del tórax, haciendo espacio en los pulmones para que entre el aire, pero también cambia la presión dentro para atraer todavía más aire. Este entra por la nariz, viaja por la faringe y la laringe hasta la tráquea y luego los bronquios, para llegar a los pulmones. En los alvéolos se cambia el oxígeno por el dióxido de carbono para que este desecho salga por medio de la sangre. En ese momento, aumenta tu ritmo cardíaco y el flujo sanguíneo se incrementa. Las moléculas de oxígeno viajan para pegarse a los glóbulos rojos y a todas las células les llega sangre llena de oxígeno fresco.

Cuando exhalamos, el proceso se revierte, pero en lugar de oxígeno se transporta el dióxido de carbono hasta la nariz para expulsarlo. Una gran parte de nuestros desechos bioquímicos salen en ese momento, por eso es tan importante que aprendamos a respirar bien.

¿Cuándo nos ayuda la respiración?

Concéntrate en respirar cuando te enfrentes a cualquiera de estas situaciones:

- Cuando sufras estrés: Para parar esta ansiedad, trata de bajarle a cinco o seis respiraciones por minuto, sin llenar tus pulmones y con calma.
- En el sexo: Los problemas de desempeño más comunes podrían resolverse si los participantes se concentraran más en su respiración. Una respiración controlada y consciente te pone al tanto de tus sensaciones y, por lo mismo, de la respuesta sexual.
- Cuando tu mente anda de viaje: La concentración también se puede beneficiar mucho de que aprendas a respirar. Cuando no puedas poner atención en algo, date entre tres y cinco minutos y vete a un lugar donde estés aislado para lo que viene: inhala rápidamente y exhala gritando «a» unas veinte veces por minuto, no más de cinco minutos. Pero si tienes presión arterial alta, mejor no lo hagas.
- Si sales a correr: Usa solo la nariz y ¡relaja la mandíbula! Usar solamente la nariz limita la entrada de aire, y necesitas bastante para que les llegue oxígeno a tus músculos, pero, en cambio, se ha demostrado que es mucho más beneficioso a largo plazo.
- Cuando te duele algo: Ya sea que tengas un dolor de cabeza, te hayas pegado un golpe o tengas algo crónico, tu forma de respirar puede ayudarte o hacerte sentir peor.
- Antes de dormir: Si te cuesta mucho trabajo quedarte dormido, concéntrate en hacer profunda tu respiración para bajar el ritmo cardíaco y que el cuerpo empiece a entrar en modo sueño.
- Para los que tienen asma: Aprende algunas técnicas de respiración para cuando sientas que te empieza a faltar el aire. Te va a ayudar muchísimo.

Beneficios de respirar perfectamente

Cuando les llega más oxígeno a tus músculos, se llenan de energía y no te cansas tan rápido con actividades sencillas, como subir las escaleras. Mejora tu sistema respiratorio a largo plazo: se abre el pecho liberando tensión de los músculos intercostales, así los pulmones se pueden llenar de aire mucho más fácil.

El sistema nervioso se relaja y te baja el estrés porque al respirar lento activas áreas del cerebro con actividad antidepresiva. Hace que tu circulación mejore: el cuerpo saca más rápido las toxinas y baja tu presión arterial.

Como llega más oxígeno a tu intestino, tu digestión mejora y el estreñimiento se reduce. Te ves más joven porque el oxígeno ayuda a tener telómeros más largos (la fuente de la juventud).

Ejercicio para mejorar la respiración

La técnica 4-7-8. Puede realizarse en cualquier postura cómoda, pero para iniciar es preferible hacerlo sentado y con la espalda recta. Puedes también colocar la punta de la lengua justo detrás de los dientes frontales, donde comienza el paladar. Aunque no es imprescindible, puesto que lo más importante del ejercicio es la respiración y sus tiempos, tiene como objetivo que el aire exhalado se mueva por toda la boca y sea expulsado por esta.

Cierra tu boca e inhala el aire a través de la nariz. Cuenta hasta cuatro. Aguanta la respiración durante siete segundos. Espira completamente el aire de tus pulmones durante ocho segundos. Es importante realizar un sonido/soplido que puedas oír.

La justificación para no despertar

El ser humano ha vivido siempre condicionado, siempre se le ha hecho creer que es un pobre ser por haber sido modificado, llenándolo así de una autocompasión increíblemente grosera y densa y haciéndolo así dormir sus verdaderos dones, pero sobre todo dormir en la oscuridad de su inconsciencia.

Las frases psicológicas repetitivas son un elemento de este ritual diario de autocompasión destructiva, que usan los dormidos para justificar su inconsciencia, vivir eternamente en la zona de confort y olvidarse del trabajo interior, dejando así una pereza muchas veces física, otras mental, para evolucionar álmicamente en la luz.

Una repetición psicológica es aquella que a diario dices cuando no logras asimilar, aceptar y fluir. Como hemos comentado anteriormente, por ejemplo, hablar continuamente de la enfermedad; repetirlo le da poder a seguir ahí.

Tomar el valor, dejar la pereza de lado y luchar para salir de ese estado álmico denso, lleno de sufrimiento estancado, malos sentimientos y pensamientos, que bien fácilmente podría cesar si empleamos valor o fuerza espiritual. Si queremos transformarnos radicalmente, necesitamos sacrificar nuestros propios sufrimientos y a darle una medicina que se llama amor propio, amarnos y atención interna para movernos de ese estado interno deplorable. Solo siendo luz consciente se logra salir de esta melodía de densidad que petrifica a la humanidad casi entera.

Te das cuenta de que ya no cantas las frases psicológicas cuando ves eso como un recuerdo, cambiaste ese estado.

Si te abandonaron, adóptate tú, ámate tú, nadie lo hará por ti. Si te engañaron, trabaja la humildad, la comprensión y el perdón. Si te golpearon, no sigas ese patrón de violencia.

Te engañaron, te fueron infiel, y eso fue su ego, no el tuyo. Es su cuerpo, no el tuyo. La persona aprenderá después por el karma a valorarse, mientras tú ámate, valórate. No puede haber decepción si hubo amor. El amor todo lo da, nada lo espera. No cumple expectativas más que las propias, no llena necesidades ajenas, solo las suyas propias. No se puede anteponer a nadie por encima de uno mismo, todos somos uno.

Vive, alégrate. Busca actividades donde valores la vida, siembra en el amor incondicional. Eso es la conciencia crística, transmutación de la densidad a luz, transmutación del sufrimiento interno en comprensión, en acción para evolucionar álmicamente en luz. ¡Yo soy tú, tú eres yo, somos uno!

1. En tiempos de oscuridad, enciende tu luz

Cuando te ofrecen consejos que no pediste, cuando te culpan por su dolor, cuando no te escuchan y no paran de hablar de sí mismos, cuando te comparan con otros, cuando ignoran, invalidan, juzgan o ridiculizan la voz de tu alma, párate y respira.

Sé consciente de que es su dolor, no el tuyo. Sé consciente de que están soñando el único sueño que pueden soñar hasta que despierten. Sé consciente de que ellos no te conocen, solo es una proyección de su propia locura, de sus propios miedos.

Quizás les resulta difícil amarse a sí mismos, quizás buscan encontrar su valor fuera. Quizás están desconectados de su respiración, de su cuerpo, de su preciosa vida, de su verdadera pasión, de su verdadero propósito de vida. Quizás viven en el mundo dual de bueno o malo, correcto o incorrecto, éxito o fracaso… Quizás han olvidado la simple alegría de ser. Quizás tú entiendes esto. Quizás tú hayas estado donde ellos están.

No trates de cambiarlos ahora. Tal vez nunca cambien. No trates de arreglarlos, ellos no están pidiendo ser arreglados. Cuanto más presiones, ellos presionarán también y te enredarás en las trampas de tu propio ego impidiendo tu evolución. No te enredes en su telaraña de penas. Observa claramente y ten compasión, pero no presiones. Está bien que se sientan tristes, realmente está bien. Concédeles espacio para que se sientan así.

Está bien que se sientan desilusionados de ti. Concédeles espacio para estar desilusionados. Está bien que te juzguen. Permite el espacio para sus juicios también.

Permite el espacio para tus propios pensamientos y sentimientos. Permítete sentirte triste, enojado, culpable, indeciso. Permite que esas energías fluyan a través de ti. No te lastimarán mientras les permitas moverse y manifestarse en ti.

Camina tu camino de todas maneras y deja que los otros caminen el suyo. No necesitas justificar tu camino o defenderlo. Permanece cerca de ti mismo en esos tiempos difíciles. No luches contra la oscuridad; de todos modos, la oscuridad no tiene poder sobre ti porque no existe, simplemente expande tu luz. Siempre fuiste, eres y serás luz.

Cómo ocurre la verdadera sanación

Si sacas lo que está dentro de ti, lo que sacas te salvará.
Si no sacas lo que está dentro de ti, lo que no sacas te destruirá.

Jesús, Evangelio de Tomás

«En la niñez, a muchos nos enseñaron que ciertos sentimientos, ciertas sensaciones corporales, urgencias e impulsos no estaban bien sentirse o expresarse, y ni siquiera pensarse. Nos enseñaron que éramos pequeños, pecadores, culpables y que estábamos separados del amor divino; rotos, sucios y mortales. Y que debíamos purificarnos, volver a estar completos, que fuimos hechos para olvidar nuestra unidad original con la vida. Y esa fue la mentira original, la caída de la gracia divina.

Siendo niñas quizás nos enseñaron que nuestro enojo, nuestros deseos poderosos, resistirnos o desafiar, o nuestros sentimientos sexuales no eran algo correcto, no eran naturales, estaban mal o era algo enfermo o pecaminoso, peligroso, vergonzoso o "no propio de mujeres".

Como niños tal vez nos enseñaron que no estaba bien sentir tristeza o expresar nuestra vulnerabilidad, nuestros miedos y dudas, nuestras angustias y anhelos. Que, si lo hacíamos, si mostrábamos nuestro ser auténtico, seríamos castigados o ridiculizados, comparados con otros, o simplemente rechazados, olvidados, que se burlarían de nosotros o nos abandonarían, aislarían.

Esconder nuestros sentimientos, convertirnos en algo que no somos, crear una persona para poder ganar amor o aprobación se convirtió entonces en un asunto de supervivencia. Así que de jóvenes, de una manera brillante y creativa, hicimos lo que pudimos para empujar, reprimir, silenciar o destruir nuestros pensamientos y sentimientos peligrosos, amenazantes y negativos, deprimiendo así nuestro verdadero ser y creando una falsa máscara para agradar al mundo y evitar el castigo y el ridículo. Como un asunto de vida o muerte, aprendimos a distraer a otros de la "oscuridad" de nuestra alma.

Los sentimientos de culpa, miedo y de odio hacia sí mismos no resueltos de nuestros padres fue internalizando en nosotros, y ahora, en un sentido más profundo, sentimos vergüenza de quien nosotros fuimos. Fingimos ser fuertes cuando nos sentíamos débiles, fingimos ser positivos cuando nos sentíamos negativos, seguros cuando teníamos dudas, felices cuando sentíamos un profundo sentimiento de desesperación… Fingimos ser serios, maduros y llenos de dicha cuando en secreto nos sentíamos demasiado jóvenes e inocentes, con ganas de jugar y medio tontos por dentro. Incluso hoy en día, tal vez sentimos que existe algo erróneo en nosotros, bien dentro, en lo profundo.

Los sentimientos «inaceptables y oscuros» aún supuran dentro de nosotros, en lo profundo del inconsciente, drenando nuestra energía vital y nuestro espíritu, haciendo que nos sintamos cansados, deprimidos, letárgicos, ansiosos y desconectados de la vida y de los demás.

Los sentimientos no sentidos, malos sentidos y reprimidos pueden resultar destructivos y sembrar el caos en nuestro sistema inmune, alimentando todo tipo de enfermedades mentales y físicas, causando comportamientos inconscientes, adicciones, ansiedad, incluso depresión suicida. Quizás simplemente nos sentimos "muertos vivos" y no sabemos por qué. En el mismo grado en que huimos de nosotros, huimos también de la vida.

La sanación puede ocurrir cuando, en la presencia de un amigo con el que nos sentimos seguros o un terapeuta, o la presencia de Dios, en las montañas, la vastedad del océano o incluso con una mascota de compañía, podemos encontrar el coraje de dejar que la persona se quiebre y reconecte con las partes rechazadas de nosotros mismos. Cuando permitimos que esas energías divididas en las sombras salgan a la luz de la consciencia. Tal vez tomemos el riesgo de sentirnos más incómodos, más temerosos, más rechazados e indignos, más enojados y a sentir más caos que nunca. Tal vez tomamos el riesgo de vernos a nosotros mismos, y ser vistos también. A perder la imagen. A salir de nuestro escondite.

El caos reprimido, el desorden, la "víctima", el niño perdido y sin amor puede volver a fluir, y esta vez, en vez de ser recibido con culpa y juicios, ser ridiculizado y atacado, esta misma energía recibe amor, respiración, comprensión… Le damos la bienvenida y nuestra atención y curiosidad.

Todo el poder vital atrapado dentro de estas emociones reprimidas puede verterse en nuestro cuerpo nuevamente; toda la creatividad del enojo, la angustia, la culpa, el miedo y la alegría ahora nos puede energizar, inspirar, hacernos sentir completos, poderosos y vivos nuevamente. Las energías que antes amenazaban con destruirnos (nuestro enojo, miedos, pena, nuestros deseos más extraños y creativos) ahora pueden convertirse en nuestros más grandes maestros, amigos y guías, siendo nuestra fuente de nutrición.

Mientras tiene lugar la reintegración de la sanación, quizás gritemos, temblemos, lloremos, sudemos, digamos nuevas y sorprendentes palabras o caigamos al suelo. Quizás parezcamos desastrosos, rotos, salvajes y locos. Quizás sintamos y pensemos cosas que parecen «no ser nosotros para nada». Tal vez sintamos que estamos a punto de morir, volvernos locos o perdernos completamente.

Las personas que imaginamos que eran nuestros amigos quizás huyan del caos, o lo culpen, o traten de "salvarnos" —para salvarse a sí mismos de su propia incomodidad—. Nuevos amigos, nueva familia, nuevas parejas tal vez lleguen para apoyarnos en nuestro proceso, para estar presentes con nosotros mientras nos quebramos y volvemos a unir nuestras partes, y nos enamoramos de nuestra parte salvaje nuevamente, mientras volvemos al paraíso.

En medio de la crisis de sanación, sentimos nuestros pies en el suelo. Respiramos. Permitimos que antiguas y poderosas energías se muevan a través de nosotros, como un cielo ancestral que contiene una tormenta. Confiamos en el cuerpo y sus misterios. Recordamos nuestra capacidad divina, cuánta vida podemos contener: lo doloroso y lo placentero, lo violento y lo amoroso, lo positivo y lo negativo, lo sagrado y lo profano.

Todos los pensamientos y sentimientos tienen un hogar en nosotros. Todas nuestras partes son dignas de amor, sagradas y naturales. Somos libres, poderosos y estamos completos, incluso cuando nos duele y nos sentimos pequeños.

Nuestra vulnerabilidad nunca fue un pecado o un símbolo de debilidad. "Supéralo" es la mentira más grande de todas.

Sí, podemos abrazarlo todo, desde la alegría más grande hasta la desesperación más profunda: este es nuestro verdadero poder. Como una madre sosteniendo a su recién nacido. Como la Tierra, sosteniéndose ahora» (Jeff Foster).

Solo es cuestión de saber elegir

No puedo elegir lo que sucede en mi entorno, no está en mis manos, no está en mi control y, por lo mismo, parecería ser que me convierto en víctima, en espectador, en simple observador de realidades. Pero sí puedo elegir qué hacer ante ello, cómo reaccionar y qué puerta abrir o cerrar.

Con la lluvia puedo elegir correr, maldecir y mojarme o regocijarme, bailar bajo ella, bendecir los beneficios que me proporciona el caer continuo de cada gota que purifica, sana y fecunda.

Con los contratiempos, los atascos de tráfico, puedo elegir desesperarme, expresar mi ira y frustrarme o puedo aprovechar el tiempo, cantar bajito o a gritos y bendecir el tiempo conmigo mismo o mis seres amados, jugando adivinanzas y dejando que el tiempo juegue a mi favor.

Ante las traiciones, puedo afligirme, las injusticias pueden desesperarme o puedo elegir aprender y reconstruirme, conquistar mis emociones y no permitir que hagan mella en mis sentires. Ante el fracaso puedo elegir derrumbarme, criticarme y destruirme, rendirme, soltar y no avanzar, o podría elegir aprovechar, descansar y tomar un segundo aire, enriquecerme y prepararme, resurgir y volver a andar.

Ante mi propio dolor puedo dejarme caer, derretirme en llanto, deprimirme y abandonar o puedo elegir transformarlo en esperanza, en renacimiento, en nuevo amanecer y despertar agradecido.

Muchas veces el mal aparente tiene asociada una oportunidad disfrazada, quizá deba pasar un tiempo antes de que comprenda razones y motivos, causas y azares, pero en el momento apropiado, mi oscuridad se convierte en luz, mis sentidos despiertan y mi voz toma fuerza, eso es parte de mi elección. Yo decido y retomo el control de mí, de mi entorno y de mi vida. Solo es cuestión de elegir.

Los cinco principios de la autosanación

1. Cuando tú sanas un conflicto. Ese mismo conflicto lo sanan siete generaciones atrás y siete generaciones adelante.
2. Los procesos depurativos son parte de la autosanación, todos los días pregúntale a tu cuerpo: ¿qué me quieres mostrar con este malestar? ¿Qué necesitas? Él te responderá. Confía.
3. Alejarte sin sanar lo que el otro te muestra es ego.
4. Alejarte agradeciendo es amor.
5. Quien logra abrazar al depredador sana.

En la homeopatía existe un principio: quítale la costra a alguien que haya sanado y frótala en la herida de alguien que tenga la misma enfermedad. ¿Quién gana? Reflexiónalo.

Emociones atrapadas inconscientes y un test práctico para identificarlas

Seguramente, te estarás preguntando si tú mismo/a tienes alguna emoción atrapada y cuál podría ser. Aquí hay una lista de circunstancias que a menudo resultan ser incluidas en emociones atrapadas:

- Pérdida de un ser querido.
- Divorcio o problemas de relación.
- Dificultades económicas.
- Estrés laboral o del hogar.
- Aborto espontáneo o aborto.
- Trauma físico.
- Lucha física o emocional.
- Abuso físico, mental, verbal o sexual.
- Conversaciones negativas de uno mismo.
- Creencias negativas acerca de ti mismo u otros.
- Estrés a largo plazo.
- Rechazo.
- Internalización de sentimientos.
- Sentimientos de inferioridad.
- Falta de atención o abandono.

Esta lista no incluye todo. La única manera de saber si tienes emociones atrapadas es preguntarle al subconsciente, mente consciente versus mente subconsciente.

Diferencia entre la mente consciente y el subconsciente. Una forma muy simple de verlo. Se ha dicho muchas veces que los humanos usamos solamente alrededor del 10 % de nuestro cerebro. Lo que esto realmente quiere decir es que nuestra mente consciente requiere alrededor del 10 % de los recursos de nuestro cerebro. En otras palabras, pensar, desplazarse, hacer elecciones, planificar, ver, escuchar, saborear, tocar y oler son todas actividades conscientes y requieren el 10 % del poder de procesamiento de nuestro cerebro.

Si esto es cierto, ¿qué hace el otro 90 % del cerebro? Si la mente consciente requiere el 10 % de nuestro cerebro, podemos referirnos al otro 90 % como el subconsciente.

Esta silenciosa e inconsciente mayor parte del cerebro está constantemente ocupada almacenando información y manteniendo en funcionamiento los sistemas del cuerpo de manera eficiente. También es importante comprender que el subconsciente ejerce una invisible pero profunda influencia sobre las cosas que hacemos y cómo nos comportamos y sentimos.

La mayoría de las personas piensan poco en su subconsciente; pero imagina por un instante tener que asumir las funciones que tu subconsciente desempeña. Imagina la dificultad de ordenarle a tu sistema digestivo cómo digerir tu almuerzo, o decirles a tus células cómo producir enzimas o proteínas. Imagina si tuvieras que preocuparte por mantener a tu corazón latiendo o mantener el aire entrando y saliendo de tus pulmones a cada momento de cada día. ¡Y piensas que ahora tienes una agenda muy ocupada! Como un ordenador, tu subconsciente es capaz de almacenar vastas cantidades de información.

A menudo estos *flashes* de memoria son de acontecimientos o escenas que no serían recordados bajo circunstancias normales. Si la misma área del cerebro es tocada nuevamente por un electrodo en el mismo punto preciso, el mismo recuerdo será reexperimentado. Todo lo que has hecho en tu vida entera ha sido registrado en tu subconsciente.

Cada rostro que has visto en una multitud, cada aroma, cada voz, cada canción, cada sabor, cada toque y cada sensación que alguna vez experimentaste ha sido registrado por tu subconsciente. Cada virus, bacteria u hongo que alguna vez haya invadido tu cuerpo, todas tus heridas, todos tus pensamientos y sentimientos y la historia completa de cada célula de tu cuerpo, todo ha sido archivado.

Tu subconsciente está también al tanto de cualquiera de las emociones atrapadas que tu cuerpo pueda estar albergando; también sabe exactamente qué efecto tienen estas emociones atrapadas en tu bienestar físico, emocional y mental. Todo esto y mucho más está guardado en tu subconsciente.

Tu subconsciente también está al tanto de exactamente lo que necesita tu cuerpo para estar bien.

Háblale a tu cuerpo

Confía en la sabiduría del cuerpo de manera implícita y a tener mucha fe en la habilidad innata del cuerpo de comunicarme. Cualquiera puede hacerlo. Cualquier persona puede aprender a obtener respuestas del cuerpo y cualquiera puede seguir los pasos necesarios para ayudar a curar el cuerpo, solo tienes que querer aprender, reconocer y aceptar.

Simplificar el código de la emoción es lo suficientemente simple para que cualquiera pueda aprenderlo. Ya dispones de todo el conocimiento que necesitas para empezar a utilizar este método en ti mismo para remover las energías emocionales atrapadas en tu cuerpo.

Estímulos negativos versus positivos

Antes de enseñarte cómo obtener información de tu subconsciente, debes comprender un principio básico. Este es que todos los organismos, no importa cuán primitivos sean, responderán a estímulos positivos o negativos. Por ejemplo, las plantas crecen en dirección a la luz solar y se apartan de la oscuridad. Una ameba en un acuario se moverá hacia la luz apartándose de la oscuridad. Si se pone una gota de veneno en ese mismo acuario, la ameba se alejará del veneno y se dirigirá hacia el agua más limpia.

En un nivel subconsciente, el cuerpo humano no es diferente. Tu cuerpo será normalmente atraído por cosas o pensamientos positivos y rechazará cosas o ideas negativas. De hecho, esto ha sido así a lo largo de toda tu vida, sin que ni siquiera estuvieras al tanto de ello. Si te permites apaciguar tu mente consciente y sintonizas con tu cuerpo, aprenderás que tu subconsciente es bastante capaz de comunicarse contigo.

¿Estás preparado para dejar que tu subconsciente hable contigo? Ahora te explico cómo saber si tienes una emoción atrapada. Se trata de un test.

El test de balance

Colócate de pie en el centro de alguna habitación. Asegúrate de que no haya distracciones: apaga el móvil, la televisión, que no haya interrupciones. Comenzamos.

Párate erguido con tus brazos a lo largo del cuerpo, coloca tus pies a la altura de tus hombros —es decir, un poco abiertos— y cierra tus ojos. Deja ir tus preocupaciones y enfócate en tu equilibrio. Deberás sentir que todo tu cuerpo está quieto.

Casi inmediatamente, descubrirás que tu cuerpo se balancea. Puede ser de un lado al otro, puede ser de atrás hacia delante, y notarás que tú no puedes controlar ese balanceo. Solo intenta volver a quedarte quieto.

Recuerda que este es un test para descubrir si cargas con emociones atrapadas; por lo tanto, empezaremos con algo sencillo. Di en voz alta tu nombre, por ejemplo: «Yo me llamo Eva». Descubrirás que tu cuerpo se balancea hacia delante, como si fueras a dar un paso. Eso significa «sí».

Ahora di en voz alta algo que tú sepas que no es verdad: «Yo soy un elefante». Descubrirás que tu cuerpo se balancea, pero ahora hacia atrás, como si fueras a caer o a sentarte. Eso significa «no». ¿Por qué sucede así? Porque todos los días de tu vida convives con el mundo que está frente a ti. Incluso cuando comes, tu comida está frente a ti. Por lo tanto, para tu mente subconsciente, ir hacia el frente es sinónimo de «sí, es verdad, estoy de acuerdo». Por el contrario, ir hacia atrás es para tu subconsciente una negación, una mezcla de «no, no quiero, no es verdad, lo rechazo, no estoy de acuerdo, me niego». Ahora que tenemos esto más claro, continuemos con el test.

Ahora di en voz alta: «Amor incondicional». Sentirás inmediatamente que te balanceas hacia delante, porque es algo positivo, algo que quieres, algo que sientes, algo que te gusta.

Ahora di en voz alta: «Odio, miedo, rencor». Sentirás inmediatamente que te balanceas hacia atrás… ¿Quién quiere eso en su vida? Nadie. Y tu subconsciente lo expresa yendo hacia atrás.

Ahora volvamos al punto de dejar tu mente en blanco por unos segundos. Mantén tu equilibrio sin forzar nada y tras unos segundos expresa en voz alta algo que tú sepas que es mentira. Tú sabes que te llamas Eva, así que ahora di en voz alta un nombre diferente: «Yo me llamo Virtudes». Por supuesto, tu cuerpo inmediatamente se balanceará hacia atrás, confirmándose que cada vez que digas algo falso, cada vez que expreses una mentira, irte hacia atrás te lo confirmará. En este punto, comenzarás a descubrir cuántas emociones atrapadas traes encima, aunque tú finjas que tu vida es perfecta.

Te dejo una lista de afirmaciones que puedes decir en voz alta para que descubras lo que realmente cargas. Obviamente, tú podrás añadir, quitar o crear afirmaciones que sepas que van a tu tipo de vida o historia particular. Al final, te aseguro que terminarás impactado, llorando tal vez, enfadado, pero reconociendo que son emociones que hay que trabajar y resolver para soltar y, por supuesto, para sanar física o emocionalmente.

- «La relación que tengo con mi pareja es perfecta, lo amo y me ama».
- «Realmente mi madre es la mejor madre del mundo».
- «Ya superé mi divorcio, estoy listo/a para avanzar».
- «Realmente no me importó que me echaran de ese trabajo».
- «El dinero no es importante para mí».
- «Soy una buena madre».
- «Soy un buen padre».
- «Tuve una infancia feliz».
- «No le temo a la muerte».

Y así como estas, tú harás más afirmaciones para que tu mente subconsciente te demuestre si te mientes a ti mismo o si realmente eres coherente con tus emociones.

Toma en cuenta que si haces una afirmación y justo en ese momento llega a ti el recuerdo de una pelea, la respuesta se alterará. Si dices «yo me llamo Eva» y sabes perfectamente que es cierto y sientes que es cierto, pero justo en ese momento recuerdas que ayer por un descuido perdiste tu cartera y, según tú, eso no es importante, la mente reaccionará a tu emoción en el momento y puede que tu balanceo sea confuso.

Cuanto más tiempo y más días dediques a este simple ejercicio, más te conocerás a ti mismo, más fácil será reconocer aquello que niegas, y por fin dejarás de fingir que tu vida es perfecta. Este ejercicio te permite encontrar aquello que aún duele, aquello que creías olvidado y que, posiblemente, ahora te mantiene enfermo.

Estructura y composición del cuerpo humano y representación biológica de sus partes

1. Número de huesos: 206
2. Número de músculos: 639
3. Número de riñones: 2
4. Número de dientes de leche: 20
5. Número de costillas: 24 (doce pares)
6. Número de cámara de corazón: 4
7. Arteria más grande: aorta
8. Presión arterial normal: 120/80 Mm/hg
9. PH de sangre: 7.4
10. Número de vértebras en columna vertebral: 33
11. Número de vértebras en el cuello: 7
12. Número de huesos en oído medio: 6
13. Número de huesos en la cara: 14
14. Número de huesos en cráneo: 22
15. Número de huesos en el pecho: 25
16. Número de huesos en brazos: 6
17. Número de músculos en el brazo: 72
18. Número de bombas en el corazón: 2
19. Órgano más grande: piel
20. Glándula más grande: hígado
21. Célula más grande: óvulo femenino
22. Célula más pequeña: espermatozoide
23. Hueso más pequeño: estribo del oído medio
24. Primer órgano trasplantado: riñón
25. Longitud media de intestino delgado: 7 m
26. Longitud media de intestino grueso: 1,5 m
27. Peso promedio del bebé recién nacido: 3 kg

28. Tasa de pulso en un minuto: 72 veces
29. Temperatura corporal normal: 37 °C (98,4 °F)
30. Volumen promedio de sangre: 4 a 5 litros
31. Lapso de vida de glóbulos rojos: 120 días
32. Lapso de vida de glóbulos blancos: 10 a 15 días
33. Período de embarazo: 280 días (40 semanas)
34. Número de huesos en el pie: 33
35. Número de huesos en cada muñeca: 8
36. Número de huesos en la mano: 27
37. Glándula endocrino más grande: tiroides
38. Órgano linfático más grande: bazo
39. Hueso más grande y fuerte: fémur
40. Músculo más pequeño: Stapedius (oído medio)
41. Número de cromosomas: 46 (veintitrés pares)
42. Número de huesos del bebé recién nacido: 306
43. Viscosidad de sangre: 4,5 a 5,5
44. Grupo de sangre donante universal: 0
45. Grupo de sangre receptor universal: AB
46. Mayor glóbulo blanco: monocito
47. Más pequeño glóbulo blanco: linfocito
48. El aumento del recuento de glóbulos rojos es llamado policitemia
49. Banco de sangre en el cuerpo: bazo
50. El río de la vida se llama sangre
51. Nivel normal del colesterol sanguíneo: 100 mg/dl
52. Parte fluida de la sangre: plasma

Una máquina perfectamente diseñada que te permite disfrutar de esta aventura llamada vida. No la maltrates ni la dañes con malos pensamientos, malos sentimientos, vicios y excesos. Siente amor en todo momento y vive feliz.

Representación biológica

- El cabello: Mi fuerza.
- El cuero cabelludo: Mi fe y mi lado divino.
- La cabeza: Mi individualidad.

- Los dientes: Árbol genealógico, mis decisiones, vinculadas al lado femenino arriba y al lado masculino abajo.
- El cuello: Mi flexibilidad, mi capacidad para ver varios lados de las situaciones de la vida.
- La garganta: La expresión de mi lenguaje verbal y no verbal, mi creatividad.
- Los hombros: Mi capacidad para llevar una carga, responsabilidades.
- Los brazos: Mi capacidad para tomar a las personas o las situaciones de la vida. Son la prolongación del corazón. Sirven para ejecutar las órdenes.
- Los codos: Mi flexibilidad en los cambios de direcciones en mi vida.
- Los dedos: Los pequeños detalles de lo cotidiano.
- El corazón: Mi comunicación con los demás.
- La sangre: La alegría que circula en mi vida.
- Los pulmones: Mi necesidad de espacio, autonomía, vinculados a mi sentimiento de vivir.
- El estómago: Mi capacidad para digerir nuevas ideas.
- La espalda: Mi soporte, mi apoyo.
- Los huesos: La estructura de las leyes y principios del mundo en el cual vivo.
- Los intestinos: Mi capacidad para soltar, dejar fluir lo que me es inútil y dejar fluir los acontecimientos de mi vida.
- Los riñones: La sede del miedo.
- El páncreas: La dulzura que está en mí.
- El hígado: La sede de la crítica.
- Las piernas: Mi capacidad para adelantar en la vida, ir hacia el cambio, hacia las nuevas experiencias.
- Las rodillas: Mi flexibilidad, mi amor propio, mi orgullo.

Tú eres el único dueño de tu cuerpo, y ahora que conoces su representación al completo, cuídalo y ámalo. Cuídate y ámate.

Guía alfabética conflicto-enfermedad

Antes de empezar, quiero dejar muy claro que cada caso es único, no basta con conocer cuál es la emoción inconsciente que genera el problema, hay que realizar un trabajo interior serio y profundo de forma individual siempre. En cada sesión, realizo preguntas puntuales sobre tu historia y así se encuentra la raíz del conflicto, de lo que originó lo que vives actualmente, de los síntomas que presentas o de la enfermedad ya declarada.

CONFLICTO EMOCIONAL DEL ABSCESO O EMPIEMA

Un absceso es una acumulación de pus en un lugar determinado. En el absceso caliente, la acumulación purulenta aumenta con rapidez, acompañada de los cuatro signos de la inflamación: enrojecimiento, calor y dolor. El absceso frío se caracteriza por la acumulación de líquido que se forma lentamente sin que aparezcan signos de inflamación.

Un absceso es una señal de ira reprimida durante mucho tiempo, la cual genera sentimientos de desesperación, de impotencia y de fracaso. La tristeza y la ira hacen que se pierda la alegría de vivir. Este malestar resulta tan doloroso como el sentimiento de culpabilidad que se experimenta a causa de dicha ira. Para averiguar en qué área de la vida se ubica esta ira, deberás ver el lugar donde se encuentra el absceso. Por ejemplo, si está en una pierna, la ira la vives con respecto a la dirección que sigue tu vida o tu porvenir, o bien en relación a un lugar al cual tienes proyectado ir.

Si no haces limpieza de tus pensamientos, la suciedad y la infección se instalan en ellos como en cualquier otro lugar. Es un buen momento para asearlos.

Es posible que tengas pensamientos malsanos hacia ti mismo o hacia otra persona. Cuando te enojas, ¿sientes deseos de perjudicar a alguien? ¿O los has reprimido hasta tal punto que ya no puedes contenerlos? Quizás haya también un sentimiento de vergüenza relacionado con un temor oculto en ti.

CONFLICTO EMOCIONAL DE ABUNDANCIA ECONÓMICA/DINERO

Superar el miedo a estar escaso, sin dinero u oportunidades para ser cada vez más abundante requiere de un trabajo contigo mismo. Está relacionado con lo que crees o has percibido de papá en la niñez (sana esa relación), pero también todas las creencias que tienes con la necesidad.

Debes darte la oportunidad para considerar que tus emociones sientan ese deseo de merecer lo mejor para tu vida. El sentimiento de víctima es una señal de que el fantasma del miedo está invadiéndote. Si dices «¡necesito!», el universo seguirá enviando necesidad.

Hay una palabra de siete letras que, cuando la repites, empieza a dar claridad al estado de abundancia que hoy tienes. Esta palabra es «gracias». Cuando agradeces todo cuanto tienes en este momento y lo que llegará a ti, comienzas a ser perceptible de todas las cosas que Dios te ofrece cada día. Mira a tu alrededor y contempla lo que sí tienes. Di gracias por abrir los ojos este día de hoy, por poder respirar un día más. Gracias por la cama donde duermo, por las situaciones que parecen adversas, pero me dejan sabiduría. Gracias, Dios, por la sonrisa que me regaló esa persona que no conozco. Gracias, Dios, por tener trabajo, por la comida caliente, por la taza de café. Entrena tu mente a prestar atención a lo lleno, y no a lo vacío. Te darás cuenta de que eres abundante y sincronizarás con lo mismo. Dios dice que sí a lo que piensas. Agradece y, en poco tiempo, todos tus deseos comenzarán a materializarse.

CONFLICTO EMOCIONAL DE LA ACIDEZ ESTOMACAL

Exceso de ácido en el estómago y esófago que produce ardores, eructos y, en ocasiones, reflujos gástricos. Suele deberse a una producción excesiva de ácido en el estómago o una relajación de los cardias que permite que durante la digestión el ácido escape hacia el esófago.

El primer sentido es de producir un ácido para descomponer un pedazo «difícil de digerir». También es posible que al llegar los alimentos al esfínter de los cardias (la entrada al estómago), este no se cierre y todos los ácidos suban y me quemen. En este caso, el sentido estaría relacionado con dejar el paso abierto para que pueda entrar más alimento, entendido como alimento emocional, o sea, amor. Este sentido es también válido para hernia de hiato.

Buscaremos el conflicto en algo muy reciente. Un nido en el estómago, una contrariedad familiar, algo que consideramos difícil de digerir. Si además hay reflujos, debemos añadir la falta de apoyo, de comprensión, de ayuda. Estoy en un sentimiento de falta muy fuerte y dejo la puerta abierta para poder recibir más, quiero más amor, más alimentos buenos, o, también, estoy en un callejón sin salida y quiero salir.

También entendido como necesidad de atacar al exterior. Como si el ácido quisiera digerir algo externo. Tengo contrariedad con lo que vivo.

CONFLICTO EMOCIONAL EN LAS AFTAS

Biológicamente, todos los conflictos relacionados con la boca evidencian situaciones de desvalorización en torno a la expresividad o la palabra. También situaciones en las que no nos sentimos escuchados ni atendidos. Precisamente, cuando se dan estos condicionantes y reprimimos nuestra rabia y nuestra agresividad es cuando nuestra biología nos avisa del conflicto inconsciente expresando diversas dolencias, síntomas o malestares en nuestra boca. Así pues, las palabras no dichas y los secretos generan problemas de salud.

Como toda llaga, las aftas tienen ese sentido biológico mencionado de rabia que no ha sido encauzada, rabia reprimida, sin expresar. Más concretamente, cuando se trata de llagas bucales, como en la mayoría de las aftas, podemos suponer, casi sin margen de error, que se trata de palabras no dichas, palabras silenciadas, retenidas por los labios.

Desde el punto de vista estrictamente conflictual, la mayor parte de las aftas responden a un conflicto surgido en la primera infancia, situaciones de separación del pecho materno. Por eso, se debe estudiar con detalle el proyecto sentido de la persona. El niño, ya sea porque es dejado por su madre a temprana edad en la guardería o por cualquier otra circunstancia análoga, siente y sufre esa separación sin capacidad para comprenderla. Se genera y se programa un conflicto serio y profundo porque anhela atrapar el pecho de mamá y no encuentra la manera ni tiene posibilidades de hacerlo.

Surge así esa rabia, anteriormente aludida, que se nutre básicamente de la inmadurez e incapacidad de comprensión por parte del niño. No olvidemos tampoco que, bajo la interpretación biológica, los problemas en los labios manifiestan que la persona sufre porque no ha recibido suficientes besos o, si los recibió, estos fueron cualitativa y cuantitativamente insatisfactorios.

Aftas en adultos

Casi siempre hacen referencia a problemas que rehuimos, conflictos que se repren o se silencian. Debates internos entre algo que nos gustaría manifestar, pero, por diversas razones, no expresamos o nos atrevemos a exteriorizar.

Es, precisamente, ese debate interno vinculado a la palabra el que genera la rabia reprimida que se somatiza en forma de llaga bucal. De todos modos, las personas adultas que son propensas a tener aftas están dando continuidad, bajo las circunstancias referidas, a un conflicto programado que adquirieron inconscientemente en sus primeros años de vida. Las carencias afectivas en la niñez marcan el carácter y la vida no solo del niño y del adolescente, sino también del adulto, que seguirá manifestando a lo largo de su vida ese déficit afectivo o esa separación abrupta o inesperada, pero siempre incomprendida del pecho materno. Con diferentes matices, por tanto, las aftas en adultos reproducen en contextos diferentes las carencias afectivas memorizadas en la más tierna infancia: palabras que no decimos o no nos permitimos o no nos atrevemos a decir, situaciones de no sentirnos escuchados, secretos o verdades que no podemos decir.

Conviene aclarar que aftas bucales y herpes bucales no son lo mismo ni tienen el mismo sentido biológico. Los herpes bucales se presentan en la parte exterior de los labios y son contagiosos. Por el contrario, las aftas aparecen en la parte interior de los labios, en las mejillas, las encías o la lengua y nunca son contagiosas. Los casos de herpes, como las aftas, ponen de manifiesto la existencia de un conflicto de separación, pero vivido este como suciedad y mancillamiento.

Por tanto, en las personas propensas a tener aftas siempre hay que tener muy presente su proyecto sentido, es decir, las vivencias y circunstancias que afectaron a su madre desde la concepción hasta que la persona afectada cumplió tres años de edad, pero, sobre todo, cómo fue esa primera autonomía al cumplir el primer año de edad, así como la segunda autonomía en torno al tercer año de vida. Las circunstancias en que haya tenido lugar ese progresivo alejamiento del pecho materno determinarán la manera en que el niño asimile y asuma con mayor o menor carga emocional su desapego progresivo. Ahí radica la clave de cómo se ancla en su inconsciente el conflicto programado que convierte a la persona en propensa a manifestar aftas, incluso, durante toda su vida, porque hay una incomprensión inconsciente, activa y memorizada en su interior que se somatiza cada vez que en la vida se exponga o se enfrente a circunstancias emocionalmente similares, aunque el contexto, evidentemente, sea muy distinto.

La persona propensa a tener aftas debe analizar su proyecto sentido con ayuda del terapeuta y tomar conciencia de los conflictos y circunstancias que rodearon esa etapa crucial de su vida. Debe extraer las conclusiones que le permitan llevar a cabo la toma de conciencia, sin juzgar, sin victimizarse, pero comprendiendo. Solo de ese modo la descodificación biológica de las aftas permitirá a la persona desactivar esos programas inconscientes para librarse de ellas de manera definitiva y completa.

CONFLICTO EMOCIONAL DE LA AFONÍA O QUEDARSE SIN VOZ

Quise decir algo y no pude o dije algo de lo que me arrepiento. La voz es la expresión en sí, la creatividad. Una emoción demasiado grande (desamparo, inquietud) puede llevarme a no saber qué decir ni cuál dirección tomar, ni cómo interpretar esta dirección con relación a la emoción vivida. De todos modos, mi sensibilidad (hiperemotividad) está herida y ya no consigo decir nada. ¡Tengo el aliento cortado! Si disperso demasiado mis energías, en particular después de un golpe emocional, un vacío interior se creará debido a mi desasosiego interior y los sonidos estarán «engullidos» por este vacío. Por lo tanto, es muy importante para mí que vuelva a conectar con el soplo de mi comunicación interior. Aún es posible que esta experiencia me proteja porque estoy en un estado en que ya no debo hablar, ya no puedo decir secretos. ¿Uso de un modo sano mi voz y mis cuerdas vocales? ¿He de quedarme silencioso durante algún tiempo? A veces se dice: «La palabra es de plata y el silencio es de oro». Aprendo a expresar mis emociones, mi creatividad y mis ideas del modo en que mejor me siento, en el respeto de mis capacidades.

CONFLICTO EMOCIONAL DE LA AGITACIÓN

¡La agitación es un estado que me alcanzará si soy una persona muy nerviosa, pero que consigue, sin embargo, canalizar sus energías lo mejor que puede!

Está próxima a un estado de emergencia, un proceso de exteriorización de las emociones, generalmente un grito de alarma para revelar a los demás cómo me siento interiormente: cogido, desconfiado, miedoso en ciertas situaciones, emprendedor, ¡pero generalmente poco hábil y, sobre todo, muy molesto para la gente que me rodea! Si estoy muy agitado física e interiormente, puedo vivir una forma de desequilibrio porque tengo dificultad en mantenerme centrado (estable y anclado) sobre mí mismo. Utilizo, pues, este estado inconscientemente porque necesito aumentar mi confianza en mí, probarme que puedo tener éxito, atrayendo la atención: «¡Mírenme, vean!». Mantengo la calma, comunico verbalmente mis sentimientos y mis necesidades y todo irá mejor.

CONFLICTO EMOCIONAL DE LA AGORAFOBIA

La agorafobia viene de las palabras griegas *agora*, que significa 'plaza pública', y *phobus*, 'temor'. Es el pánico de la muchedumbre y también el de tenerle miedo. Está fuertemente vinculado a un miedo inconsciente a la muerte.

Si estoy afectado de agorafobia, soy probablemente una persona muy sensible, receptiva a varios niveles, sobre todo psíquico —al nivel de mis pensamientos, al nivel mental—, y dotado de una imaginación muy fértil. Soy muy dependiente en el plano afectivo y verdaderamente no he cortado con los lazos maternos. Tengo dificultad en discernir mi verdadero yo de lo que yo estoy creando en el plano psíquico, es decir, formas pensamientos, lo cual alimenta mis angustias. Soy similar a una esponja, absorbo las emociones ajenas —sobre todo los miedos— sin discernir, filtrar ni proteger lo que me pertenece del resto, y aumento tanto mis miedos como los de los demás. Por lo tanto, tengo tendencia a replegarme sobre mí mismo, a sentirme responsable de todo, a comunicar muy poco, salvo con la persona en quien tengo enormemente confianza, con quien me siento en seguridad; me aíslo, pues, por temor a apartarme de esta forma de seguridad. Incluso puedo pensar estar afectado de locura y debo cesar de creer esto lo antes posible.

Me es fácil controlar todo esto en un lugar donde estoy en total seguridad. Sin embargo, tan pronto como dejo este, ¡todo se derrumba! ¡Me angustio por todo, como si mis miedos me invadiesen al punto de tener la sensación de perder el control! Tan pronto como una experiencia me estimula demasiado fuerte (nacimiento, accidente, fallecimiento, catástrofe), corro el riesgo de ahondarme aún más en mis angustias (ruidos, gente, etc.), sin jamás hallar ninguna situación duradera, de ahí la ampliación de la agorafobia. Además, mi nivel de crítica está alto porque vivo mucha inseguridad, hago poca confianza y creo que las cosas y situaciones no van tan bien como quisiese; por lo tanto, critico. La agorafobia sobreentiende a veces un conflicto con mi madre, a quien critico constantemente.

Debo cambiar mi actitud ahora mismo. Acepto mis miedos uno por uno, tal como son, ¡porque sé que envenenan mi vida, pero pueden también hacerme progresar! Aprendo a amarme y a aceptarme, a amar mi lado materno y protector (madre), a construirme un universo físico e interior lleno de felicidad, sin crítica ni dependencia. Tengo también la ventaja de expresarme en mi comunicación verbal y mi creatividad. ¡Debo superar el temor a «perder mi lugar» y estar en armonía conmigo mismo! Sigo responsable de mi felicidad, incluso si tengo tendencia a creer que determino tanto la felicidad como la desgracia de los demás. Acepto coger los riesgos y anticiparme a mis temores que frenan mi poder creativo. Esto me ayudará a controlar mejor mi vida y mis impulsos interiores. Una sexualidad equilibrada y activa tendrá la ventaja de hacerme soltar esta fijación emocional ligada al plano mental.

CONFLICTO EMOCIONAL DEL AGOTAMIENTO

El agotamiento es una expresión que se utiliza comúnmente en el medio médico y terapéutico para describir al cansancio profesional. Se considera al agotamiento un problema de adaptación que inhibe el deseo de trabajar. A menudo se presenta asociado a problemas de angustia y depresión. Entre sus síntomas puede citarse una gran fatiga, la pérdida del gusto por la vida y la pérdida de deseos. La persona que lo padece tiene la impresión de luchar contra una máquina, contra un sistema, contra una cosa demasiado grande para ella.

Esta enfermedad se presenta principalmente en los ejecutivos, enfermeras, profesores… En fin, en todos los profesionales cuyo trabajo depende de un sistema enorme. El agotamiento se confunde a veces con la depresión.

De acuerdo con mis observaciones, este cansancio se produce en las personas que tienen cosas que arreglar con su progenitor del mismo género. De niños quisieron impresionar a ese padre o a esa madre haciendo todo por complacerlo, pero no obtuvieron el reconocimiento anhelado. Se sintieron controlados e impotentes. Al no creer en su valor, adquirieron el hábito de hacer para demostrar que son. Confunden el hacer y el ser.

Tienen fama de ser personas trabajadoras, pero suelen sentirse prisioneras de sus logros. Tienen muchas cosas pendientes y, cuando nadie reconoce todo lo que hacen, se sienten muy solos. Finalmente, acaban por desanimarse y se dicen: «¿De qué sirve todo lo que hago?». Entonces se sienten impotentes, abandonan la partida y caen rápidamente. No pueden hacer nada y ni siquiera tienen el deseo de hacerlo.

Si te reconoces en la descripción anterior, es importante que comiences a reconocer lo más rápido posible lo que eres. Acepta el hecho de que tú decidiste, siendo niño, que si hacías mucho tu progenitor del mismo género te querría más. Solo tú puedes cambiar esta decisión. Nadie en el mundo tiene derecho a exigirte nada más allá de tus límites, ni siquiera tú mismo. Amarse es reconocer los talentos, los límites y las debilidades propias, con todo lo que ello implica. Si tenías la impresión de que tu padre te exigía mucho, esa no era la realidad. Él o ella estaban ahí para mostrarte lo que tú te exigías. Luego, hiciste la transferencia: tu trabajo se convirtió en ese padre y sigues queriendo ser amado por tus actos.

Es necesario que, a partir de ahora, realices tu trabajo poniendo en juego lo mejor de tus conocimientos y verifiques bien lo que tus superiores quieren de ti antes de suponer que debes impresionarlos. Además, tienes derecho a decir no cuando creas que es demasiado para ti. Si respetas tus límites, serás menos dado a criticar a los demás y sentirás más felicidad. Recuerda que una persona alegre renueva sin cesar su energía. La persona que sufre de agotamiento no está cansada por falta de energía; al contrario, le falta energía porque su capacidad de amar está agotada.

CONFLICTO EMOCIONAL DE LA AGRESIVIDAD

La agresividad es una cantidad de energía inhibida que deriva, la mayoría de veces, de una frustración vivida en una experiencia o una situación. Frecuentemente, es inconsciente y esta frustración puede envenenar tanto mi vida y mi existencia que asumo la agresividad como medio de expresión (la agresividad es un medio de expresión), como válvula de toda esta presión existente dentro de mí.

Es un medio de defenderme porque me siento atacado, no respetado, abusado, en tensión, incomprendido. ¡Quiero que me comprendan! Puede serme difícil quedarme abierto y dejar fluir la energía. Es evidente que una persona en estado de agresividad se corta temporalmente, y más particularmente de la energía espiritual y de la apertura de corazón. Es un estado innato, instantáneo e irreflexivo de defensa y protección.

Si soy agresivo, suelo tener el sentimiento de ser el más fuerte porque decido atacar el primero. Me pongo en un estado de dominación/sumisión y estoy desgarrado frente a mí mismo. La persona frente a mí actúa como un espejo. Proyecto una parte mía que aún no he aceptado y esto pulsa mi mando, expresión que significa que se puede activar un elemento que dispara una reacción o una emoción.

¿Consecuencia? ¡Se amplifica la excitación, sube la tensión y ahora es la manifestación de la contracción muscular! ¡Estoy rígido y tenso, en guardia, listo para saltar contra los ataques! Estoy a la defensiva y lucho contra mis angustias. ¿Qué hacer? Quedarse abierto, trabajar consigo en primer lugar, escuchar mi intuición y mi voz interior que me protegen y guían mis pasos.

Cuando alguien dice cosas de ti y se ocasiona una pelea, odio, rabia, ira, frustración, tristeza o te juzga, no es culpa del otro, ni de la situación, ni de las circunstancias, no tiene nada que ver con eso. Tiene que ver con que olvidaste que eres amor, esa es tu fuente, tu energía, tu divinidad, tu ser. Llámale como más te guste, pero lo intuyes.

Si confiaras en esto plenamente sabrías y, sobre todo, te respetarías y no estarías entrando a competir con tener la razón de algo que ya sabes que no eres. Simplemente, contemplarías que la otra persona también ha olvidado que es amor, y con tu paciencia, de hecho, lo ayudarías. Porque eso es amor, la acción de la palabra, no lo que significa.

CONFLICTO EMOCIONAL DE LOS AHOGOS

El ahogo indica que me siento pillado, que me falta aire y espacio. La garganta corresponde al centro de energía vinculado a la verdad, a la expresión de sí, a la creatividad e, indirectamente, a la sexualidad. Puedo sentirme cogido a la garganta, me siento altamente criticado. Reprimí tanto mis emociones que hay un exceso. Sin embargo, estas emociones son muy presentes en mi vida diaria e, inconscientemente, las alimento hasta que me ahoguen.

Es posible que ciertas situaciones estén tan difíciles de tragar que me ahogan también. ¿Por qué tengo tanto miedo de ser yo y de expresarme? ¿Sería por miedo del rechazo porque creo que no puedo ser amado siendo yo? Debo soltar absolutamente y aceptar dejar subir en mí todo lo que está dentro. La solución es aprender a comunicar y expresar mis necesidades. ¡Cuánto alivio siento ya! Y comprendo que los demás no son adivinos y que nuestras necesidades respectivas siempre pueden estar satisfechas en el respeto del otro y en la armonía.

CONFLICTO EMOCIONAL DE LAS ALERGIAS

La alergia se define como un aumento de la capacidad del organismo para reaccionar ante una sustancia extraña, generalmente después de un contacto anterior con dicha sustancia, que produce la aparición de manifestaciones más o menos violentas distintas a la reacción generada durante el primer contacto. Se trata de una hipersensibilidad en la que intervienen fenómenos inmunológicos.

En general, la persona alérgica siente aversión hacia alguien y no puede tolerarlo. Le cuesta trabajo adaptarse a alguien o a una situación. Es una persona que se deja impresionar demasiado por los demás, sobre todo por aquellos a quienes quiere impresionar. A menudo es también susceptible. No quiere desagradar.

La persona alérgica vive una contradicción interna. Una parte de ella quiere algo y otra parte se lo prohíbe. Y lo mismo le sucede con las personas. Quiere mucho a alguien y depende de él; una parte de sí desea la presencia de ese alguien y otra parte le dice que debería arreglárselas sin él, rechazando esta dependencia. De este modo, termina por encontrar defectos en la persona amada.

A menudo las personas alérgicas tienen padres cuyas ideas son, en muchos aspectos, opuestas. Otro elemento de la alergia es que se convierte en un medio para llamar la atención, sobre todo si su manifestación es del tipo en el que la persona se ahoga y necesita la intervención de los demás.

Si tienes alguna alergia, encuentra la situación o la persona hacia la cual sientes hostilidad y cuya aprobación buscas al mismo tiempo; generalmente, es una persona cercana. Crees que si actúas según las expectativas de esa persona serás verdaderamente querido. Reconoce que te has vuelto dependiente de su aprobación o de su reconocimiento. No creas que tienes que ser sumiso para ser querido.

Es interesante subrayar que la persona se vuelve con frecuencia alérgica a algo que le gusta. Por ejemplo, te encantan los productos lácteos y eres alérgico a ellos. Si eres alérgico a un alimento, tal vez te resulte difícil concederte el derecho de experimentar placer con las cosas buenas de la vida.

Sería mucho más fácil y agradable para ti darte cuenta de que para llamar la atención de tus seres queridos no es necesario ponerte enfermo. El hecho de que en el pasado lograras atención enfermándote no significa que es la única forma de conseguirla.

Si eres alérgico al polvo o a un animal, puede ser que te sientas agredido por los demás. ¿Por qué crees que quieren hacerlo? Te sugiero que revises tus propios pensamientos de agresividad. En general, los temores que sentimos ante los demás son un reflejo de lo que ocurre en nuestro interior.

En lugar de creer que tu alergia procede de algún factor externo, te sugiero que revises lo que sucedió en las veinticuatro horas anteriores a que apareciera la reacción alérgica. Trata de observar qué persona te resulta intolerable o insoportable. Como no puedes cambiar a los demás, no te queda más remedio que aprender a ver con los ojos del corazón.

Alergia al sol

Reacción exagerada del cuerpo al estar en contacto con los rayos solares.

Debemos buscar el sentido biológico en la protección contra el padre. El sol es el arquetipo del padre. El contacto con los rayos solares fue tomado como nocivo por el cuerpo debido a una experiencia (alergia coyuntural) o con un programa transgeneracional o de proyecto sentido muy fuerte (alergia estructural).

Conflicto de protección exagerada contra un invasor (alérgeno). Conflicto de separación. Conflicto de separación con el padre. Para el inconsciente, el sol simboliza al padre, y la piel, el contacto o la separación. Aunque en la mayoría de alergias es muy importante encontrar una situación de separación que ocurrió mientras estábamos en contacto con el sol (en verano, en la playa…), no olvidemos tener en cuenta los síntomas como indicadores del matiz en el conflicto (falta de respiración, inflamación, vómitos…).

CONFLICTO EMOCIONAL CON LOS ALIMENTOS

Si tengo conflicto con el alimento (creo que me hace daño o enferma, engorda, etc.), el origen se encuentra en mis creencias sobre el alimento. A modo inconsciente —hasta ahora—, el alimento simboliza para nosotros «mamá». El origen es mamá: no tolero a mamá, no digiero a mamá, me infla mamá.

Teniendo esto en cuenta, habrá ciertos alimentos que causarán un efecto nocivo en mí porque estoy ordenando eso en mi mente (no tolero alimento) y la célula responde de la misma forma, creando así la enfermedad.

Lo mismo sucede con el peso. ¿Cuántas personas conocemos que comen demasiado y son delgadas? ¿O cuántas personas que hacen dieta y no funciona? ¡Es porque el problema no es la comida, sino la emoción con la que comes!

Los amantes de la comida saben bien que al cocinar y comer con amor, toda comida hace bien. Porque sentimos a Dios, al universo o la energía sagrada, llámale como quieras, en cada bocado. En cada sabor encontramos amor, ¡porque así vemos la vida!

Entonces, vibrando en amor estoy sano, feliz y cómodo con mi cuerpo.

CONFLICTO EMOCIONAL DE LA ALOPECIA

Caída total o parcial de los cabellos.

Alopecia aguda: Caída rápida de una cantidad de cabellos importante, causada por estrés o intervención quirúrgica, infección repetida acompañada por un pico de fiebre, psoriasis, carencia de hierro, sida, funcionamiento inadecuado de la hipófisis, trastornos hormonales… Los cabellos no ejecutan su crecimiento, y al cabo de tres meses hay caída ligada al bloqueo de la síntesis de los folículos pilosos o a una ruptura de los tallos pilosos.

Alopecia androgénica hereditaria (alopecia seborreica o calvicie común): Disminución progresiva del volumen de los cabellos, reemplazados por pelusa, debido a un exceso de andrógenos (hormonas masculinas). Afecta también a las mujeres en el momento de la menopausia o a continuación de un tratamiento con andrógenos. Comienza al nivel de las sienes y la coronilla.

Alopecia congénita: Puede deberse a la ausencia de las raíces de los cabellos o a una anomalía del tallo piloso.

Alopecia localizada o alopecia no cicatricial: Pelada, tiñas. La tiña produce placas calvas circulares asociadas a una descamación (caída de pequeñas escamas de piel) del cuero cabelludo.

Vivo un conflicto emocional y comienzo a perder cabello; esta es la «fase activa» de la alopecia. El conflicto emocional pierde fuerza poco a poco, quiere decir que he asimilado lo ocurrido, que estoy dispuesto a superarlo, a dejarlo ir, y es entonces que entro en «fase de reparación» del conflicto emocional. En otras palabras, mi subconsciente entra en una crisis de sanación, en donde necesariamente presentaré un aumento significativo de pérdida de cabello.

Quiere decir que estoy viviendo un conflicto emocional activo de separación, ya sea de pareja, de amistades, familiar, etc. Y dicha separación me hace sentir débil, vulnerable, desprotegido, poco fuerte. Ya no me siento seguro, protegido o valioso.

CONFLICTO EMOCIONAL DEL ALZHÉIMER

Esta enfermedad conlleva una degeneración de las células del cerebro que se traduce en una pérdida progresiva de las facultades intelectuales que llevan a un estado demencial (la locura). Esta enfermedad de los tiempos modernos, caracterizada principalmente por el deseo inconsciente de acabar con su vida, de acabar de una vez por todas, de dejar este mundo o de huir de mi realidad, se debe a la incapacidad crónica de aceptar, de enfrentarme o de enfrentarlo con esta misma realidad, con las situaciones de la vida porque tengo miedo y me duele. Así me vuelvo insensible a mi entorno y a mis emociones interiores. Me aletargo, me abstraigo, y así la vida me parece más fácil.

El alzhéimer se refiere a esta forma de demencia. Esta manifestación conlleva, principalmente, la degradación de la memoria, la confusión mental y la incapacidad de expresarme con claridad, la violencia, ciertas formas de inconsciencia del entorno, incluso un comportamiento de inocencia próximo al del niño. La desesperación, la irritabilidad, el mal de vivir me lleva a replegarme sobre mí y a vivir dentro de mi burbuja. Me dejo morir poco a poco.

Esta enfermedad me indica que tengo el mal de vivir, que huyo de una situación que me da miedo, me irrita o me hiere. Es una situación grave a primera vista, de la cual puedo quedarme inconsciente mucho tiempo. Se me ve como una persona normal y equilibrada, pero se observa que me repliego sobre mí por desesperación, cólera o frustración, lo cual me hace insensible al mundo que me rodea. Me niego a sentir lo que sucede a mi alrededor y dentro de mí; prefiero dejarme ir. ¡Puedo tener mucha dificultad en soltar mis viejas ideas, ya que es muy grande su cantidad en mi memoria! Y como mi atención está mucho más centrada en el pasado que en el instante presente, la memoria a corto plazo se vuelve totalmente deficiente y se atrofia, sin aportar nada nuevo ni creativo. Consecuencia: la memoria se desgasta con viejas cosas en vez de generar ideas nuevas y frescas.

Desde el punto de vista médico, los factores emocionales y mentales, así como sus correspondencias corporales (líquidos, sangre, tejido y huesos), están implicados en la manifestación de dicha enfermedad. Cuando la sangre está suprimida de ciertas áreas del cerebro, ocurre una especie de traumatismo mental. Son reacciones muy violentas al nivel cerebral. Es como si el flujo sanguíneo se retirase de dichas áreas. Puede haber un miedo extremo de todas las facetas de la vejez o del alba de la muerte, lo que conlleva un regreso inconsciente hacia un comportamiento infantil y la ocultación del presente, pasado y porvenir para ignorarlos. Mi cuerpo, atacado por la degeneración de las células del cerebro —el hecho de borrar de su memoria consciente o de su sensibilidad—, me prepara inconscientemente para este período en que deberé marchar, empleado aquí preferentemente al término *morir*. Esto se traduce en un comportamiento infantil en el cual me permito vivir y realizar todos mis fantasmas y todas mis fantasías. El amor y el apoyo son necesarios en tal experiencia.

¡Vivo el momento presente y acepto soltar el pasado empezando a cuidarme!

CONFLICTO EMOCIONAL DE LA AMNESIA

La amnesia es la pérdida de mi memoria, parcial o total, tanto de las informaciones ya adquiridas en el pasado como de las presentes. La amnesia es comparable a la enfermedad de Alzheimer en diversos aspectos. La persona amnésica padece terriblemente el momento presente en su vida actual. Mi deseo de huir y de marchar es tan grande —poco importa la situación vivida— que me repliego sobre mí por dolor, cólera, incapacidad o desesperación y me encierro, volviéndome insensible a casi todo. Me escapo, me aletargo o me hago insensible a una persona o a una situación. Rehúso vivir las situaciones y las experiencias de todos los días, poco importa su intensidad. El dolor interior es proporcional a la gravedad de la amnesia, sea esta parcial (ocultación mental parcial de imágenes muy dolorosas de la infancia) o total (tentativa inconsciente de tener una nueva vida y un nuevo deseo de vivir porque ya no puedo vivir con esta primera vida).

Vergüenza y culpabilidad pueden manifestarse, cualquiera que sea la razón. Intento ignorar varias cosas, entre las cuales están mi familia y varias situaciones difíciles. Estoy más o menos separado de la realidad presente. El proceso de aceptación y de integración es muy importante porque el fenómeno de ocultación de ciertas experiencias por el mental puede jugarme malas pasadas en experiencias futuras. ¡Es posible que viva algunas sin saber ni comprender por qué me suceden! Es una toma de conciencia diaria con relación a lo que soy y a lo que me queda por arreglar en mi vida para volver a tomar contacto con mi verdadero yo superior.

CONFLICTO EMOCIONAL DE LA ANGUSTIA

La angustia está caracterizada por un estado de desorientación psíquica en el cual tengo el sentimiento de estar limitado y restringido en mi espacio y, sobre todo, ahogado en mis deseos. Siento mi espacio limitado por fronteras que, en realidad, no existen. Estoy cogido o me siento cogido en una trampa. Estoy de acuerdo con el hecho de que la gente invade mi espacio psíquico, y esto se manifiesta en mí por una especie de aprieto interior. Dejo, entonces, de lado mis necesidades personales para complacer primero a los demás para atraer el amor que necesito —aunque haya otros modos de hacerlo—. El aprieto me lleva, generalmente, a ampliar mis emociones y mi emotividad general en detrimento de un equilibrio adecuado. Ya que vivo en la niebla, la confianza en mí se tambalea, la desesperación y las ganas de no luchar más se instalan. ¿Cuál puede ser la situación en que me sentí apretado cuando era joven, de tal modo que reproduzco aún fielmente este esquema de pensamiento que hace que se repitan acontecimientos en mi vida hoy? Observemos que angustia y claustrofobia son sinónimos de la palabra *aprieto*. Es natural para mi cuerpo, para colmar mis necesidades psíquicas fundamentales: la necesidad de aire para vivir y respirar, el espacio entre las demás personas y yo, la libertad de decidir y discernir lo que es bueno para mí.

Si a partir de ahora contesto a mis esperas frente a la vida en primer lugar, hay muchas probabilidades de que deje las de los demás en su sitio: ¡así estoy más seguro de estar de acuerdo con ellos! Y sin violar su espacio, porque debo recordar que si me siento ahogado es porque ahogo, conscientemente o no, a la gente de mi alrededor; significa aquí dejar a los demás la libertad de pensamiento o de acción y respetarlos. Se manifiesta la angustia también como una espera inquieta y opresiva, aprensión de algo que podría ocurrir, con una tensión difusa, espantosa y generalmente sin nombre. Puede estar vinculada a una amenaza concreta, angustiosa, tal como la muerte, una catástrofe personal, una sanción. Se trata más de un miedo, generalmente vinculado a nada que sea inmediatamente perceptible o se pueda expresar. Por esto las fuentes profundas de la angustia se encuentran frecuentemente en el niño que fui y se vinculan, generalmente, con el miedo al abandono, a perder el amor de un ser querido y al sufrimiento. Cuando me encuentro en una situación similar, la angustia vuelve a aflorar. Cada vez que uno de estos miedos reaparece o que se vive una situación imaginaria o realista, esto está captado por mi inconsciente como una señal de alarma: ¡hay peligro! La angustia reaparece aún más fuerte. Cuando soy niño, la angustia se manifiesta frecuentemente por el miedo a la oscuridad y una tendencia a vivir una vida solitaria. A partir de ahora, uso de discernimiento, valor y confianza en la vida para respetarme y dejar ir a los demás a su espacio sin pesar, y borro de mi vida cualquier remordimiento. Así veré más claro y adelantaré en la vida con mucha más lucidez.

CONFLICTO EMOCIONAL DE LA ANSIEDAD

La ansiedad es cierto miedo a lo desconocido, que puede acercarse al estado de angustia. Se manifiesta por ciertos síntomas: dolores de cabeza, calores, rampas, palpitaciones nerviosas, grandes transpiraciones, tensiones, aumento del caudal de la voz, llantos e incluso insomnio. Si soy ansioso, puedo vivir el estremecimiento de la angustia: este estremecimiento procede del frío y me recuerda que tengo miedo.

Es una enfermedad que me aprieta la garganta, que me hace perder el dominio de mí mismo y el control de los acontecimientos de mi vida, impidiéndome usar el sentido común y el discernimiento. También puedo sentir o bien un desequilibrio, o bien una desconexión entre el mundo físico, en el cual puedo tener cierto control, y mis percepciones con relación al mundo inmaterial, para las cuales no siempre tengo explicaciones o comprensión racional. Ya no tengo el control: ¡el cielo me puede caer encima en cualquier momento! Puedo estar ansioso en cualquier situación: estoy volviéndome sobre lo cual llevo mi atención. Si mi atención está constantemente centrada en el miedo de esto o de lo otro, es cierto que viviré ansiedad que puede estar relacionada, de cerca o de lejos, con lo que se acerca al miedo a la muerte o a lo que podría recordármela. La muerte, las cosas que ignoro o que no veo, pero que pueden existir, hacen subir en mí este miedo. Entonces, incluso si temo lo desconocido y si niego inconscientemente la vida y su proceso, coloco ahora mi atención sobre esto: tengo fe en que me está sucediendo lo mejor para mí en el instante presente y en el porvenir. Los síntomas desaparecerán.

CONFLICTO EMOCIONAL DEL ACCIDENTE, NADA ES CASUAL

El accidente se produce para que la persona se dé cuenta de que se siente culpable, que se acusa de algo en el nivel del «yo soy». Por ejemplo, una madre está realizando sus quehaceres y su hijo la llama desde otra habitación de la casa. Ella finge no haber oído porque le parece que puede esperar y, al seguir haciendo sus labores, se cae y se lastima una pierna. Si se hiciera la pregunta «¿en qué estaba pensando?», se daría cuenta de que se estaba sintiendo como una madre sin corazón. Por ello se lastimó la parte del cuerpo que contribuyó a que fuera una madre así. Tener un accidente es una de las formas que los seres humanos utilizan para neutralizar su culpabilidad. Creen que así pagan su culpa. Desafortunadamente, todo esto sucede de un modo inconsciente.

Cuando los efectos de un accidente son lo bastante graves para impedir que la persona trabaje o haga alguna cosa en especial, estamos ante una forma inconsciente de concedernos un descanso. Esta persona se sentiría demasiado culpable si decidiera conscientemente darse un respiro.

CONFLICTO EMOCIONAL DEL ABDOMEN

El vientre o abdomen es la parte inferior y anterior del tronco humano, que contiene principalmente los intestinos.

Igual como en mi vida de cada día, si me lleno demasiado rápido de alimento tengo el vientre lleno, tengo ganas de dormir y vivo cierta incomodidad, debo aprender a tomar mi tiempo, a ingerir cada situación nueva, una después de la otra, para dejarme tiempo de adaptarme a los cambios que tienen lugar en mi vida, evitando así vivir impaciencia y frustración. El niño crece dentro del abdomen y ahí se prepara para pasar del estado solitario a un estado más social; el abdomen es la región de las relaciones.

Todas las dificultades de esta región están vinculadas con los conflictos o bloqueos entre mí mismo y el universo en el cual estoy, siendo expresados estos a través de las relaciones personales que hacen mi realidad. Tengo interés en aprender a reconocer mis pensamientos, mis sentimientos a través de los demás y en el universo que me rodea. En el abdomen reside mi más profunda intención y mi sentimiento de lo que está bien o está mal.

Enfermedades a este nivel me dan una buena indicación de lo que sucede en mi vida interior y en el nivel de mis emociones.

CONFLICTO EMOCIONAL DEL ABORTO ESPONTÁNEO

La mayor parte del tiempo, el aborto espontáneo o parto falso es ocasionado por una elección inconsciente entre la madre y el alma del bebé que alberga, ya sea que esta haya cambiado de idea o que no se sienta preparada para tener un hijo en ese momento. Durante el tiempo que una madre lleva a un bebé dentro de sí, existe una comunicación entre los dos, de alma a alma. También es posible que esta misma alma regrese a esta madre cuando vuelva a estar embarazada. Es solo un partido aplazado. Mayormente, el conflicto con la maternidad es lo que significó o creí de mi mamá cuando era niña. En todos los casos hay conflicto inconsciente con mamá.

CONFLICTO EMOCIONAL DEL ADORMECIMIENTO

El adormecimiento se caracteriza por un miembro que es insensible, pesado, con hormigueo y que, generalmente, no puede moverse. El adormecimiento físico es el reflejo de mi adormecimiento mental. Padezco, estoy herido. Me duele tanto que decidí dejar de sentir. Adormezco mis sentimientos. Me retiro porque una parte mía fue herida y ya no la quiero sentir. Por lo tanto, me hago menos sensible. Se trata de una «muerte» parcial para evitarme el sufrimiento.

Estas heridas frecuentemente existen desde la infancia, se agravan con el paso de los años y las llevo como un peso. No aprendí a amarme y me cerré al amor en vez de compartir este amor y mi compasión. Es una forma de huida. Esto puede representar para mí una frialdad interior, un deseo de retener el amor, una falta de dinamismo.

La parte de mi cuerpo afectada, así como el lado —izquierdo o derecho—, me permite identificar el nivel en que sitúo mi herida. Mi cuerpo me dice que es tiempo de recobrar mi espontaneidad frente a la vida, que debo despertar en mí más amor, dinamismo y entusiasmo sobre el aspecto de mi vida en cuestión. Así aumentaré mi calidad de vida en este mundo, a lo cual tengo derecho. Acepto, aquí y ahora, aprender a amarme más y abrirme realmente al amor, en vez de detener este amor y mi compasión. Levanto la barrera que había instalado desde tanto tiempo. Cuanto más aprendo a amar, más comprendo que hay un retorno: recibo amor y amistad. Esta serenidad que buscaba desde siempre en el exterior ahora brota de mí y la comunico a los demás.

CONFLICTO EMOCIONAL DE LAS ADENOIDES (VEGETACIONES)

Esta enfermedad afecta, principalmente, a los niños. Se trata de vegetaciones que se hipertrofian, se inflaman y causan una obstrucción nasal que obliga al niño a respirar por la boca.

Por lo general, el niño que la padece tiene una sensibilidad que le permite sentir intensamente los acontecimientos antes de que ocurran. Muy a menudo, de una manera consciente o no, siente esos sucesos antes que las personas interesadas o involucradas. Por ejemplo, puede sentir mucho antes que sus padres que algo no marcha bien entre ellos. Su reacción es bloquear su percepción para no sufrir. También se abstiene de hablar de ello, por lo que vive sus temores en el aislamiento. La obstrucción nasal representa las ideas o las emociones que el niño se guarda por miedo a no ser comprendido.

Este niño cree que está de más o que no es bienvenido. Incluso puede pensar que es la causa de los problemas que percibe a su alrededor. Le beneficiaría preguntar a quienes lo rodean si lo que piensa de sí mismo es exacto. También debe expresarse más, aceptando el hecho de que los demás no lo comprendan no quiere decir que no lo quieran.

Vale aclarar que todo síntoma que un niño o una niña tiene —hasta los veintiún años— es reflejo de una emoción inconsciente de la mamá, de un resentir, de algo nunca dicho, de una emoción atrapada, en la vivencia de su niñez. Como los hijos son parte de los padres, heredan sus emociones y siguen sus patrones, y a veces es a la inversa. El vínculo es muy fuerte, son el espejo de la mamá, es decir, el conflicto es de mamá. No hablamos de culpa, sino de experiencia. El niño es una extensión de la mamá, es una proyección de lo que vivió, y para que mamá lo corrija, el niño se lo muestra enfermándose y comportándose de manera diferente. La mamá lo trabaja y el niño sana.

CONFLICTO EMOCIONAL DE LA AMIGDALITIS

Las amígdalas, que significan 'almendras', forman parte del sistema inmunitario y de la linfa (líquido que limpia el cuerpo humano) y son definidas como filtros que controlan todo lo que circula al nivel de la garganta, lo cual corresponde a la creatividad, a la comunicación.

Cuando están inflamadas, tengo dificultad en tragar y corro el riesgo de ahogarme. Inhibo mis emociones y ahogo mi creatividad. Hay una situación que me ahoga, a través de la cual inhibo mis sentimientos de cólera y de frustración.

Una amigdalitis *(-itis,* 'cólera') se manifiesta, generalmente, cuando mi realidad que trago me trae una intensa irritación, a tal punto que mis filtros (las amígdalas) no pueden tomarlo todo y se vuelven rojas de cólera por no poder alcanzar un objetivo interior que estoy viviendo.

Puede ser el miedo de no poder alcanzar un objetivo en particular o de no ser capaz de realizar algo importante para mí, por falta de tiempo o de oportunidad. Tengo la sensación de que estoy a punto de lograr algo que me es caro (un trabajo, un cónyuge, un coche, etc.), pero temo que se me escape o que solo pueda disfrutar de ello en parte y no totalmente, lo cual para mí es «duro de tragar». Un conflicto interior muy intenso está ahogado y no expresado.

Es un bloqueo, el cierre de esta vía de comunicación. ¿Tengo yo la sensación de que hay una situación que trago equivocadamente? Vivo en rebelión con una persona cercana a mí (familia, escuela, trabajo), incluso en revuelta. Vivo frustración vinculada a lo que debo tragar en la vida.

Si quiero resolver la amigdalitis, acepto las cosas tal como son a mi alrededor, tomo el tiempo de aceptar las situaciones que trastornan mi vida, con calma y serenidad. Observemos que la ablación de las amígdalas significa la aceptación de tragar la realidad sin que esté filtrada o censurada (protegida) previamente. Es una carencia de protección. Debo tratar esta situación de un modo diferente, lo cual sería más armonioso para mí.

CONFLICTO EMOCIONAL DE LA ANEMIA

La anemia suele definirse como una disminución del número de glóbulos rojos de la sangre. Estos son necesarios para la distribución del oxígeno (0_2) a las diferentes células y para la evacuación de una parte del gas carbónico ($C0_2$). Los signos de la anemia son: palidez de la piel y de las mucosas, aceleración de la respiración y del ritmo cardíaco, y una fatiga muy marcada. Se pueden presentar dolores de cabeza, mareos y zumbidos en los oídos (signos de una mala oxigenación en el cerebro).

La sangre representa la alegría de vivir: esto es lo que ha perdido la persona anémica. Incluso puede resultarle difícil aceptarlo. Se deja invadir a menudo por el desánimo y ya no establece contacto con sus deseos ni con sus necesidades. Se siente débil.

Si tienes anemia en este momento, debes volver a contactar con tu capacidad de crear tu vida sin depender de los demás. Toma más conciencia de los pensamientos negativos que te impiden encontrar la alegría en tu vida. A partir de ahora, mira, observa y descubre la alegría que esté a tu alrededor. Está por todas partes: familia, trabajo y amigos. Estos seres de luz están también aquí para ayudarte a crecer.

Deja salir al niño que hay en ti, ese que quiere jugar y tomarse la vida menos en serio.

CONFLICTO EMOCIONAL DE LA ANORGASMIA

La definición que sigue se relaciona con la persona que durante una relación sexual no logra llegar al orgasmo, el grado más alto del placer sexual.

Como el orgasmo representa la apertura de todos los centros de energía del cuerpo, la persona que sufre este bloqueo utiliza la ausencia de orgasmo para rechazar lo que proviene del otro. No se abre al regalo de la otra persona. Tiene dificultad para aceptar lo que proviene del otro sexo. Prefiere controlarse en lugar de abandonarse y gozar su presencia. En general, es una persona dominante.

Por otro lado, puesto que el orgasmo físico es sinónimo de placer, a esta persona le resulta difícil autorizarse placeres en su vida cotidiana sin sentirse culpable. Si crees castigar al otro bloqueando tu orgasmo, sigues el camino equivocado, pues eres tú quien se castiga.

El orgasmo es el medio por excelencia para fusionarse con otro sexo y, por lo tanto, para abrirte a la fusión interna de tus principios femenino y masculino. Además, una relación sexual es una experiencia muy energizante cuando se vive el amor y en el don de sí misma. El orgasmo físico existe para recordarte la gran fusión del alma y el espíritu a la que todos aspiramos.

Aprende a amarte más y acepta la idea de que mereces tener placeres en tu vida. Es tu responsabilidad crearte una vida agradable. Los demás no pueden darte lo que no puedes darte tú mismo (ley espiritual de causa y efecto). Te ayudaría aprender a relajarte, a abandonarte más, en lugar de creer que si no controlas, los demás te van a controlar.

CONFLICTO EMOCIONAL DE LA ARTRITIS

En general, la artritis se manifiesta en personas que son duras consigo mismas, que no se conceden el derecho a detenerse o a hacer lo que les gusta, y además les resulta difícil pedir lo que necesitan. Prefieren que los demás las conozcan lo suficiente para ofrecerles lo que precisan. Cuando los demás no responden a sus expectativas, se decepcionan y sienten amargura y rencor. Incluso pueden abrigar deseos de venganza, aun cuando se sientan impotentes. Esto les hace experimentar una ira que reprimen muy bien. Poseen un sentido crítico interno muy fuerte.

El lugar en el que se presenta la artritis indicará qué área de su vida es la afectada. Por ejemplo, si es en las articulaciones de las manos, le beneficiaría adoptar una actitud diferente al trabajar con ellas. Si necesita ayuda debe pedirla y no esperar a que los demás utilicen la telepatía o adivinen que desea que la ayuden.

Las personas que padecen artritis tienen un aspecto de docilidad, pero en realidad viven con una gran ira interna y rechazan profundamente este sentimiento. Al igual que la artritis, también las emociones nos paralizan, por lo que estas personas se beneficiarían si dejaran de acumularlas.

CONFLICTO EMOCIONAL DE LA ARTRITIS REUMATOIDEA

La artritis reumática se considera actualmente como la afección articular más grave. Suele estar generalizada al conjunto del cuerpo, en vez de una sola articulación. El sistema inmunitario está tan enfermo que empieza a autodestruirse, atacándose al tejido conjuntivo de las articulaciones (colágeno), de tal modo que se puede temer el riesgo de una lisiadura generalizada con dolor e hinchazón articular. Es directamente un achaque de mi propio yo, porque las fuertes emociones de rencor y dolor no consiguen expresarse. La artritis reumatoide está vinculada a un profundo desprecio de sí, a un odio o a una rabia inhibida desde hace tiempo, a una crítica de sí tan intensa que esto afecta la energía más fundamental de mi existencia. Viví experiencias en las cuales me sentí avergonzado o culpable. Es la manifestación de una crítica mucho más importante frente a la autoridad o a todo lo que representa la autoridad para mí: individuo, Gobierno, etc. ¡Rehúso doblarme a esta autoridad, poco importan las consecuencias! Es como si estuviese «rumiando» constantemente la autoridad, criticándola. Mi movilidad se vuelve limitada y no consigo expresarme libremente —en particular, en el caso de ciertas direcciones por tomar y que debo comunicar con mi entorno de un modo fluido y gracioso— porque mis articulaciones son demasiado dolorosas. Mi cuerpo se vuelve rígido, igual que mis actitudes. No consigo expresar mis fuertes emociones y tengo la sensación de estar constantemente oprimido y subyugado. Entonces adopto comportamientos de recogimiento, autosacrificio, y rumio mis emociones sin poder expresarlas. Sirvo de víctima propiciatoria, sacrificándome a una causa cualquiera; siempre están encima de mí.

La apertura a nivel corazón es esencial si quiero liberar todas las emociones que envenenan mi existencia. A partir de ahora, recobro el pleno poder sobre mi vida, empezando por amarme y por aceptarme tal como soy. ¡Tomo el lugar que me corresponde!

CONFLICTO EMOCIONAL DE ARTROSIS

La artrosis es la manifestación intensificada de la artritis. Es una enfermedad de desgaste articular de los huesos, de origen mecánico y no inflamatorio como la artritis, una agravación profunda de la estructura ósea, localizada o habitualmente generalizada al conjunto del cuerpo. Sin embargo, las articulaciones sometidas a importantes esfuerzos mecánicos son las que más están afectadas, como las de la columna vertebral —vértebras cervicales (del cuello) y vértebras lumbares (parte inferior de la espalda)—, de las caderas, de la mano, de las rodillas, de los tobillos. El dolor que provoca es de origen mecánico y no inflamatorio y aparece habitualmente después de un esfuerzo sostenido y desaparece en reposo. Esta enfermedad también lleva el nombre de reuma de desgaste.

Cuando padezco de artrosis, es como si aumentaran más mis actitudes, mis esquemas de pensamiento que hacen que se repitan acontecimientos en mi vida y mis pensamientos rígidos. Esta enfermedad está vinculada a un endurecimiento mental, a una ausencia de «calor» en mis pensamientos (el frío y la humedad aceleran la aparición de la artrosis), frecuentemente con relación a la autoridad. Es la motivación exagerada por cumplir una acción sin buscar el reposo o el equilibrio (me doy hasta el fin de mis límites, sin pararme para saber si me exijo demasiado), una impresión de soportar una persona o una situación que ahora se ha vuelto intolerable, o una fuerte reacción inhibida con relación a una forma cualquiera de autoridad. Soy muy intransigente y rígido hacia mí mismo. ¡Mi cuerpo me habla y tengo interés ahora en escucharle! Puedo integrar esta enfermedad empezando a aceptar conscientemente que vivo una ira y que mis pensamientos son rígidos.

La energía que fluye a través de mí es fluida, armoniosa, en movimiento. ¡Quedándome abierto de corazón a esta energía y reconociendo que tengo que cambiar algo, puede invertir el proceso y mejorar mi salud! Me vuelvo más flexible y acepto a los demás como son, sin querer cambiarlos. La flexibilidad al nivel de mi cuerpo físico entonces reaparecerá.

CONFLICTO EMOCIONAL DEL ACCIDENTE CEREBROVASCULAR (ACV), DERRAME CEREBRAL

Este tipo de dolencia está vinculado con la circulación sanguínea y los vasos sanguíneos. Puede manifestarse en varias situaciones, todas vinculadas con el amor. Este tipo de accidente es una reacción muy fuerte, un no categórico a una situación que me niego a vivir. Vivo una resistencia o una amargura interior relacionada con el amor, el proceso de la vida, los cambios y los acontecimientos (incapacidad, vejez, muerte…). La primera manifestación de este tipo de dolencia es la alta presión causada por el encogimiento o el estrechamiento de mis arterias, que expresan el amor. La presión sube porque intento conservar las cosas como son. La arteria afectada se sitúa al nivel del cerebro, sede de los principios fundamentales de mi existencia. Esta arteria puede encoger, hacer rupturas y lastimar gravemente el tejido cerebral y la actividad general del cerebro. Un achaque grave —o un coagulo sanguíneo— puede causar la muerte o la parálisis. ¡Me duele tanto interiormente que deseo dejar este universo! Mis dolores interiores y las emociones disimuladas y reprimidas me impiden expresar todo mi potencial de amor. Todos mis miedos se amplían (la pérdida de un ser querido, la entrada en una residencia de jubilados, la soledad y la ausencia de sostén afectivo lejos de la gente a quien amo, menos atención y cuidados, etc.) y mi vida ya no vale la pena ser vivida. Ya no consigo adaptarme a los cambios futuros porque es demasiado duro para mí. El amor es el principio fundamental de toda vida. Compruebo los síntomas posibles de un accidente y estoy a la escucha de mi voz interior. Si necesito amor y atención, lo pido porque es importante para mí. Acepto esta situación accidental o el achaque cardíaco potencial porque me indica que debo mantenerme abierto al amor divino y que este amor divino cuidará de colmar mis necesidades.

Bajo el efecto de un cuerpo extraño o de un coágulo en una arteria, o a causa de una pared interna más espesa de una arteria, esta puede obstruirse, impidiendo que la sangre nutra una parte del cerebro. Esto se llama un accidente cerebrovascular isquémico o infarto cerebral. Un miedo a perder mi autonomía asociado a un golpe emocional puede hacerme vivir esta situación. La parte del cerebro afectada, así como las funciones que se vinculan a ella (palabra, locomoción, equilibrio, etc.), me indica bajo cuál aspecto se manifiesta este miedo a mi vida. Puedo tener la sensación de coger los medios en lo que quiera vivir.

En el caso de accidentes cerebrovasculares hemorrágicos, es una arteria que estalla, lo cual produce una pérdida de sangre en una parte del cerebro. Puede que viva una tensión tan grande en mi medio familiar o de trabajo que la tensión acumulada se libera por este estallido de alegría de vivir (la sangre), que simboliza toda la pena que vivo en esta situación. Se debe realizar un trabajo serio y profundo, donde la persona debe estar dispuesta a cambiar estos esquemas rígidos de pensamiento y ser sincero.

CONFLICTO EMOCIONAL DE LA APNEA

La apnea es una detención involuntaria de la respiración. La apnea no se puede prolongar más de un cierto tiempo, pues derivaría en asfixia por falta de suministro de oxígeno y retención de gas carbónico. Al principio es frecuente que la persona que la padece no sea consciente de ella.

La apnea muy frecuente produce angustia, porque la persona que la padece llega a temer que la siguiente sea demasiado larga y muera. Es importante verificar en qué momento se produce. Como generalmente se presenta en estado de reposo, indica que esta persona bloquea la circulación de la vida (oxígeno) y se abstiene demasiado (gas carbónico) de descansar.

Si padeces apnea al descansar o al dormir, te sugiero que revises tu actitud con respecto a tu descanso. Es posible que creas que cuando descansas no vives. ¿Te resulta difícil descansar, quedarte quieto? Si la apnea se presenta cuando estás trabajando, hazte las mismas preguntas con respecto a tu actitud hacia tu trabajo.

CONFLICTO EMOCIONAL DEL ATAQUE DE PÁNICO

Cuando el inconsciente sale al rescate

Cuando sobreviene el ataque de pánico, el inconsciente biológico ha venido a salvarte. En primera instancia, el miedo hace que el sistema biológico reaccione y da tres opciones: huir, atacar o paralizarse (hacerse el muerto). En el caso del ataque de pánico, el cerebro ha recibido una información de peligro y se dispara la orden de no moverse, angustiarte o salir corriendo. Tal vez no estés consciente de que sucede nada especial para que sobrevenga, pero en el pasado ha quedado el «engrama» de peligro y ante una o más señales parecidas, viene al rescate para defenderte del agresor. Esto significa que hay una historia previa que desencadenó esta necesidad de defensa. Esa historia puede estar en tu vida o puede haber sido heredada por las memorias del transgeneracional o el proyecto sentido.

El conflicto interno que se vive a nivel inconsciente es de desplazamiento y desvalorización más opresión.

Hacia la solución

Se deberá encontrar la historia que es el principio de la reacción en nuestra vida, en el parto, en el embarazo o en el árbol transgeneracional. Estas historias pueden tratarse de vivir con miedo a morir, incestos, violaciones, asesinatos, pedofilia, violencia y/o golpes en el embarazo.

Estas historias no son necesariamente mías, por lo que debemos recordar que a través de la trasmisión epigenética se trasmiten los hechos traumáticos a fin de que, ante algo similar, podamos salvar nuestra vida. Si la historia es tuya, es importante buscar ayuda, hablar, compartir la experiencia para sanar. Si no lo es, puedes empezar a buscar la historia de tus padres y ancestros, porque es una historia que necesita hacerse consciente y decirse para que nuestro inconsciente sepa que no es ya necesario reaccionar de esa manera porque se han encontrado otros recursos para afrontar los peligros.

«Lo que no se expresa con palabras se expresa con dolores», dijo Anne Shutzemberger, la genial psicóloga francesa que ha dedicado su vida al estudio del transgeneracional. Esto nos invita a vivir sin vergüenza, a saber que sea lo que sea que haya en nuestro pasado o en el de nuestros ancestros fue solo una experiencia, y que toda experiencia se sana con amor y comprensión. Como ocurre en todos los síntomas, la gran enseñanza es vivir sin juicios, flexibilizando nuestras creencias, rompiendo con los mitos del silencio y de los secretos.

Ámate lo suficiente para descubrirte y para descubrir la historia de los que, antes que tú, sintieron que la única solución ante el miedo era el silencio.

CONFLICTO EMOCIONAL DEL ASMA

El asma es una afección respiratoria caracterizada por la dificultad de respirar, pudiendo ir incluso hasta la sofocación. Durante una crisis de asma, la reacción del sistema inmunitario frente a las sustancias causando alergias (alérgenos) es tan fuerte que puede conllevar un bloqueo de la respiración corporal, silbidos respiratorios. Necesito tomar la vida en mí (inspiración) y no consigo dar (espiración), a tal punto que empiezo a ser preso de pánico (inspiro con facilidad, pero espiro con dificultad), de tal modo que la respiración —es decir, mi habilidad en respirar— se vuelve insuficiente y muy limitada porque libero un mínimo de aire. ¿Me engancho a ciertas personas o a ciertas cosas que rehúso soltar? ¿Me ahogo con la rabia o la agresividad que rehúso ver, al punto de que esto me coge a la garganta? ¿Tengo miedo de carecer de algo, sobre todo de amor? Así, el asma está fundamentalmente ligada a la acción de ahogo.

Me siento cogido a la garganta, sofoco, me ahogo con relación a un ser amado o una situación. Me siento limitado en mi espacio. Incluso puedo vivir una querella que me lleva a la confrontación, al enfrentamiento y que envenena mi vida. Uso el asma para atraer el amor, la atención o una forma de dependencia afectiva.

El asma es similar a la asfixia y a la alergia, puedo tener el sentimiento de estar limitado y de dejarme invadir por los demás en mi espacio vital, estar fácilmente impresionado por el poder de los demás en detrimento del mío, querer complacer, cumplir acciones que no me convienen, yendo incluso hasta ahogarme para significar una rebelión interior vinculada a una situación. Es un medio excelente de sentirme fuerte, de conseguir todo lo que quiero manipulando a los demás… Si no quiero ver mis limitaciones, la confianza en mí se sustituirá repentinamente por inquietud y angustia. No sabré cómo lidiar con mis emociones y sentiré una gran soledad. Tendré que aprender con la vida y permitirme gozar de esta. ¡Los demás lo harán todo por salvarme! Tengo la imagen de una persona débil que exige mucho amor sin estar lista para el don de amor, como un niño que grita para sus necesidades sin tener la madurez de compartir y abrirse lo bastante al don divino. La vida es un intercambio mutuo, equilibrado y constante entre dar y recibir.

Todo esto, evidentemente, está relacionado con el pasado, una especie de amor agobiante que interpreté como tal —generalmente, materno—, una tristeza inhibida de la primera infancia. Así, la respiración simboliza la independencia de la vida, la individualidad, la capacidad de respirar yo mismo. No consigo manifestar un sentimiento de independencia, vivir mi propia vida, me siento rechazado por la llegada de alguien más. Siento dificultades para soltarme de mis ataduras con mis padres (una dependencia represiva, sobre todo frente a mi madre o al cónyuge). ¡No concibo separarme de esta maravillosa imagen (mi madre), dulce y confortante, casarme o ver cómo se divorcian mis padres sin tener ninguna reacción! Estoy en cólera «azul», estoy furioso de rabia y sigue la crisis de asma. Compruebo si la dolencia se presenta periódicamente y cambio mi programación mental. Ahora, tomo mi vida, doy generosa y tranquilamente sin forzar. Reconozco humildemente lo que soy capaz de realizar incluso si esto parece poco y, sobre todo, acepto abrirme al nivel del corazón y trabajar con el proceso de integración que corresponde a lo que realmente necesito. Todo se arreglará para mejor, estaré satisfecho, colmado de amor, ternura y dotado de una respiración normal y equilibrada. Aprendo a amarme y a amar la vida.

Asma infantil

Si es un niño con asma, se debe analizar el proyecto sentido porque, por lo general, las emociones anteriores son de la madre o del padre. Esto es muy común en los niños, y cuando se presenta asma infantil, se debe analizar la relación de los padres porque suele ocurrir con mucha frecuencia que estos pelean mucho, el padre grita, la madre calla o viceversa. Esto afecta emocionalmente al niño, porque nunca se siente seguro ni en su propia casa.

¿Cuál es la emoción biológica oculta?

- Temor a la vida.
- Deseo de no estar aquí.
- ¿Cómo libero esa emoción biológica?
- Este niño es recibido con amor y alegría.
- Este niño se encuentra seguro, a salvo, y está rodeado de amor.

CONFLICTO EMOCIONAL DEL ASTIGMATISMO

Este problema ocular es ocasionado por una variación en la curvatura de la superficie del ojo, lo que da como resultado una visión distorsionada. El astigmatismo revela problemas entre la vida interior y la vida social. Este problema lo experimenta la persona que no ve las cosas de la misma manera para ella que para los demás. Tiene dificultad para ver las cosas de manera objetiva. El hecho de que su manera de pensar no esté de acuerdo con el entorno le ocasiona conflictos interiores. Le cuesta más trabajo aceptar un cambio proveniente de otro que uno surgido de sí mismo. Le resulta difícil ver que un cambio es adecuado y positivo si este le es impuesto por otra persona. Sin embargo, si este cambio es idea suya, se adaptará sin problemas. Suele ser una persona que se siente herida con mucha facilidad.

Esta malformación denota, generalmente, un miedo a mirarme de frente, tal como soy. Una mala coordinación de los ojos puede significar que mi modo de actuar y mis pensamientos están en desacuerdo con mi entorno, causando así conflictos interiores.

¿De qué tienes miedo? ¿Qué puede ocurrir si te permites ver las cosas de frente, de una manera más objetiva, con los ojos de los demás? Es posible que de niño decidieras no dejarte influir por los demás y te dijeras que en el futuro verías la vida siempre a tu modo. Esta decisión pudo haber sido benéfica para ti en ese momento de tu vida, pero en la actualidad no lo es, al menos no siempre. Concede a los demás el derecho de estar en desacuerdo contigo, sin que por ello pierdan valor ante tus propios ojos. Esto eliminará una gran cantidad de conflictos con quienes te rodean, lo cual mantendrá tu paz interior.

CONFLICTO EMOCIONAL DEL AUTISMO

Este término se utiliza en psiquiatría para caracterizar una conducta de separación de la realidad que consiste en un repliegue del niño sobre sí mismo, vuelto totalmente hacia su mundo interior. Entre otros numerosos síntomas se puede observar: mutismo, retraimiento afectivo, rechazo a los alimentos, ausencia del yo en las frases y dificultad para mirar a alguien a los ojos.

De acuerdo con las investigaciones realizadas a este respecto, la causa del autismo es que el niño viene a mostrar que mamá está muy atenta al exterior, al qué dirán. El niño autista tiene un vínculo directo muy fuerte, principalmente, con su madre. El niño «elige» el autismo —de manera inconsciente— para escapar de su realidad. La mamá de este niño generalmente ha vivido alguna experiencia muy difícil con su madre, rechazando todo alimento y afecto que provenga de ella. Ejemplo: era muy estricta, me ponía muchos límites. Ella siempre en su mundo. También tienen vínculos con la escuela, abuela, directora o docente. Otros temas, los secretos familiares.

Si tú eres la madre de un niño autista, trabajando tú en sesión puedes ayudarlo. Si lees esto, te beneficiaría creer que tienes todo lo necesario para hacer frente a esta vida y que la única manera de superarte y evolucionar es viviendo las experiencias que te deparen. Los padres de un niño autista no deben sentirse culpables y aceptar que esta condición es la elección inconsciente de manifestar el aprendizaje del amor sin condiciones, pues forma parte de las experiencias que debe vivir.

Los padres pueden tener una participación importante queriendo a este niño incondicionalmente y dándole el derecho de decir lo que quiere. También es importante que los familiares de este niño compartan con él sus experiencias vitales, sus dificultades, sin hacerlo sentir culpable. Todas y cada una de las personas afectadas por el niño autista tienen algo que aprender de esta experiencia.

CONFLICTO EMOCIONAL DEL BAZO

El bazo es un órgano que ayuda a la producción y al mantenimiento de las células inmunes de la sangre. Está vinculado directamente al hipotálamo y al timo, así como al páncreas, para la producción de la insulina, hormona secretada por el páncreas y que ayuda a regularizarlo disminuyendo el porcentaje de azúcar sanguíneo (glucosa).

Si mi bazo no funciona bien, puede que yo también tenga dificultad en funcionar bien, siendo común que me quede fijado en ideas negras y negativas. Esto disminuye mi nivel de energía y ya no tengo el gusto de hacer nada. Esta negatividad frecuentemente está vinculada a mi modo de verme: feo, no correcto, no bueno, etc. Más bien tengo el gusto de dormir y de ser pasivo. Me alimento de ira y no hay nada muy alegre en mi vida. Alguien o algo «me cae en el bazo».

Las dificultades al nivel del bazo me dan una indicación sobre los miedos que pueda vivir frente a la sangre, como por ejemplo la de carecer de sangre, de perder demasiada sangre —como en el momento de las menstruaciones—. Puedo pensar que mi sangre no es buena o tan escasa que dudo que pudieran salvarme la vida en caso de accidente mayor en que tuviera necesidad de una transfusión sanguínea. El miedo de la muerte frecuentemente está presente en el trasfondo. El bazo vigila la calidad de los glóbulos blancos y su mal funcionamiento puede indicarme una gran herida interior que queda por curar. Es como una llaga que sangra. La sangre significa la alegría de vivir, puedo tener la sensación de que la vida es una lucha tan dura que debería quizás bajar la bandera y retirarme. En vez de siempre estar obsesionado por ideas negativas que tengo tendencia a exagerar, debería más bien cambiarme las ideas encontrando medios para «dilatarme el bazo». Desdramatizo mi vida y aprendo a reírme de mí y de algunas situaciones. Aprendo a comunicar mis emociones a medida para guardar mi equilibrio y la armonía en todo mi cuerpo.

CONFLICTO EMOCIONAL DE LA BIPOLARIDAD

Trastorno bipolar. Médicamente decimos que es la psicosis maníaco depresiva. Se trata de una sucesión de impulsos maníacos que alternan con impulsos depresivos, intercalando períodos de normalidad. El paciente no tiene consciencia del carácter patológico de su comportamiento y va entrando de a poco en una alteración del contacto con la realidad.

- Los momentos depresivos tienen algunas características como sentimiento de tristeza, melancolía «de no sé qué», fuerte culpabilidad, ideas de incurabilidad, pensamientos suicidas. La persona se recluye, se mete en la cama, no quiere salir y a veces ni comer, está a oscuras y a veces ni se baña.
- Los momentos de manía se caracterizan por gran euforia, exaltación del humor, hiperactividad, vuelve el apetito casi voraz, insomnio. La persona genera encuentros y salidas solo o con amigos o amigas, parece que vive como si en serio fuera el fin del mundo o el último día de su vida, a *full*.

Si presento un trastorno maníaco depresivo, quiere decir que estoy viviendo simultáneamente dos problemas emocionales muy graves que necesariamente me ponen en conflicto.

En muchas ocasiones, se ha comprobado que los padres de estos niños suelen ser demasiado pasivos, fieles, tranquilos, y la mamá muy dura, fuerte, dominante. Por lo que el padre siempre es visto más como amigo o hermano que como padre. Con falta de límites, llegan a ser muy agresivos, al punto de internación, de ahí el diagnóstico, bipolar.

En la niñez se produce el patrón «mamá dice una cosa y papá otra», que luego se proyectará en un doble conflicto que lo dispara. Ejemplos: mis padres se divorcian, los amo igual, pero debo elegir entre mi padre o mi madre; mi padre murió hoy en un grave accidente y hoy perdí a mi bebé; mi marido me abandonó y yo le iba a decir que tengo cáncer terminal.

CONFLICTO EMOCIONAL DE LA BOCA

La boca es la cavidad del rostro que comunica con el aparato digestivo y con las vías respiratorias. La definición que sigue se refiere a todo malestar localizado en la boca (úlceras, dolores, etc.).

Por ser la parte superior del sistema digestivo, todo problema en la boca indica un rechazo a una idea nueva, a digerirla y utilizarla. Esta nueva idea puede provenir de uno mismo o de otra persona. El rechazo es originado por una reacción demasiado rápida en la que no nos damos tiempo para analizar todos los aspectos de la situación. Sería bueno tomarlo con más calma, con un criterio más amplio, ya que esta idea nueva puede ser útil.

La persona que se muerde el interior de la boca se está refrenando para no decir algunas cosas que quiere ocultar y que la angustian.

Cuando te suceda esto, date cuenta de que te domina uno de tus temores, que reaccionaste demasiado rápido y que no te sucederá nada malo si te permites retractarte de tu decisión, generalmente tomada demasiado aprisa. Por el contrario, te beneficiará y, seguramente, agradará a la otra persona. Cree más en la utilidad de las ideas nuevas. Las enfermedades de la boca también se originan por pensamientos nocivos que se acumulan antes de ser expresados. Toma conciencia de ellos y no los retengas demasiado tiempo. Permítete decir lo que tienes que decir, sin pensar que los demás van a condenarte.

CONFLICTO EMOCIONAL DE LOS BRAZOS (DOLOR)

Los brazos son los miembros más utilizados, puesto que tienen múltiples funciones. En general, los necesitamos para realizar cualquier tipo de acción, para tomar algo, abrazar a otra persona, para jugar… Un dolor de brazo afectará, entonces, una o varias de estas funciones.

Este problema es frecuente en la persona que no se siente útil en su trabajo y que duda de sus capacidades. Se siente apenada y triste, lo cual la lleva a replegarse sobre sí misma sintiendo lástima de su sufrimiento. También puede padecerlo la persona que tiene dificultad para abrazar a los que ama y se siente culpable por ello. Le ayudaría mucho revisar y averiguar qué es lo que le impide estrechar a alguien.

Un dolor en el brazo puede también indicar que la persona se siente incapaz de mostrar su fuerza para ayudar a otro. El brazo derecho se relaciona con el acto de dar y el brazo izquierdo con el de recibir. Este dolor se suele presentar también en la persona que tiene todo lo necesario para elegir una situación nueva, pero deja que sus pensamientos o los de los demás influyan demasiado en ella, lo que le impide pasar a la acción.

Por ser la extensión de la región del corazón, debemos utilizar los brazos para expresar nuestro amor y no para sentir el peso de alguien o de algo, es decir, no debemos creernos forzosamente obligados a hacernos cargo de los demás o a protegerlos. No es por azar que los brazos estén colocados en ese lugar del cuerpo. Debemos abrazar a una persona o una situación con amor y trabajar con amor. Esto es lo que nuestro corazón desea.

Si el dolor aparece en el brazo derecho, es posible que la persona no se sienta capaz de ser el brazo derecho de alguien. Si eres de los que dudan de sí mismos, de sus capacidades y de su utilidad, es porque dejas que te moleste una vocecita en tu cabeza que intenta convencerte de que no tienes la capacidad necesaria para emprender lo que deseas. También es posible que pienses que no tienes los conocimientos necesarios para hacerlo.

Si tienes miedo de no poder ser el brazo derecho de alguien, ¿verificaste si esos temores están bien fundados? Cualesquiera que sean los mensajes de tu ego, debes decidir pasar a la acción con confianza y debes creer que posees lo necesario para lograrlo. Tus dudas son las únicas que pueden detenerte y hacerte perder tu objetivo. Si no actuar fuera bueno para ti, no te dolerían los brazos. El dolor que sientes se ha hecho presente para hacerte comprender que tu manera de pensar te hace daño. Si observaras a alguien como tú en acción, ¿qué cualidades le encontrarías? El hecho de admirarte a ti mismo te dará mucha energía, cosa que no ocurre cuando dudas de ti mismo.

Si tu dolor tiene que ver con tu dificultad para demostrar tu afecto y tu amor a los demás abrazándolos, el mensaje quiere ayudarte a vivir una nueva experiencia atreviéndote a hacerlo. Esto no quiere decir que debas hacerlo siempre, sino que te concedas el derecho de cambiar tu actitud mental con respecto a tu manera de demostrar el afecto. No sigas creyendo que eres una persona fría.

CONFLICTO EMOCIONAL DE LA BRONQUITIS

La bronquitis es consecuencia de conflictos no resueltos. Los síntomas que presenta determinada enfermedad o trastorno indican qué tipo de conflictos emocionales originan el problema. La bronquitis, así como otras infecciones en los bronquios, estaría relacionada con conflictos de territorio.

Territorio se refiere a un espacio que consideramos propio. Por lo general, los conflictos de territorio están relacionados con el hogar, pero también pueden abarcar el lugar donde se desempeñan tareas diariamente.

La persona que sufre bronquitis vive una situación que amenaza su territorio y la tos expresa el deseo —consciente o inconsciente— de expulsar al enemigo de mi territorio. Esa situación que se considera una amenaza puede ser diferente para cada persona. Por ejemplo, alguien siente amenazado su territorio cuando debe compartirlo con personas que invaden su espacio y que, por lo general, le resultan desagradables, pero por diversas razones se ve obligada a soportarlas. En algunos casos vive situaciones hostiles dentro de su territorio, tales como un mal relacionamiento, discusiones, peleas, órdenes, imposiciones.

Dentro de las situaciones que pueden originar bronquitis se encuentran no tener un espacio propio (convivir con otras personas) o no sentirse libre, no poder expresarse, no tener libertad de acción, no poder respirar dentro de lo que considera su territorio. Una relación de pareja también puede ser considerada un territorio y las situaciones que amenazan la unión, armonía o continuidad de la pareja generan conflictos emocionales que se manifiestan con bronquitis.

Bronquitis crónica

Se reflejan conflictos que se arrastran de tiempo atrás y se continúan viviendo día tras día. La persona con bronquitis a acumulado mucha ira, quiere decir lo que siente y piensa, pero no puede, ha intentado defender su territorio (ideas, opiniones, principios), pero ha fallado, se siente frustrada e impotente ante esa situación de amenaza que no puede neutralizar ni cambiar.

El primer paso hacia la curación de la bronquitis es determinar cuál es el conflicto emocional que la genera y luego cada persona debe trabajar en sí misma para aprender a manejar sus emociones y a minimizar las situaciones que considera amenazantes.

CONFLICTO EMOCIONAL DE LA BULIMIA

Este problema es de tipo afectivo, igual que la anorexia, con la salvedad de que quien la padece quiere comerse a su madre. La anorexia se relaciona con el miedo al rechazo, mientras que la bulimia tiene que ver con el miedo a ser abandonado. De hecho, se presenta en la persona que quiso separarse de su madre, y al no poder hacerlo en un momento dado, cae en el otro extremo —es decir, necesita su presencia—. También es frecuente que esta persona haya sentido que su madre quería acapararlo todo hasta el extremo de impedirle querer a su padre.

La bulimia es una pérdida del control, por lo tanto, es lógico suponer que la persona afectada se reprimió demasiado de querer y aceptar a su madre, y sobre todo de aceptar a la mujer que hay en su madre. Esto crea, tanto en el hombre como en la mujer que la sufren, una gran dificultad para aceptar su principio femenino. Se suele presentar en personas rígidas que no están en contacto con sus necesidades y no se permiten realizar sus deseos.

CONFLICTO EMOCIONAL DEL BRUXISMO

Los dientes representan las decisiones y cierta forma de agresividad. El chirrido de dientes es, pues, una ira inconsciente que aflora en la superficie, una rabia reprimida que se expresa frecuentemente de noche. Estoy muy nervioso interiormente, me retengo y no digo o no hago ciertas cosas. Como no consigo tomar decisiones claras y precisas, el chirrido de dientes es la expresión física de mi tristeza y de mi agresividad reprimida. Como una puerta mal engrasada, el chirrido de dientes me indica mi miedo a abrirme para tomar decisiones y el ruido expresa una forma de gemido interior. Acepto tomar conciencia de este estado sin inhibirlo y expresarlo como lo vivo actualmente. Acepto mi sensibilidad y las emociones que afloran y comprendo que mis incertidumbres me llevan a vivir mucha más tensión interior que el hecho de tomar las iniciativas que se imponen. Cuando tomo una decisión, me libero y me siento más desarrollado.

CONFLICTO EMOCIONAL DE LA BURSITIS

La bursitis es la inflamación o la hinchazón de la bolsa en el nivel de la articulación del hombro, del codo, de la rótula o de los tendones de Aquiles (cerca del pie). Esta bolsa que se parece a un pequeño saco contiene un líquido que reduce la fricción en el nivel de las articulaciones. La bolsa aporta, pues, un movimiento fluido, fácil y con gracia. La bursitis indica una frustración o una irritación intensa, ira contenida frente a una situación o a alguien a quien verdaderamente tengo ganas de «pegar», en el caso de que se trate de los brazos (hombros o codos), o de «dar una patada» en el caso de que se trate de las piernas (rótula o tendón de Aquiles). ¡Tan furioso estoy! ¡Mis pensamientos son rígidos y algo no me conviene en absoluto! Estoy harto y, en vez de expresar lo que vivo, inhibo mis emociones. Es posible hallar la causa del deseo de pegar mirando lo que puedo hacer o no hacer con este brazo doloroso. Si me duele el lado izquierdo, hay una conexión con el lado afectivo. El lado derecho son las responsabilidades y lo racional —por ejemplo, el trabajo—. Tengo dolor aun cuando me reprima de pegar a alguien.

Debo hallar el modo más adecuado de expresar lo que siento. Encuentro la causa de mi dolor, quedo abierto y cambio de actitud aceptando mejor mis sentimientos y mis emociones. Podré transformarlos en amor y en armonía para mi beneficio y el bienestar de los demás. La bursitis, generalmente, está vinculada a lo que vivo con relación a mi trabajo. Mi cuerpo solo me pide adoptar una actitud más positiva para adaptarme a las nuevas situaciones que se presentan.

CONFLICTO EMOCIONAL DEL CABELLO

Se considera un problema capilar todo estado anormal del cabello, como canas, cabello graso o caspa, etc.

Entre los factores que pueden contribuir a debilitar el cabello, podemos encontrar: un gran choque, una reacción demasiado grande de impotencia y desesperación o una sobreexcitación causada por demasiadas preocupaciones e inquietudes en el mundo físico. Los cabellos son antenas que unen nuestra cabeza (nuestro «yo soy» desde el punto de vista simbólico) con la energía cósmica (lo divino). Por lo tanto, un problema capilar a menudo indica que no se tiene mucha confianza en la energía divina que nos ayuda a restablecer contacto con nuestra capacidad para hacer nuestra vida. Esta falta de confianza nos resta energía vital.

Nuestro cabello es una protección adicional para la piel. Está ahí para recordarnos que debemos sentirnos protegidos por nuestro dios interior.

Tus problemas capilares te recuerdan que seas tú mismo, que confíes en que el universo va a ayudarte. El aspecto material puede ser importante en tu vida, pero no debe dominar tu parte espiritual, es decir, lo que tú eres. Abre tus antenas a la divinidad que hay en ti y verás que las soluciones llegarán más fácilmente, sin que tengas que preocuparte.

Cabello quebradizo

Presentar un cabello quebradizo es que estoy viviendo un conflicto emocional relacionado con una necesidad no satisfecha de estar más en contacto con el universo, con lo divino.

Son personas que se entregan totalmente a las necesidades de los demás, a tal grado que se van alejando de lo verdaderamente importante. Son personas que han sido muy creyentes o espirituales y, de pronto, por cuestiones de rutina, trabajo, etc., descubren de golpe que se han alejado demasiado u olvidado de su lado espiritual, se «quiebran».

El cabello quebradizo es altamente común en personas que colocan mucha de su fe en lo divino, incluso su fuerza y confianza en ellos mismos, y ante un conflicto de la vida, descubren que esa parte divina no los «salvó».

Ejemplos: «¿Por qué me tenía que suceder esto a mí?», «No comprendo cómo el universo permitió que esto sucediera», «Yo no merecía esto», etc.

Cabello con caspa

Si se presenta un cabello con caspa y caspa en el cuero cabelludos es que estoy viviendo un conflicto emocional relacionado con un interés sumamente fuerte porque la verdad se sepa. Quiero que se diga la verdad sobre algo, sobre alguien, etc., que se hable claro, que los demás dejen de fingir.

Comúnmente, la caspa suele aparecer después de una separación que para nosotros no tiene lógica. También puede aparecer después de alguna situación que nos hizo sentir que no teníamos suerte o que tenemos mala suerte.

«Quiero que mi exnovio me aclare por qué me dejó, no entendí por qué lo hizo». «Quiero que mi padre nos explique por qué nos abandonó, no lo comprendo». «Deseo que mi suerte cambie, siempre tengo mala suerte». «Todas me dejan, tengo mala suerte en el amor».

Caída del cabello

La calvicie es la ausencia total o parcial de cabello. Es un signo de autoritarismo o de la persona que abusa de su autoridad, alguien que quiere hacerse obedecer solo porque le obedezcan, que impone sus puntos de vista sin respetar los de los demás.

La persona autoritaria armónica es aquella que, teniendo poder o autoridad en un área, no siente la necesidad de imponerse. Su autoridad es respetada de manera espontánea. De esta forma, la persona a la que se puede llamar autoritaria es aquella que impone sus conocimientos y no acepta su «yo soy» tal como es. Se priva de relaciones hermosas y experimenta muchas emociones.

Frecuentemente, si pierdo mis cabellos, ¡vivo una o varias situaciones en que la tensión es tan grande que me «arranco los pelos»! Varias experiencias estresantes o, incluso, traumatizantes pueden acelerar el proceso de la calvicie: un parto que es fuente de miedo o de inquietud (la mujer puede perder sus cabellos), un golpe emocional grave, una separación, mucha tensión en el trabajo o en el hogar, el gusto de superarse en el plano material o una desvalorización en el plano intelectual.

Cuando vivo una multitud de inquietudes y grandes miedos, pierdo el contacto con mi poder interior divino. Acepto confiar en la vida con la actitud de que todo será para mejor. A la luz de esta descripción, tu cuerpo te manda el mensaje de que reconozcas lo que eres; no tienes que imponer tus puntos de vista o tus conocimientos a los demás. Acepta la idea de que eres una persona autoritaria en lugar de creer que no lo eres y aprenderás a vivir esa autoridad de una manera armoniosa. Además, te abrirás a la novedad y volverás a contactar con lo que eres, en lugar de querer ser como crees que los demás quieren que seas.

Cabello graso

Si se presenta cabello con exceso de grasa, estoy viviendo un conflicto en el que, inconscientemente, «mi fuerza se resbala», mi fuerza es incapaz de ser sostenida. Algo o alguien provoca que yo pierda la fuerza que de pronto he sentido.

«Se me resbala mi fuerza». «No recibo del mundo la información necesaria para ser fuerte». «Me faltan conocimientos, soy tonto, me siento tonto». «No sé qué es lo que necesito saber o aprender para triunfar».

Si mi cabello es graso y, además, se me está cayendo significa que siento la necesidad emocional de recuperar mis habilidades, mis conocimientos, mis dones, mis capacidades.

«Ha sucedido algo en mi vida que me ha quitado mi fuerza, pero la quiero recuperar».

Canas

Las canas, al contrario de lo que la mayoría de las personas piensa, es un síntoma positivo. Son una señal de no necesitar más la aprobación de los demás, de no sentir la necesidad de fingir ante los demás. Es por ello que suelen hacer su aparición en la madurez, cuando nos convertimos en personas sabias, con mucha experiencia.

Las canas significan madurez emocional, independientemente de la edad. Significa que emocionalmente hemos adquirido ya muchas vivencias con aprendizaje. Tal vez hemos sufrido, sí, pero hemos aprendido lecciones de gran valor.

¿Qué sucede si tengo canas, pero se me está cayendo el cabello? Sucede que emocionalmente estás viviendo un conflicto en el que sientes que por momentos pierdes tu paz interior, tus capacidades, tu sabiduría, tus dones, tus habilidades. «Yo soy tranquilo, pero esa persona me hizo enfadar hoy y exploté». «Siempre que intento hablar ante esas personas, pierdo mi concentración».

Si soy una persona con canas y de pronto comienzo a perder cabello de mi coronilla, estoy viviendo un conflicto emocional en el que, a pesar de mi sabiduría y paz, sigo rechazando otras ideologías distintas a las mías. No acepto otra religión que no sea la mía, no acepto otra verdad que no sea la mía. Mi sabiduría y experiencia me hacen comportarme de manera necia. ¿Dónde quedó mi ser de paz? Pierdo mi capacidad de pensar, de discernir, de aceptar otras mentalidades o comportamientos distintos a los míos.

Si soy una persona con canas y de pronto comienzo a perder cabello en los laterales de mi cabeza, estoy viviendo o viví un conflicto emocional relacionado con rencor. Algo he vivido que me ha hecho vivir con rencor hacia algo o alguien. Hay alguien a quien no he perdonado.

CONFLICTO EMOCIONAL DE LA CABEZA

La cabeza es mi centro de comunicación, está vinculada a mi individualidad. Frecuentemente, se le llama el «centro de mando». Por ella pasan todas mis emociones y todas mis comunicaciones, por vía de mis cinco sentidos. Si vivo dificultades o enfermedades de la cabeza, debo preguntarme si vivo un conflicto referente a mis pensamientos y mi vida espiritual o mi crecimiento personal. Esto se explica por el hecho de que la cabeza está constituida por huesos que están hechos de un tejido duro y que simbolizan mi energía espiritual, y que estos huesos rodean el tejido blando y los fluidos, que simbolizan mis energías mentales y emocionales. Si ambos aspectos están en armonía, habrá fusión de mi cuerpo y de mi mente. Sin embargo, si la sangre que está en mi cabeza no circula bien o si ejerce una presión, esto me indica que tengo dificultad en expresar o recibir el amor y todo sentimiento que me habita —porque la sangre transporta mis sentimientos por todo mi cuerpo—. Mi cabeza recibiendo y expresando los diferentes aspectos de mi comunicación, lo mismo que las sensaciones e impresiones del cuerpo que las manifiesta exteriormente, aprendo a mantenerme abierto frente a mi entorno, a aceptar los mensajes que llegan a mis sentidos y a través de todo mi cuerpo para aprender las lecciones de la vida que me traerán un despertar espiritual mayor.

CONFLICTO EMOCIONAL DE LAS CADERAS

La cadera es la articulación fundamental para mantenerse en pie y para caminar.

La persona a quien le duele la cadera tiene dificultades para decidirse a pasar a la acción, para ir hacia lo que desea. Su actitud es la siguiente: «Qué más da, no va a salir bien» o «Nada saldrá bien si actúo de esa manera». Duda en comprometerse con algo o alguien que tenga que ver con su futuro porque tiene miedo de que no dé resultado. También puede pensar o decir: «Este trabajo no me da nada bueno» o «No progreso en la vida». Si la cadera duele más estando en pie, la persona desea mantenerse firme en sus decisiones, pero se detiene por sus temores. Si, por el contrario, la cadera duele más en posición sentada o acostada, ello indica que esta persona se impide descansar o tomar un momento de reposo cuando lo necesita.

La intensidad de tu dolor es una indicación del grado de tu actitud derrotista. Confía en ti, confía en los demás y ve, lánzate, avanza en tus decisiones. A medida que avances sabrás si tu decisión te conviene y qué hacer si cambias de idea. Debes vivir una experiencia nueva para verificar si lo que quieres en ese momento es beneficioso para ti o no. Si piensas que «no va a salir bien», nunca sabrás si eso es lo que debes hacer. En lugar de creer que no avanzas, sé más consciente de tus progresos. Si no lo crees, comprueba si los demás opinan lo mismo. Sé más flexible, es decir, acepta cambiar con confianza tu forma de pensar, ello te aligerará mucho. Recuerda: en la vida no hay errores, solo experiencias.

Es en las caderas donde se inicia el movimiento de las piernas, el andar. Las piernas sirven para avanzar libremente. Puedo retenerme de ir hacia delante. De ahí la indecisión para avanzar en la vida. Por los problemas de las caderas, mi cuerpo me indica cierta rigidez; por lo tanto, vivo inflexibilidad frente a una situación o a una persona. Esto puede proceder de una situación en la cual me he sentido traicionado por alguien o abandonado, y esto me ha afectado tanto que vuelvo a plantearme mis relaciones con los demás. Además, tengo el gusto de establecer «nuevas reglas» para protegerme y evitar estar herido otra vez. Puedo tener una inquietud por el porvenir; por lo tanto, siento angustia cuando debo tomar una decisión importante porque puedo tener la sensación de que no voy a ninguna parte o que nunca llegaré a nada.

Cuando me duelen mis caderas, mi cuerpo me manda un mensaje. Me ayuda a desarrollar mi consciencia para que adelante en la vida con confianza y seguridad y me enseña a ser más flexible en mi modo de tomar decisiones, asegurándome así un mejor futuro. Cuando hay un dolor, hay alguna culpabilidad. Así es como un dolor en las caderas o caderas que no quieren moverse pueden indicarme que bloqueo mi placer sexual por temor o culpabilidad. Incluso puedo vivir impotencia a nivel sexual como en mi capacidad de aceptarme tal como soy, con mis gustos, mis deseos, mis placeres. Estaré perturbado sexual y emotivamente, impidiendo así que mis caderas funcionen normalmente. Esta impotencia también puede vivirse en el hecho de que no me siento capaz o ya no me siento capaz de tomar mi lugar y de oponerme a alguien o algo. Esta situación me obliga a reflexionar sobre los límites que me doy. Estoy en equilibrio y ando en la vida con confianza y serenidad. Agradezco la vida por todo lo que me hace experimentar en cada instante. Aprendo a vivir en equilibrio con estas experiencias.

CONFLICTO EMOCIONAL DE LOS CALAMBRES

Cuando la autoexigencia duele. Todos hemos padecido alguna vez un calambre. El calambre es la sensación de dolor causada por un espasmo involuntario del músculo. Puede ser a causa de una insuficiente oxigenación de los músculos o por la pérdida de líquidos y sales minerales como consecuencia de un esfuerzo prolongado, movimientos bruscos o frío.

Cuando me da un calambre estoy viviendo un conflicto emocional relacionado con la manera en que siento que estoy desempeñando alguna actividad. No me siento competente o hábil, siento que debería hacer mucho más y mejor. Hay una fuerte necesidad de reconocimiento, ya sea de parte mía o de otras personas, por eso suele aparecer en momentos en que estoy sobreexigiéndome.

Quiero reconocimiento, siento miedo y me tenso, así que sufro un calambre. Ante el calambre hay miedo y tensión. El calambre viene a ayudarme a aferrarme a algo o alguien. Obviamente, tendrá una significación específica según el músculo o la parte del cuerpo a la que afecte. Por ejemplo, si tengo un calambre en el pie, necesito emprender lo que hago con una mayor exigencia («que mi madre real o simbólica me felicite y me reconozca por ello»).

En el momento del calambre puedo preguntarme —según la parte del cuerpo— qué quiero demostrar, en qué me estoy sobreexigiendo. Puedo calmarme y pensar que siempre lo hago lo mejor que puedo.

Si soy propenso a sentirlos, más allá de que consulte médicamente por la probable falta de minerales en mi cuerpo, puedo aprender a relajarme ante la vida, a hablar sobre lo que me pasa o sobre lo que me atemoriza. Usar el sentido del humor y aprender que no debo demostrar nada a nadie.

Recuerda que el amor y la alegría son siempre la mejor prevención y dependen de ti, no de lo que los demás piensen u opinen de lo que haces. Como dijo Wayne Dyer: «Lo que piensen de mí no es asunto mío».

CONFLICTO EMOCIONAL DE LOS CÁLCULOS BILIARES Y RENALES

Los cálculos tienen que ver con la noción de «calcular», es decir, que debajo de cada cálculo hay miedo. Según el tamaño y la ubicación del cálculo, será el tiempo en que lo he vivido —y sostenido hasta el presente— y en qué área de la vida. Siento que debo poner una pared ante algo que me ocurre. Son conflictos que llevan mucho tiempo en mí y que, seguramente, tendrán que ver con la forma de vivir y de mirar del clan.

Cálculos renales

Teniendo en cuenta el concepto anterior, le agregaremos un conflicto en el que siento que estoy gastando mucho dinero y que debo frenar de alguna manera la pérdida, por lo tanto, la taponaré para no perder más «liquidez».

Si lo estoy viviendo desde un punto de vista más masculino —no importa si se es hombre o mujer—, el sentimiento es la incapacidad de marcar territorio. En este caso, estoy frenando mis emociones y no puedo decir lo que siento o cómo me siento en mi propio territorio, pero tengo una postura de rigidez.

«No quiero perder liquidez». «Tengo que frenar estos gastos». «Me están invadiendo la billetera, mis ahorros o mi esfuerzo». «No tengo mi espacio». «Ya me cansé de marcar límites».

La emoción biológica oculta es miedo, falta de confianza en mí mismo, falta de previsión.

Cálculos biliares

En este caso, calculé mal, planeé hacer una cosa y terminé viviendo otra. Siempre estoy atento a mis objetivos, pero las cosas no salieron como estaban previstas.

«No salió como yo quería». «Yo quería ir por ahí y me lo impidieron». «Esto no estaba calculado». «Van a pensar mal de mí».

La emoción biológica oculta es la obsesión por planear las cosas, sentimiento de frustración si algo no planeado surge, imposibilidad de valorar otras opciones, juzgarse duro, no poder ser agresivo, orgullo, falta de confianza en el proceso de la vida, sentimiento de control en toda situación.

CONFLICTO EMOCIONAL DEL CÁNCER

Esta enfermedad es una decisión de no querer vivir más. El cáncer representa, al mismo tiempo, una alteración en la célula y una desviación considerable del mecanismo de reproducción de todo un grupo celular. Es importante también la parte del cuerpo afectada y su utilidad para tener más información.

Esta enfermedad se manifiesta en una persona que cree que sufrió una herida grave en su infancia —de uno de los padres o de los dos— y tuvo que vivirla en aislamiento. Las heridas emocionales importantes que pueden causar enfermedades graves son: el rechazo, el abandono, la humillación, la traición o la injusticia. Algunas personas pueden haber creído sufrir varias de estas heridas durante su infancia.

En general, la persona que padece cáncer es del tipo que desea vivir en el amor conceptual, amor que fue de otras formas y que rechazó por completo al albergar durante mucho tiempo ira, resentimiento u odio hacia uno de sus padres. Muchos rechazan incluso a Dios por lo que vivieron o viven. Esos sentimientos no reconocidos se acumulan y aumentan cada vez que algún incidente revive esa vieja herida. Un día, cuando la persona llega a su límite emocional, todo estalla en su interior y dice «estoy cansado de vivir» o «tengo miedo a la vida» y entonces aparece el cáncer.

¡Si tienes cáncer es importante que reconozcas que todo es una percepción de niño que sufriste y que te permitas darte cuenta de lo que debieron ser! Es decir, rechazar a uno de tus progenitores o a los dos.

El hecho de sufrir heridas y creerte en soledad es lo que crea la mayoría de los problemas. ¡Nunca estuviste solo! Es imposible. No estaban como tú querías…

Es posible que creas que si te liberas de ellos serás más libre. Por el contrario, la necesidad más grande de tu alma y de tu corazón es acercarte al amor verdadero, y el medio por excelencia para ello es el proceso de reconocer tus juicios y llegar al proceso del perdón.

¡Hoy el cáncer tiene cura, pero debes estar dispuesto a cambiar lo que creyó tu mente! La dificultad más grande de la persona con cáncer es perdonarse a sí misma por haber albergado esos pensamientos de odio o esas ideas de venganza, aun cuando fueran «inconscientes». Perdona al niño que vive en ti, que cree que vivió en silencio y sintió rabia y rencor sin tener quien lo apoyara, quien lo entendiera. Deja de pensar que el hecho de rechazar a otra persona significa ser malo. No es maldad, es ser humano. Y cambia.

¡Siempre estás a tiempo! ¡No hay imposibles! ¡Porque tú no eres tu mente, tú eres un ser conectado a la fuente creando lo que cree!

CONFLICTO EMOCIONAL DE LA CANDIDIASIS

Cuando tenemos candidiasis debemos entender que estamos en la segunda fase de la enfermedad, es decir, que estamos en la fase de curación de un conflicto. La primera fase seguramente pasó desapercibida: elaboramos células extra (protección frente al conflicto) y ya no las necesitamos; por lo tanto, aparecen estos hongos que tienen la función de limpiar las células muertas de la zona. Si comprendemos el conflicto que dio lugar a este síntoma y lo programó, nos liberaremos de tener cándidas a repetición frente a otra situación desencadenante parecida.

El conflicto emocional desencadenante es el contacto sexual por carencia, por exceso o por no desear ese contacto, real o simbólico.

«No deseo tener más —o tantas— relaciones sexuales». «Vivo situaciones o emociones frente a mi pareja —en lo sexual o no— que no puedo plantear». «No tengo la fuerza —o el compromiso— para hacerme valer». «No deseo tener sexo de esta manera».

CONFLICTO EMOCIONAL DEL CANSANCIO

El cansancio me da la sensación de estar sin pilas. Interiormente, estoy vacío. ¿A dónde se fue mi motivación? Mis inquietudes, mis miedos, mis penas y mis heridas interiores me llevan a luchar y a resistir. En vez de centrar mi energía para encontrar el punto común de mis dificultades, la esparzo en demasiadas direcciones a la vez. Desespero incluso de encontrar una solución. Vivo cierto cansancio frente a la vida, un cansancio interior porque debo debatirme para seguir adelantando. La depresión incluso es posible. Siento un sentimiento de incompetencia, de carencia y ausencia de interés. Esto indica una pérdida de dirección y de intención, una necesidad de reanudar con la alegría interior y el amor de la vida. Necesito un tiempo de pausa, de descanso para hacer el balance y recuperar mi energía. Dejo de engancharme al pasado y acepto vivir el instante presente porque cada instante me trae la energía que necesito.

Cada caso es único, no basta con conocer cuál es la emoción inconsciente, que genera el problema. Hay que realizar un trabajo interior serio y profundo. En la sesión de bioterapia se realizan preguntas puntuales sobre tu historia y así se encuentra la raíz del conflicto, de lo que originó lo que vives actualmente, ya sean los síntomas que se padecen o la enfermedad ya declarada.

CONFLICTO EMOCIONAL DE LAS CARIES

Los niños, en la edad de primaria aproximadamente, empiezan a tener caries. ¿Y uno qué hace? Uno va al dentista y el dentista enseguida agujerea el diente y le pone una amalgama. Pero nadie se pregunta: «¿Por qué y para qué están las caries?».

Las caries no son microorganismos, son una ulceración del diente; no son bichitos. Esa ulceración es una orden que dio el cerebro. ¿Y por qué el cerebro daría una orden de ulceración?

«No estoy pudiendo atacar a mi enemigo». Es un tema de impotencia, de no poder. «Yo no puedo porque mi maestra o mi compañero es más grande que yo… ¡No puedo!». Entonces, en el conflicto de «no puedo», el cerebro me ha dado la orden de ulcerar. ¿Y qué hace? Aparecen agujeritos en los dientes.

Eso se resuelve muy fácil. Si los padres saben esto, le dan al niño una manzana y le dicen que se imagine que es la maestra o ese compañero. El niño muerde la manzana y los dientes se recuperan solos.

CONFLICTO EMOCIONAL DE LA CELIAQUÍA O INTOLERANCIA AL GLUTEN

La celiaquía o alergia al gluten es un proceso crónico, multiorgánico, autoinmune, que daña primeramente el intestino. Está producida por una intolerancia permanente al gluten, que es el conjunto de proteínas presentes en trigo, avena, cebada y centeno (TACC) y productos derivados de estos cereales. Es considerada tradicionalmente como un trastorno únicamente digestivo.

Actualmente se sabe que se trata realmente de una enfermedad sistémica, ya que la respuesta inmunitaria anormal causada por el gluten puede dar lugar a la producción de diferentes autoanticuerpos que pueden atacar prácticamente a cualquier órgano o tejido.

Esta enfermedad se relaciona con el padre, ya que es quien, generalmente, lleva el pan a casa. La persona que sufre celiaquía es aquella que en su niñez percibió a papá como ausente —ya sea por su trabajo o por la falta de diálogo—, papá enfermo, muerte de papá, papá tóxico, papá con adicciones o vio que papá era adicto al trabajo y no le prestaba la atención que quería, y eso generó un rencor o resentimiento. También puede ser que haya sentido pena o tristeza por ese papá que no es capaz —según yo— de tomar las decisiones, se deja dominar por mamá. Creo firmemente que papá debería haber hecho otra cosa. Todo aquello que provoque que mi familia no tenga una estructura estable y firme.

Las personas que sufren celiaquía suelen ser, en mayoría, personas que han reclamado excesiva atención de niños, niños caprichosos e incluso, en ocasiones, celosos («si papá estaba más con mamá que conmigo, me enfado»).

Como no estoy de acuerdo con pensar así, ya que genero rencor y resentimiento, mi mente envía esa información a mi cuerpo. «La paternidad me genera resentimiento, papá trae el pan a casa, rechazo el pan» es una orden que doy a mis células. Esta enfermedad se desarrolla para que cambies tu forma de pensar y de percibir a ese padre. Lo que creó la enfermedad no fue papá, sino tu rencor hacia él.

Debes estar dispuesto a ser sincero y a cambiar estos esquemas de pensamiento, ya que ellos mismos te han llevado a estar así hoy.

CONFLICTO EMOCIONAL DE LA CELULITIS

La celulitis está caracterizada por la inflamación del tejido celular cutáneo o subcutáneo. La celulitis suele ser de naturaleza femenina —aunque es posible en los hombres— y se manifiesta por la retención de agua y un aumento de la distribución irregular de las toxinas.

La celulitis se vincula con las ansiedades, aspectos de mí misma, cosas que retengo, emociones reprimidas, pesares y resentimientos que guardo. Está vinculada al compromiso de cara a mí misma u otra persona. Temo comprometerme plenamente con la persona que amo y rehúso ir hacia delante. Este miedo puede tener su origen en un acontecimiento en el cual viví un abandono. Me niego a contemplar cierta parte de mi juventud, porque con frecuencia fui herida y marcada por ciertas experiencias traumatizantes que me agreden aún hoy y que frenan mi creatividad y mi corazón de niña.

La celulitis se halla más en las mujeres que en los hombres porque yo, como mujer, empiezo muy joven a preocuparme de mi aspecto, de mi silueta, que quiero perfecta según las normas de la sociedad. El aspecto estético es excesivamente importante. Compruebo cuáles son los sentimientos que me impiden ir hacia delante y acepto integrarlos despacio en mi vida diaria.

CONFLICTO EMOCIONAL DEL CEREBRO. NADIE PIENSA EN MÍ

Todo problema en el cerebro es una indicación de un problema en el nivel del «yo soy». La persona afectada a nivel cerebral está recibiendo un mensaje muy importante, puesto que el cerebro es el órgano más importante del cuerpo humano, el mejor protegido, con una cubierta ósea que lo resguarda de daños directos. Todos debemos hacer lo mismo con nuestro «yo soy», es decir, protegerlo también de cualquier daño. La persona que no lo hace olvida su individualidad y se deja convencer tratando de convertirse en lo que los demás esperan de ella. Entonces se siente infeliz porque no sabe quién es verdaderamente.

Es evidente que si recibes un mensaje tan importante de tu cuerpo es que hay una urgencia de que tomes más conciencia de que tu manera de pensar con respecto a ti mismo no concuerda con lo que eres y con lo que quisieras ser. Si tu cerebro es el órgano que dirige al resto de tu cuerpo, tu «yo soy» debe dominar tu vida. Ha llegado el momento de que vuelvas a contactar con lo que verdaderamente eres y que construyas tu vida en consecuencia. Quizá hubo un tiempo en el que no sufrías mucho por no ser tú mismo, pero ahora tu cuerpo te dice que esto no es bueno para ti.

CONFLICTO EMOCIONAL DE LA CIÁTICA

La ciática es un pinzamiento del nervio ciático que se produce a la altura de las vértebras lumbares. Suele provocar un dolor muy intenso que puede manifestarse en cualquier punto del recorrido del nervio, es decir, desde la columna vertebral, pasando por las nalgas, el muslo y la pierna hasta los dedos meñique y gordo del pie. El dolor de ciática expresa ira, pesar, tristeza y sensación de pérdida.

Se pueden hacer distintas interpretaciones dependiendo de la zona del nervio donde el dolor es más intenso. Por ejemplo, si el dolor es más fuerte en la nalga (parte del cuerpo que simboliza el poder), encontrarse bien asentado nos expresa el dolor y el temor que sentimos a perder nuestro poder (dinero, prestigio, posición, etc.) y dejar de sentirnos una persona valiosa.

Si el dolor es más intenso en el muslo (apoyo, proyectos) o en la pierna (avanzar, ir hacia los demás), nos comunica que sentimos miedo a enfrentarnos con una situación que pone de manifiesto nuestra inseguridad (una separación, la pérdida del trabajo, etc.).

Como la pierna habla de relación, una inflamación del nervio ciático en ella puede ser debida a que nos hemos sentido traicionados o abandonados por algún familiar o amigo en el que nos apoyamos, o bien puede expresar cierta forma de culpabilidad por habernos comportado de manera hipócrita con alguien de nuestro entorno más cercano.

La ciática recorre el trayecto del meridiano de la vejiga, según la medicina china. Este meridiano es el encargado de eliminar de nuestro cuerpo, para evitar que se intoxique, las aguas usadas. Simbólicamente, el ser humano también necesita eliminar sus viejas creencias, sus antiguas costumbres, es decir, las viejas memorias que contaminan nuestro espíritu, y adoptar una nueva forma de pensar acorde con nuestro momento presente.

Cuando el nervio ciático se inflama, nos indica un miedo al cambio. Nos hemos acostumbrado a nuestras viejas creencias o hábitos, a una manera de vivir determinada que nos reporta cierta estabilidad y que no estamos dispuestos a abandonar. «Miedo a ir hacia delante, en la nueva dirección que me trae la vida».

También puede inflamarse cuando retenemos nuestra agresividad porque estamos enfadados con alguien con quien nos sentimos humillados y no queremos someternos bajo ningún concepto. Más bien, le detestamos y nos gustaría darle un buen puntapié, pero solo se queda en la intención.

Puede manifestarse dolor de ciática en aquellas personas con problemas económicos, con miedo a la pobreza y desconfianza hacia el porvenir. O en aquellas otras que soportan excesivas responsabilidades, que aceptan cualquier encargo y son incapaces de decir que no por miedo a que no los quieran. Se trata de individuos con falta de autoestima y de confianza en sí mismos.

Doblarme delante de alguna persona o situación. Está relacionado con las vértebras L5 y S1, expresa una problemática de acción contrariada por un colateral dentro de un contexto sagrado. A veces se trata de conflictos de doble apremio, de doble compromiso o de doble dirección, por ejemplo: fidelidad/engaño, seguridad/libertad. También puede indicar un conflicto relacionado con la sexualidad (sexualidad fuera de la norma, prohibición de incesto).

Si afecta a la nalga derecha es más bien un conflicto de tipo afectivo. Si, por el contrario, el origen está en la nalga izquierda hace referencia a un conflicto profesional. Si afecta a L4 y L5, expresa conflictos por las normas, las reglas, con nuestros colaterales («yo no soy como los demás»). Si afecta a la pierna derecha, miedo a carecer de dinero, de no poder hacer frente a las necesidades económicas. Si afecta a la pierna izquierda, significa miedo a no poder darlo todo en el plano material.

Recomendaciones para recuperar la salud física, emocional y espiritual:

- Tomar conciencia del apego a los bienes materiales sin sentirse culpable. Es algo humano. Cuando confiamos en nuestra capacidad para satisfacer nuestras necesidades, el apego material desaparece.
- Darse cuenta de la situación de sobrecarga para compensar su falta de confianza y seguridad y no volver a caer en ella.
- Transmutar la humillación en humildad y tratar de ser sinceros con uno mismo y con los demás.

CONFLICTO EMOCIONAL DE LA CISTITIS

La cistitis es causada por microbios, por lo regular bacterias. Estos microorganismos ingresan a la uretra y luego a la vejiga y pueden causar una infección. La infección comúnmente se desarrolla en la vejiga y también puede alcanzar los riñones. La mayoría de las veces, el cuerpo puede deshacerse de estas bacterias con la orina, por lo que un tratamiento con antibióticos es lo más recomendable.

Las bacterias pueden adherirse a la pared de la uretra o la vejiga o multiplicarse tan rápido que algunas de ellas permanecen en la vejiga. Las mujeres tienden a contraer infecciones con más frecuencia que los hombres. Esto sucede debido a que su uretra es más corta y está más cercana al ano. Las mujeres son más propensas a contraer una infección después de las relaciones sexuales o al usar un diafragma para el control de la natalidad. La menopausia también aumenta el riesgo de una infección urinaria.

Para comprender por qué y para qué estoy presentando una cistitis o una infección urinaria, debo tomar conciencia de lo siguiente: la cistitis o infección urinaria es un síntoma de fase de reparación de un problema de territorio, invasión de territorio, amenaza en el territorio, falta de organización en el territorio, etc. Y debido a que estoy en fase de reparación de mis vías urinarias, la cistitis resulta tan dolorosa, porque mi cerebro ha enviado la orden de reparar el daño y se requiere atacar a las bacterias, causar inflamación, etc.

Si yo estoy presentando una cistitis o infección urinaria, necesariamente viví hace menos de una semana un conflicto emocional relacionado con territorio. Deberé tomar en cuenta qué territorio se considera dentro de todo aquello que considero mío: mi casa, mi coche, mi tiempo, mi pareja, mi amiga, mis hijos, mi trabajo, mi dinero, mi rutina, etc. Siempre el «mi».

Debo buscar historias ocurridas quince días antes de la fecha, relacionadas con:

- No pude defender mi territorio.
- No puedo organizar mi territorio.
- Alguien invade mi territorio.
- Alguien movió de lugar mi territorio.
- Mi pareja me quitó territorio.
- Alguien tomó mi territorio.

Recuerda que nuestro inconsciente es biológico y animal. Por lo tanto, reaccionamos como animales. Y si alguien se atrevió a invadir o tocar el lugar en donde «orinamos», aquello que ya marcamos con nuestra orina, reaccionaremos afectando dicho órgano.

La cistitis no es una enfermedad transgeneracional, lo que sí puede serlo es la predisposición a tener cierta debilidad cuando a asuntos de territorio nos referimos. Podemos cargar, sí, el conflicto programado.

Hay que analizar la cistitis siempre en tiempo presente y, máximo, revisando la vida de quince días a la fecha para localizar el conflicto que la detonó. Y si la persona presenta frecuentemente este tipo de síntoma, daremos más importancia al ADN transgeneracional o al proyecto sentido, para localizar y entender de dónde viene arrastrando la orden de dicha repetición de la enfermedad.

CONFLICTO EMOCIONAL DE LOS CODOS

La articulación del codo es la que une el brazo con el antebrazo, conectando la parte distal del hueso húmero con los extremos proximales de los huesos cúbito y radio.

Algo muy importante al hablar de los codos es que se trata de una articulación y, por lo tanto, nos permiten articular el brazo. Cualquier conflicto presente en el codo o en los codos, necesariamente, tendrá siempre una carga de desvalorización. También están relacionados con nuestro trabajo, labor, actividad o acción que realizamos en nuestra vida y representan, a su vez, nuestra flexibilidad ante los acontecimientos diarios y cambios, principalmente.

Si tengo molestias o dolor en el codo, necesariamente viví o estoy viviendo alguna emoción parecida a las siguientes:

- Conflictos laborales relacionados con mi forma de hacer las cosas, por ejemplo: «Quiero hacer tal cosa, pero me obligan a hacer otra o no puedo hacer lo que quiero».
- Me niego a abrir mis brazos y compartir mis cosas. Inflexibilidad o miedo a abrirme al exterior.
- Avaricia, quiero abarcar más, quiero conseguir más.

- Verse obligado a una relación amorosa por la razón que sea. Siento que me veo obligado a abrazar algo que no quiero, para mantener el estatus, la economía, etc.

Es hora de analizar en qué parte de mi vida me siento desvalorizado y tomar las decisiones que ayuden a mi evolución personal.

Generalmente, los síntomas en los codos no son heredados por el árbol, pero nunca está de más analizar quién de mi clan vivió situaciones parecidas a las que yo estoy viviendo ahora mismo.

CONFLICTO EMOCIONAL DE LAS (ENFERMEDADES) COLECTIVAS: DENGUE, CHICUNGUNYA, ZIKA, FIEBRE AMARILLA

Para la medicina oficial tradicional o convencional, este tipo de enfermedades son causadas por la picadura de un mosquito, los cuales transmiten un virus.

Los síntomas según las características de cada cuadro, en cada llamada «enfermedad», son causados por conflictos emocionales puntuales y específicos. La característica principal en todas estas afecciones es dolor de músculos (tejido derivado del mesodermo nuevo), a causa de haber vivido conflictos de desvalorización e impotencia. En caso del cuadro añadido con afección a la piel superficial externa (tejido derivado del ectodermo), hablamos de un conflicto de separación o pérdida de contacto con alguien querido. La ictericia o color amarillento de la piel —en el caso de la fiebre amarilla, dando como resultado la llamada hepatitis— afecta a los conductos intra- y extrahepáticos (tejido derivado de la capa embrionaria del ectodermo) a causa de un conflicto de cólera, rencor o enojo en el territorio. La fiebre y el dolor que acompañan a cada cuadro son síntomas que nos indican que la mayoría de casos es mucha bronca, queriéndola controlar. Las condiciones en los casos hemorrágicos son aquellos casos en donde el conflicto experimentado es un conflicto de gran desvalorización e impotencia profunda, el cual afecta a los vasos sanguíneos a causa de que el conflicto ha sido muy intenso y ha durado mucho en el tiempo, lo cual deja como consecuencia el debilitamiento de los vasos sanguíneos, que al menor esfuerzo se pueden romper dando como resultado el cuadro hemorrágico, que es una señal de que se tiene que tomar muy en cuenta lo que sucede en el entorno familiar.

¿Se han preguntado por qué las llamadas enfermedades afectan a un grupo de personas o a un colectivo humano? Como los grupos o colectivos comparten el mismo condicionamiento cultural, social, los mismos adoctrinamientos, las mismas creencias, la misma información y demás costumbres, a menudo experimentan el mismo tipo de conflictos, causando las mismas enfermedades. Estos son los casos en donde se ve afectado un colectivo humano, una ciudad o localidad, las llamadas epidemias. Son causadas porque todo el colectivo o grupo humano está experimentando las mismas vivencias o está viviendo las mismas situaciones. También el lugar físico donde vives es vibracional y de sincronicidad, por lo tanto están experimentando los mismos conflictos, causando las mismas patologías o las llamadas enfermedades.

CONFLICTO EMOCIONAL DEL COLESTEROL

El colesterol es un lípido (grasa) necesario para el organismo humano. Una de sus funciones es proteger las paredes de los vasos sanguíneos del desgaste ocasionado por la sangre que circula sin cesar por ellos. Usualmente, el hígado sintetiza el colesterol que el organismo necesita. El exceso de este lípido, obtenido a partir de los alimentos, va a la vesícula biliar, la cual lo devuelve a los intestinos para su eliminación. Cuando esta función natural se bloquea, se produce una excesiva concentración de colesterol en la sangre, conocida como hipercolesterolemia. A raíz de esto pueden formarse depósitos en la piel y los tendones, alrededor de la córnea y los párpados y, sobre todo, en las paredes arteriales, donde ocasiona más daños, pues afecta la buena circulación sanguínea.

Hay dos tipos de colesterol: uno que se llama LDL, procedente del término inglés Low Density Lipoproteins (lipoproteínas de baja densidad), también llamado colesterol malo, y el HDL, del inglés High Density Lopoproteins (lipoproteínas de alta densidad), también llamado colesterol bueno.

El colesterol está vinculado a la sangre, símbolo de la alegría de vivir. El colesterol procede de los alimentos. Nuestro organismo lo sintetiza a partir del hígado. Lubrifica mis vasos sanguíneos, alimenta el sistema nervioso y lo mantiene equilibrado. Su función normal es impedir el desgaste prematuro de los vasos sanguíneos por el paso de la sangre, pero si está presente en exceso en el cuerpo, se deposita y reduce progresivamente el diámetro de los vasos sanguíneos. ¿Por qué? ¡Porque ya no tengo alegría de vivir! Para mis adentros, creo que no merezco ser feliz, ser alegre, y esta alegría circula mal. Puedo tener una subida de colesterol después de ciertos acontecimientos como, por ejemplo, después de haber tomado la jubilación, porque ya no siento la alegría de vivir que tenía con mis compañeros de trabajo o con la gente que encontraba en el trabajo. Esta subida también se puede dar cuando se ha ido alguien a quien amaba y que me traía alegría en mi vida. Aquí, en lugar de desarrollar una diabetes, que es tristeza profunda, mi cuerpo interpretará el suceso más bien como una carencia de alegría de vivir y hará subir el porcentaje de colesterol.

También puede suceder lo mismo cuando pierdo a mi animal de compañía y en una situación que puede causar, consciente o inconscientemente, que disminuya mi alegría de vivir en mi vida. Puede ser el caso también de cuando quiero realizar un proyecto, construir o erigir algo que afecciono especialmente, pero no consigo recibir ayuda de nadie. Solo puedo, por lo tanto, contar sobre mí, y esto me afecta mucho. Si dejo que empeore esta situación, si no arreglo la situación que me hace vivir esta carencia de alegría, esto tocará el aspecto de mi vida que es el amor. Cuando disminuye la alegría es como si sintiera menos el amor en mí, por esto la carencia de alegría tendrá por efecto afectar mi corazón.

La mayoría de colesterol animal —procedente de las carnes y productos lácteos— forma parte de la dieta demasiado rica de los occidentales. Los alimentos que contienen mucho colesterol representan cierta satisfacción egoísta de mis apetitos. ¡Me siento bien, sin pensar un instante que este exceso corre el riesgo de cambiar e incluso destruir mi salud! Es una ilusión creer que doy un gusto a mi cuerpo. Compruebo que me amo de un modo algo demasiado egoísta o egocéntrico. Absorbiendo alimentos que contienen demasiado colesterol, reniego de las alegrías de la vida. Un día, deberé pagar por esto. ¿Deseo yo esta dolencia?

¡Acepto cambiar inmediatamente dejando fluir la alegría en mí, igual que el niño maravillado delante de las bellezas de la vida! Neutralizo mi miedo de vivir en la alegría y acepto que esta forme parte de mi vida.

CONFLICTO EMOCIONAL DE LA CONMOCIÓN CEREBRAL

Resulta de una sacudida en la masa del cerebro a consecuencia de un traumatismo craneal. En general, la conmoción proviene de un accidente o de un golpe en la cabeza.

La conmoción cerebral es la sacudida del conjunto del cerebro durante un traumatismo de cráneo, conduciendo a un coma provisional. La conmoción es una forma de huida, un medio brusco y directo de pararme y observar francamente lo que está sucediendo en mi vida. La conmoción cerebral viene a hacerme comprender que, inconscientemente, me agarro tanto a mis viejas ideas o actitudes que chocan con las nuevas que quieren tomar lugar. Indirectamente, estoy llevado a pararme, a hacer un examen de mi vida y ver en cuáles direcciones quiero ahora dirigirme. Vuelvo a mis prioridades. También, quizás tenga la cabeza demasiado llena de ideas, me disperso demasiado, necesito volver sobre la tierra. Hay bullicio y sigue el impacto. La conmoción sucede después de una herida en la cabeza o de un accidente que golpea la cabeza, el cerebro y lo mental. Mi cuerpo está temporalmente ido e inconsciente. ¿A dónde he llegado en mi vida? ¿Cuál orientación voy a tomar? ¿Va mi mente en todas direcciones al mismo tiempo, sin verdadera orientación? Probablemente, necesito volver a la tierra, a la realidad, para resolver en la realidad y de un modo más apropiado las situaciones que vivo actualmente. Es posible evitar la conmoción aceptando mantenerme muy abierto a lo que sucede en mi vida.

CONFLICTO EMOCIONAL DE LA COLUMNA VERTEBRAL

Según la clasificación hecha en Occidente, se cuentan treinta y tres vértebras empezando por arriba, o sea:

- 7 cervicales (nuca), más bien delgadas.
- 12 dorsales (espalda), más bien gruesas.
- 5 lumbares (riñón), más fuertes.
- 5 sagradas (sacro), soldadas, formando un triángulo hacia abajo.
- 4 coccígeas, soldadas y atrofiadas.

La columna vertebral, como el pilar de una construcción, representa el apoyo, la protección y la resistencia. Por lo tanto, la columna vertebral me sostiene y me protege en todas las situaciones de mi vida. Es mi pilar físico e interior. Sin ella, me derrumbo. La columna vertebral simboliza también mi energía más fundamental y más espiritual. Representa mi flexibilidad y mi resistencia frente a los diferentes sucesos de mi vida. Las desviaciones de la columna vertebral (escoliosis, lordosis, etc.) están vinculadas a la parte profunda de todo mi sistema energético. Durante un bloqueo, dolores físicos aparecen. Sentimientos de impotencia, un peso demasiado pesado que llevar, una necesidad afectiva o emocional insatisfecha, etc. hacen que me sienta atacado en mi solidez y en mi resistencia. Tengo la sensación de que soy el pilar en el seno de mi familia, de mi trabajo y con relación a cualquier situación u organización en la cual estoy implicado. ¿Qué sucedería a los demás si no estuviera aquí? ¿Se derrumbaría todo? La columna vertebral está vinculada a todos los diferentes aspectos de mi ser por el esqueleto, a través del sistema nervioso central y por la distribución sanguínea central. Cada pensamiento, sentimiento, situación, respuesta y sensación está grabado en la columna vertebral, como en las partes pertinentes implicadas del cuerpo. Miro la región afectada e identifico la causa del bloqueo. Poco importa la razón, acepto mantenerme abierto a la causa y la integración es más armoniosa. Vuelvo a edificar la nueva persona que quiero ser.

Escoliosis

La escoliosis es una desviación lateral de la columna vertebral. Cuando esta me afecta, tengo la sensación de llevar en mis hombros una carga muy pesada. Como esto sobrepasa cualquier esperanza de realización, vivo impotencia y desesperación. Mis responsabilidades me dan miedo, estoy indeciso en mi orientación. La energía se bloquea y la escoliosis es su manifestación física. Esto se presenta frecuentemente en la adolescencia: como que estoy a la búsqueda de una identidad, demasiado viejo para ser un niño y demasiado joven para ser un adulto, la vida y las responsabilidades parecen enormes. Tendré tendencia a compararme con mis hermanos, hermanas, primos y primas. Ya que tengo frecuentemente la impresión de que son mejores que yo, me desvalorizaré y esto se expresará por una escoliosis.

La escoliosis está, pues, vinculada a un deseo de huir de una situación o de alguien. Compruebo lo que sucede en mi vida que me impide sentirme bien. Acepto vivir en presente, es decir, un día a la vez. Tomo conciencia de estar en la escuela de la vida y de vivir en armonía con lo que me rodea. ¡Encuentro la alegría y, cada día, comprendo que tengo la fuerza y la capacidad de responder al reto de «cómo se resuelve»!

Lordosis

La lordosis es lo opuesto a la escoliosis, es una curvatura de la columna vertebral que forma un hueco en la espalda, en la región lumbar.

Al observar la postura de una persona que sufre de lordosis, se puede constatar que empuja la cadera hacia delante y la parte alta de la espalda hacia atrás. Da la impresión de echar hacia atrás la parte superior del cuerpo, lo que indica que tiene dificultad para recibir. Quiere hacerlo todo por ella misma y tiene dificultad para dejarse apoyar. Es una persona que, en la infancia, debió sentirse empujada.

En lugar de creer que no puedes dejarte ayudar porque deberás pagar con la misma moneda o porque no lo mereces, deberías aprender a recibir con agradecimiento y sintiendo el placer que los demás experimentan al hacerlo. Esta nueva actitud te ayudará a ir más lejos, a afirmarte más y a mantenerte derecho en la vida.

CONFLICTO EMOCIONAL DE LAS CONVULSIONES

Se dice que una persona padece convulsiones cuando le afectan movimientos involuntarios y bruscos acompañados, generalmente, de una pérdida de la conciencia. La persona en estado de convulsión agrede a su cuerpo.

Cualquier persona que agrede a su cuerpo de esta forma también se agrede en los planos emocional y mental. Siente mucha agitación interior. Generalmente, se ha reprimido mucho ante otro y esta violencia que no se permite expresar se vuelve contra ella. Si estas convulsiones se manifiestan, es violencia reprimida dentro de ti. Son recuerdos impresos en tu cuerpo, emocional y mental.

Si padeces convulsiones, tu cuerpo te dice que no puedes seguir reteniendo esa violencia interior. Debes saber que es normal que un ser humano experimente cierta violencia interna, pero debemos aprender a canalizarla de forma positiva y a equilibrarla. Los estudios psicológicos nos dicen que la violencia forma parte de nuestra voluntad de vivir y de sobrevivir. No tienes obligación de mostrar permanentemente una imagen de dulzura para responder a las expectativas de los demás, para complacer a alguien o para que te quieran más. Debes respetar tus límites y no acumular, porque de este modo te haces daño. Ámate a ti mismo y los demás te amarán.

CONFLICTO EMOCIONAL DEL CORAZÓN. PROBLEMAS CARDÍACOS

El corazón simboliza el amor, la paz y la alegría de vivir; por lo tanto, los problemas cardíacos proceden frecuentemente de una carencia de amor, de una tristeza, emociones inhibidas que volverán en superficie, incluso después de varios años. Mi corazón está endurecido por las heridas anteriores. Creo sinceramente que la vida es difícil, estresante y que es una lucha de todos los instantes. Me siento frecuentemente en posición de supervivencia, en un estado en que pienso que solo mi esfuerzo aportará algunos dividendos. Estoy inquieto, sobreexcitado, angustiado o demasiado frágil para conservar mi equilibrio emocional. Ahogo inconscientemente mi niño interior y le impido expresar toda esta maravillosa alegría de vivir.

El corazón está asociado a la glándula del timo; esta, que es responsable de la producción de las células T del sistema inmunitario, se debilita y resiste cada vez menos las invasiones si vivo mucha ira, odio, frustración o rechazo de mí mismo. El corazón necesita amor y paz. La vida está hecha para ser tomada con la actitud de un niño: apertura, alegría, curiosidad y entusiasmo. Incluso si tengo necesidades afectivas por colmar, intento quedar en un equilibrio armonioso, con una apertura del corazón suficiente como para apreciar cada gesto de mi existencia. Acepto amarme más, quedarme abierto al amor por mí y los demás. Me divierto, me relajo, tomo el tiempo de ser. Dejo de tomarme en serio. Me siento libre de amar sin obligación, sabiendo que soy feliz a pesar de todo.

Existen varias expresiones para describir el corazón y sus diferentes estados: ser sin corazón, tener corazón, escuchar su corazón. Si alguien me hace una observación del tipo «no tienes corazón», compruebo este mensaje que la vida me envía. Quizás es el signo de que tendría que cambiar algo. ¿Vivo un desequilibrio? ¿Tengo palpitaciones? ¿Estoy perturbado en el plano emocional? Poco importa la respuesta, no espero a estar enfermo para comprender y aceptar los cambios en mi vida. Me mantengo despierto, abro mi corazón a todo lo que es bueno para mí.

CONFLICTO EMOCIONAL DEL CORONAVIRUS

Los coronavirus son una familia de virus. En el corazón todo es generado por los pensamientos y patrones mentales, desde ahí puede darse cualquier enfermedad. En este caso, enfermé por una bacteria, un virus o un hongo, ¿qué tengo que ver yo con esto? ¿Creo que es casual? ¿Creo que es mala suerte? ¿Cómo puede ser que, de todas las personas que me rodean, solo me pasa a mí o a ciertas personas en concreto?

Todos los seres humanos están compuestos por los mismos átomos, los mismos órganos. Entonces la pregunta no es por qué, sino para qué, ¿qué debo aprender de esta enfermedad?

Virus

La defensa de mi organismo está asegurada por un sistema de autoprotección, el cual es esencial para protegerme de las agresiones que vienen del exterior, como las bacterias, los virus, los hongos microscópicos y todos los demás problemas potenciales.

Está en relación directa con mis estados emocionales y un profundo dolor mental en mi existencia puede reducir su fuerza de modo dramático. Las células inmunes se desarrollan al principio en la médula ósea y las que se volverán células T están transportadas, a su madurez, hasta la glándula timo, situada cerca del corazón. Su localización en relación al corazón me hace tomar mejor conciencia de la relación cuerpo-espíritu que existe. El sistema inmunitario responde a los sentimientos y al conjunto de mis pensamientos, sean estos positivos o negativos. Así, todos mis pensamientos de ira, amargura, odio y resentimiento tendrán tendencia a debilitar mi sistema inmunitario. Por otro lado, todos los pensamientos de amor, armonía, belleza y paz interior tendrán tendencia a reforzar mi sistema inmunitario.

El timo es la glándula endocrina que está asociada al centro de energía del corazón. Por lo tanto, cuando mi sistema inmunitario está afectado, mi necesidad de amor es también muy grande. Mi mismo cerebro está muy vinculado a mi sistema inmunitario y ciertos estados mentales tendrán un poderoso efecto, pudiendo afectar el funcionamiento de mi sistema. Como el virus coronavirus afecta al sistema respiratorio, este indica que los pulmones tienen una relación directa con la vida, con el deseo de vivir y con la capacidad de vivir bien, ya que aportan oxígeno a las células y, por lo tanto, vida al cuerpo humano. Todo problema en los pulmones indica que a la persona que lo sufre le duele vivir en ese momento. Se siente triste, ya sea que sienta desesperación o desánimo y no desee vivir, o que sienta que la asfixia una situación o una persona, lo cual le impide aspirar la vida a su gusto.

Puede sentir que no tiene el espacio necesario para moverse y librarse de una situación determinada. El miedo a morir o a ver morir a otra persona, a sufrir o ver sufrir a alguien también afecta a los pulmones. Una persona que empieza a pensar que estaría mejor muerta que viva pierde sus deseos, que son el carburante esencial del cuerpo emocional. La persona que tiene miedo a morir también tiene miedo a morir en algo y se impide pasar a lo nuevo. Cualquier cambio radical puede ahogarla e impedirle el entusiasmo necesario para pasar a otra cosa. Cuanto más grave sea el problema en el plano físico, más urgente es el mensaje para el individuo.

CONFLICTO EMOCIONAL DE UN CORTE

Pregúntate con qué situación o persona quieres cortar. El corte indica un desorden emocional, un profundo dolor mental que se manifiesta en lo físico. Me hace tomar conciencia de una llaga interior. Es un aviso, un signo de que debo volver a evaluar la dirección en la cual voy. Quiero ir demasiado deprisa y hacer demasiado rápidamente. Es el signo de un conflicto interior profundo. Empujo mis límites demasiado lejos. Miro el lugar en el cual me corto y la actividad que estaba haciendo en ese momento; esto me permite identificar el aspecto que debo integrar. Por ejemplo, un corte en las manos indica, quizás, que me siento culpable de expresar mi creatividad en las situaciones diarias, o bien que estoy irritado porque hago una cosa que no me gusta; me doy prisa y me hago culpable. Acepto lo que debo comprender, asumo mis elecciones y hago el cambio que se impone.

CONFLICTO EMOCIONAL DE LA CLAVÍCULA

Al estar directamente unida al hombro, un dolor en la clavícula significa mi ira contra las responsabilidades que me dan y frente a las cuales puedo vivir un sentimiento de sumisión y obligación. Frecuentemente, una fractura en la clavícula sucede después de una caída e indica que vivo una fuerte presión por mis responsabilidades. La emoción engendrada puede llevarme a pensar que voy a romperme bajo el peso de mis responsabilidades. Miro las situaciones con objetividad y empiezo a comprender que la vida no puede darme más responsabilidades de las que puedo tomar. Los huesos representan la estructura de las leyes y principios del mundo en el cual vivo; cuando hay fractura, indica que vivo actualmente un conflicto interior profundo. Esta fractura me indica que no puedo seguir así y que necesito con urgencia un cambio.

Si mi hombro derecho está afectado, se trata de mi lado masculino activo, puedo vivir un conflicto o una tensión con respecto a mi trabajo, a mi modo de actuar frente a la autoridad. Es el lado recio y controlador. Si es el lado izquierdo el que está afectado, la tensión que pueda vivir está relacionada con el aspecto femenino de mi vida, es decir, creativo y receptivo, a la habilidad por expresar mis sentimientos.

¡Cualquiera de los casos me indica que debo hacer cambios lo antes posible, mi cuerpo habla! ¡Es hora de escucharlo y resolver!

CONFLICTO EMOCIONAL DEL COLON IRRITABLE

El colon irritable, cuya denominación más exacta es síndrome del intestino irritable (SII), es un cuadro crónico y recidivante caracterizado por la existencia de dolor abdominal y/o cambios en el ritmo intestinal, acompañados o no de una sensación de distensión abdominal, sin que se demuestre una alteración en la morfología o en el metabolismo intestinales, ni causas infecciosas que lo justifiquen.

El lugar donde suelto lo que ya no necesito. Los problemas aquí están conectados con el hecho de retener y soltar; es para vengarme de padres que considero como autoritarios, manipuladores o abusivos. Es lugar de descarga de las principales toxinas del cuerpo humano. Ciertos miedos internos, el estrés y las emociones se evacuan por este orificio.

Puedo comprobar las situaciones siguientes: «¿Qué es lo que intento ignorar hasta el punto de retenerlo? ¿Hasta dónde puedo yo dejarme ir? ¿Soy capaz de relajar y dejar que me guíe la vida? ¿Estoy listo para vivir nuevas sensaciones frente a la vida?».

Se encuentra su origen en una situación que vivo y en la cual experimento cólera con relación a lo que quiero retener y que no consigo guardar dentro de mí. Es como si quisiera conservar viejos residuos del pasado (viejas formas, pensamientos, emociones, deseos), pero no lo consigo. Incluso puedo mantener sentimientos de venganza con relación a alguien o a algo. No consigo decidirme entre lo físico y lo espiritual, entre los deseos y el desapego —en el sentido amplio—.

CONFLICTO EMOCIONAL DEL CUELLO (GENERAL)

El cuello es una parte muy importante del cuerpo que une la cabeza al resto del organismo y, en el sentido metafísico, el cuerpo espiritual con el material. El dolor de cuello se manifiesta cuando la persona mueve la cabeza en cierta dirección.

Como el cuello es una de las partes flexibles del cuerpo, todo problema en él denota inflexibilidad en la persona que lo padece. Esta persona no quiere hacer frente a una situación porque no la puede controlar como quisiera. Tiene miedo de ver o de escuchar lo que pasa a su espalda, del mismo modo que la rigidez en su cuello le impide girar la cabeza hacia atrás. Hace como que la situación no le molesta, pero en realidad siente muchas emociones.

La presencia de este padecimiento te indica que la razón por la cual no quieres hacer frente a la situación no es buena para ti. Esta actitud mental te lleva a ponerte rígido y no te ayuda a encontrar una solución. Si tienes miedo de lo que pueda pasar a tus espaldas, date cuenta de que este temor es producto de tu imaginación y no de la realidad. Te sugiero que hables con la persona o personas involucradas y les expreses al mismo tiempo lo que crees y lo que temes.

Para más datos, observa si la rigidez de tu cuello te impide mover la cabeza para decir sí o no. Si te es difícil moverla para decir sí, la razón por la cual te impides decírselo a alguien o a una situación dada no es válida. Descubre el temor que te impide decir sí. Te sugiero que después verifiques con la persona relacionada si tu temor está justificado realmente. En resumen, si el dolor te impide decir sí, tu cuerpo te dice que lo mejor para ti es decir sí. Te dice que tu terquedad, tu inflexibilidad te perjudica mucho más de lo que te ayuda en la situación que vives. Si lo que se te dificulta es decir no, sigue el mismo procedimiento.

CONFLICTO EMOCIONAL DEL DALTONISMO (NO PERCEPCIÓN DE LOS COLORES)

Ser daltónico es ver el mundo sin sus colores, grisáceo e indiferenciado. Dar a mi vida tonos de solo objetividad, sin emociones. Decido quitar las diferencias y no verlas.

Puede suceder que solo sean colores precisos los que no pueda ver. Entonces me puedo preguntar en cuál situación de mi vida conocí un inmenso estrés y qué hacía referencia a este color o a estos colores que no puedo discernir. Por ejemplo, si no puedo ver el rojo, quizás de joven estuve a punto de morir porque un auto rojo se dirigía contra mí. Ahora asociado a un alto nivel de estrés y simbolizando la muerte que me espera, inconscientemente ya no quisiera ver el rojo. Si no puedo distinguir ningún color, se puede aplicar el mismo principio. También un día puedo haber decidido no «soñar en colores» para evitar estar decepcionado. Ya que nuestros sueños de hoy crean la realidad de mañana, voy a dejar de ver los colores en mi vida diaria. A partir de ahora voy a decidir los colores, dejar sitio a mi imaginación. Imagino el rosa, el verde, el azul. Como un artista, decido la mezcla de colores. Me impregno de esta unidad que me ofrece el mundo. Dejo libre curso a mi fantasía, expreso mi alegría de vivir de mil y un modos.

CONFLICTO EMOCIONAL DE LOS DEDOS

Las manos son para acariciar, sujetar, apretar, sostener, estrechar y también para golpear. Son múltiples las funciones que ejecutan nuestras manos y, por lo tanto, son una parte del cuerpo muy importante. Son capaces de expresar el más grande amor a través de una caricia o el odio total a través de un golpe.

Las manos representan al padre y al trabajo en general, así que cualquier padecimiento en las manos se referirá al padre, la función paterna o el desempeño en nuestro trabajo. Son las que dan y reciben.

Cada dedo va a representar, a nivel simbólico, diferentes cosas:

Dedo pulgar

Representa a la madre, a la función de nutrición afectiva. Es el dedo del juicio (vive o muere). Simboliza lo que digo, es el dedo de la boca, el que se chupan los bebés.

Si presento alguna lesión en este dedo puede deberse a un conflicto con mi madre. Es un conflicto de desvalorización sin oposición posible. Puede ser una situación de «estoy harto, no doy más».

Dedo índice

Representa mi autoridad, mi independencia. Es el dedo del juicio y del silencio, es el que nos llevamos a la boca para silenciar a los demás. Se relaciona con el olfato, la nariz.

Si la lesión se presenta en el índice, quiere decir que puedo tener un problema de autoridad, ya sea que no la ejerzo o que la ejercen de manera inadecuada hacia mí. Me siento sometido, me siento juzgado equivocada o injustamente. Conflicto con un silencio impuesto, algo que me tuve que callar, conflicto de desvalorización respecto a una acusación, a un silencio.

Dedo medio

Representa la sexualidad, el tacto que tengo en el manejo de soluciones y situaciones con los demás.

Cuando presentamos problemas con el dedo medio se puede deber a un conflicto de índole sexual, ya sea en mi sexualidad o en la de mi pareja. En la mano derecha tiene que ver con lo que nos «enganchamos», el apego en términos sociales, el desapego a la madre. La falangeta tiene que ver con lo sutil, con la parte espiritual de la persona, lo divino, lo superior. En la mano izquierda tiene que ver con que soy demasiado materialista, me engancho con lo material y no me involucro en asuntos emotivos.

Dedo anular

Representa el compromiso. Es el dedo donde va el anillo de matrimonio, por eso el compromiso. Tiene que ver con las asociaciones y alianzas que realizo. Simboliza lo que veo, mis ojos.

Este dedo se verá afectado cuando no tenemos armonía en nuestra vida, señala separaciones o contratos legales que no van bien. El dedo derecho tiene que ver con los inicios y los comienzos de proyectos, la gestación; entonces, se verá afectado cuando no iniciamos algún proyecto de manera adecuada. El dedo izquierdo tiene que ver con los límites y las lealtades, afectándose al ser desleales o vivir deslealtad por parte de la pareja o socios laborales.

El dedo anular tiene una particularidad, se verá comprometido cuando hay duelos que no se han resuelto correctamente, ante pérdidas simbólicas o reales.

Dedo meñique

Tiene que ver con los secretos, es el dedo del oído. Representa la toma de conciencia de las cosas. Representa el lado sucio y secreto de la familia.

Cuando este dedo sufre alguna lesión, tiene que ver con un secreto familiar, una mentira que me hayan hecho o que yo mienta, con conflictos por guardar un secreto. Refleja mi intuición y si esta falla puede que me lesione este dedo. El dedo de la mano derecha tiene que ver en general con mentiras afectivas. También está relacionado con el trabajo no terminado, con dificultades para tomar el liderazgo. El de la mano izquierda tiene que ver con el silencio, los secretos que oculto o que digo cuando no debo desvelarlos.

Básicamente, todos los dedos de la mano están relacionados con un conflicto de desvalorización, algo que me hace sentirme menos, ya sea en el trabajo, en el área afectiva, etc.

Los conflictos en los dedos son una llamada a vivir en armonía y en equilibrio, tomar la responsabilidad de mis actos en mis manos y ya no depender de las opiniones de los demás, aprender a confiar más en mí mismo.

CONFLICTO EMOCIONAL DE LOS DEDOS DE LOS PIES

Los dedos de los pies son la prolongación del pie. Los problemas más conocidos de estos son: deformación, fractura, calambres, callosidad (dureza), heridas, juanetes y uña enterrada.

Como los pies representan nuestra forma de avanzar en la vida, los dedos representan nuestra percepción de los detalles de ese avance. La mayoría de los problemas en los dedos de los pies nos impiden caminar libremente y con soltura, por lo que indican a quien los sufre que se crea miedos inútiles con respecto a su manera de avanzar o de percibir el futuro. Se preocupa, sobre todo, por detalles que le impiden ver la totalidad de una situación dada. Mira demasiado el árbol y no ve el bosque. Termina por perder contacto con sus deseos y sus avances son cada vez más lentos.

Por lo general, el dedo más afectado es el dedo gordo; la uña encarnada es un ejemplo. Como este dedo marca la dirección a los demás, todo problema en él representa culpabilidad o arrepentimiento con respecto a la dirección tomada, o incluso culpabilidad ante la dirección que la persona quiere seguir. Este sentimiento influirá en su porvenir.

Tu problema en el dedo del pie te envía el mensaje de que vuelvas a establecer contacto con lo que quieres verdaderamente para tu futuro y que no te detengas en los detalles. Acepta la idea de que es muy humano tener miedo ante lo desconocido y que solo con la acción podrás comprobar lo que es bueno para ti y lo que no lo es. Cuando te dejas detener por los detalles, alimentas tus temores y bloqueas lo que quieres. Además, date cuenta de que, cualquiera que sea tu decisión con respecto a tu porvenir, pensar solo puede dar lugar a nuevos temores. No hay errores, solo experiencias que te servirán en el futuro.

CONFLICTO EMOCIONAL DE LA DERMATITIS

La dermatitis atópica es una enfermedad inflamatoria crónica recidivante de la piel, intensamente pruriginosa, que afecta fundamentalmente las superficies flexoras de codos y rodillas, el cuero cabelludo, la cara y el torso.

La dermatitis es la inflamación de mi piel. Es la parte de mi ser que toma contacto primero con el universo y, por consiguiente, refleja varios de mis miedos y de mis inseguridades interiores. Una inflamación es una irritación reprimida que intenta expresarse. Este enfado puede ser hacia mí mismo o hacia los demás. La dermatitis es un modo de reaccionar si alguien «se resbala» debajo de mi piel, me trastorna, me molesta o si una situación me causa frustración. Pone en evidencia una necesidad de contacto físico —habitualmente por el tacto— que pide estar colmada o la necesidad de evitar un contacto que me está impuesto y que rechazo. Teniendo la dificultad o no atreviéndome a decir a la otra persona que pare, mi piel «hierve» de ira, o al contrario, puedo tener dificultad en manifestar mi necesidad de contacto humano, caricias, etc.

CONFLICTO EMOCIONAL DE LA DEPENDENCIA

Una dependencia está vinculada a un profundo vacío interior, a una tentativa exterior de querer colmar principalmente una carencia de amor de sí o una carencia afectiva vinculada a uno de mis padres. Mediante la dependencia (alcohol, droga, alimento, cigarrillo, deporte, sexo), quiero colmar este vacío, esta desesperación y esta tristeza. Mi vida está privada de sentido, no satisface mis deseos más profundos. Me siento en rebeldía contra el mundo exterior y tengo dificultad en preservar mi ego. No consigo amarme tal como soy y esta incapacidad temporal se manifiesta por ira y rencor frente al universo.

La dependencia es, pues, un tipo de sustituto que me ayuda a vivir temporalmente en un mundo sin problema. El alcohol me trae cierto éxtasis y un letargo frente a lo que vivo; las drogas «no prescritas» (cocaína, hachís, heroína, LSD, PCP, marihuana, etc.) me dirigen hacia nuevas sensaciones con el deseo de alcanzar cumbres desconocidas de la consciencia. Cualquier dependencia conlleva, pues, reacciones del cuerpo humano más o menos conocidas. Estas formas de abuso son fundamentalmente negativas y diversos tipos de miedos incontrolados (neurosis) pueden surgir si la dependencia es fuerte —por ejemplo, drogas—. Finalmente, una dependencia puede manifestarse a través de cierta tendencia —por ejemplo, sexual— que es difícilmente controlable. El primer paso importante por hacer es tomar conciencia de mi situación.

CONFLICTO EMOCIONAL DE LA DEPRESIÓN

La depresión es el medio que una persona utiliza para no sentir presión, sobre todo afectiva. No puede más, ha llegado a su límite. De acuerdo con mis observaciones durante varios años, la persona con tendencias depresivas tiene conflictos pendientes de resolver con su progenitor del género contrario. Esto explica que muy a menudo ataque a su cónyuge, en quien establece la transferencia. Lo que esta persona hace sentir a su pareja es lo que hubiera querido hacerle a su padre o a su madre, pero se contuvo. Al rechazar ayuda, la persona depresiva continúa alimentando su rencor o su ira hacia ese padre o esa madre, y se hunde en su dolor.

La gravedad del estado depresivo refleja la intensidad con la que se vivió la herida siendo niño. Las heridas pueden ser las siguientes: rechazo, abandono, humillación, traición o injusticia. Para ocasionar un desequilibrio mental tan grande como la depresión y la psicosis maniaco-depresiva, el dolor tuvo que ser vivido en aislamiento. Esta persona no tuvo con quién hablar en su infancia, alguien que escuchara sus preguntas y sus angustias. Tampoco aprendió a confiar en los demás, bloqueó sus deseos y se replegó finalmente sobre sí misma, mientras aumentaba su sentimiento de rencor o de ira.

CONFLICTO EMOCIONAL DE LA DIABETES

La diabetes, también llamada diabetes dulce, se manifiesta por una secreción insuficiente de insulina por el páncreas, que resulta de una incapacidad de este para mantener un porcentaje de azúcar razonable en la sangre. Un exceso de azúcar sanguíneo se produce entonces y la sangre es incapaz de usar adecuadamente los azúcares en el flujo sanguíneo. Estos azúcares en exceso causan un porcentaje demasiado elevado de azúcar en la orina, que se vuelve dulce. El azúcar corresponde al amor, a la ternura, al afecto; la diabetes refleja, pues, diversos sentimientos de tristeza interior. Es el mal de amor, una carencia de amor seguro porque necesito, a causa de mis heridas anteriores, controlar el entorno y la gente que me rodea. ¡Pues sí! Si tengo diabetes, suelo vivir tristezas seguidas, emociones reprimidas teñidas de tristeza inconsciente y ausentes de dulzura. La dulzura desapareció, dejando sitio a un dolor continuo. Empiezo entonces a comer azúcar bajo todas las formas posibles para compensar: pastas alimentarias, pan, golosinas, etc. El plano afectivo, social o financiero puede resentirse. Intento compensar por todos los medios posibles. Me limito en muchos campos. Me vuelvo «amargo» (amargura) frente a la vida, es la razón por la cual encuentro mi vida amarga y compenso con un estado más dulce. Al tener dificultad en recibir amor, me siento ahogado y sobrecargado, pillado en mi situación incontrolable y excesiva. El exceso está eliminado en la orina.

Tengo, pues, una gran necesidad de amor y afecto, pero no sé actuar ni reaccionar cuando podría recibirlo. Tengo dificultad en recibir el amor de los demás y la vida pierde gusto para mí. Es difícil soltarme y expresar el amor verdadero. Mis esperas son frecuentemente desmedidas (quiero que la gente realice mis deseos) y me atraen frustraciones, ira, frente a la vida y el repliegue sobre sí. Vivo mucha resistencia frente a un acontecimiento que quiero evitar, pero que me siento obligado a sufrir. Por ejemplo, puede ser una separación, un traslado, un examen, etc. A esta resistencia se añadirá un sentimiento de disgusto, repugnancia, desdén frente a este acontecimiento. La hiperglicemia aparecerá en ese momento.

Necesito asumirme enseguida. Necesito cambiar las situaciones que me afectan, empezando a ver el amor y la alegría en todas las cosas. La diabetes o hiperglicemia (exceso de azúcar en la sangre) y la hipoglicemia (insuficiencia de azúcar en la sangre), ambas vinculadas a la falta de alegría, están vinculadas directamente al amor que soy capaz de expresar para mí mismo y los demás. En el caso de la diabetes gestacional, que se produce habitualmente después de la segunda mitad del embarazo, debo preguntarme lo mismo que les pregunto a las personas afectadas de diabetes. Puede que la tristeza profunda, repugnancia o resistencia se revelen a mi consciencia. Este embarazo puede activar y ampliar en mí el recuerdo más o menos consciente de estos sentimientos que pude vivir en mi infancia, y la consecuencia será la diabetes. Después del parto, el regreso a mi estado normal me indica que estos sentimientos han desaparecido o que su importancia ha disminuido enormemente, lo cual trae un restablecimiento de la cantidad de azúcar en sangre (glucosa). Hay tanto amor disponible. ¿Soy realmente consciente del amor que la gente tiene para mí? La gente me ama y debo verlo a partir de ahora. Acepto el pasado de un modo desapegado, por lo que es. ¡Es abriendo mi corazón como se producen los milagros!

CONFLICTO EMOCIONAL DE LOS DIENTES Y MUELAS

¡Los dientes y las muelas simbolizan las decisiones, la puerta sólida de entrada que me permite morder con todos mis dientes en la vida! Realidad interior y exterior pasan por mis dientes, que son uno de los medios para expresarme enteramente en este universo. El diente es uno de los órganos anexos muy duros que representa la energía fundamental de mi ser. La capacidad interior de acoger las nuevas ideas, el amor y el alimento interior se manifiesta por los dientes sanos y duros. Los dientes son, en parte, el espejo del ser. Cuando el alimento pasa a través de mi boca, esta transmite también sentimientos que pueden afectar mis dientes tarde o temprano. Así, dientes alterados —por ejemplo, con caries— indican una débil afirmación de sí, una realidad inaceptable para mí y el miedo a coger mi lugar en el universo con las responsabilidades que esto implica. Aunque tenga dificultad en tomar ciertas decisiones benéficas para mí, debo quedarme abierto a los medios disponibles que me permiten superar las situaciones más delicadas. Los dientes representan también mi voluntad de ir hacia delante, de hacer bien las cosas, mi capacidad de dar vida a mis pensamientos y a mis emociones. Un conflicto profundo, culpabilidad conectada con una situación emocional transportada con las palabras o cualquier desarreglo interior pueden manifestarse por una reacción en los dientes e incluso en las encías.

Puedo, pues, «apretar los dientes» para defenderme de una agresión exterior en una situación que me hace fuertemente reaccionar. Cierro la puerta, resistiendo a lo que quiere entrar en mí o, al contrario, a lo que necesita salir de mí. Los incisivos (los dientes de delante) se relacionan con el hecho de no hacer tal acción, etc. Los caninos se vinculan más con el hecho de poder ejercer cierta autoridad sobre las decisiones que he de tomar. Pueden estar afectados cuando me siento «estirado» frente a una decisión que he de tomar. Las premuelas me indican mi grado de acuerdo con mis decisiones. En cuanto a las muelas, representan mi grado de felicidad frente a las decisiones que se tomaron o que debo aún tomar. El esmalte del diente estará afectado cuando tengo la sensación de que no tengo el derecho de «morder» en una situación, y la dentina estará afectada cuando pienso no poder ser capaz de «morder» en una situación, dudando de mí mismo, de mis capacidades. Acepto quedar abierto al amor, sin tener miedo de perder la gratitud de los demás. Me amo tal como soy, con todas mis cualidades. Debo cuidar de mis dientes, visten mi personalidad.

¡Los dientes no tienen máscara! Me mantengo yo mismo, sin juzgarme y quedando abierto a las críticas exteriores.

Una mala dentadura es señal de una agresividad contenida y de escasa vitalidad. Quien la padece evita los conflictos y carece de la capacidad de hincarle el diente a un problema. Le falta empuje para abrirse camino en la vida (enseñar los dientes), ya que se siente impotente e incapaz de defenderse. Conflicto de desvalorización por no poder morder. Podría morder, soy capaz de hacerlo, pero no tengo derecho a hacerlo, porque uno se siente más débil.

- Los ocho dientes del lado superior derecho manifiestan lo que la persona quiere hacia fuera. Los problemas significan que no encontramos nuestro lugar en el mundo.
- Los ocho dientes del lado superior izquierdo manifiestan nuestros dones, lo que llevamos en nosotros mismos. Los problemas simbolizan que no nos dejan ser lo que somos.
- Los ocho dientes del lado inferior derecho manifiestan nuestra capacidad para concretar nuestra vida en aspectos como el trabajo…
- Los ocho dientes del lado inferior izquierdo manifiestan nuestra sensibilidad y los problemas informan sobre una falta de reconocimiento afectivo en el entorno familiar.

La carie dental es la manifestación de un dolor interior profundo. Algo me roe hasta lo más hondo de mi ser, quizás porque no hemos sabido expresar a tiempo las palabras que deberíamos haber dicho o por no haber tomado la decisión adecuada en el momento oportuno. O hemos vivido una situación en la que teníamos el deseo de «morder» a alguien y no lo hemos hecho. De este modo, nos bloqueamos y no podemos actuar ni manifestar nuestros deseos.

Las caries también nos indican que tomamos la vida demasiado en serio y que nos impedimos reír.

Rechinar los dientes

Los dientes representan las decisiones y cierta forma de agresividad. El rechinar de los dientes es, pues, una ira inconsciente que aflora en la superficie, una rabia reprimida que se expresa, frecuentemente, de noche. Estoy muy nervioso interiormente, me retengo y no digo o no hago ciertas cosas. Como no consigo tomar decisiones claras y precisas, el rechinar de los dientes es la expresión física de mi tristeza y de mi agresividad reprimida. Como una puerta mal engrasada, el chirrido de dientes me indica mi miedo a abrirme para tomar decisiones y el ruido expresa una forma de gemido interior. Acepto tomar conciencia de este estado sin inhibirlo y expresarlo como lo vivo actualmente. Acepto mi sensibilidad y las emociones que afloran y comprendo que mis incertidumbres me llevan a vivir mucha más tensión interior que el hecho de tomar las iniciativas que se imponen. Cuando tomo una decisión, me libero y me siento más desarrollado.

CONFLICTO EMOCIONAL DE LA DISCALCULIA

La discalculia es una dificultad en el aprendizaje de las matemáticas (DAM). Para todo conflicto relacionado con la incapacidad para comprender las matemáticas, hay que buscar emociones de:

- Conflicto de no ser tomado en cuenta (emoción del hijo con respecto a la atención que recibe de su madre o bien emoción de la madre de no ser tomada en cuenta por otra persona).
- Conflicto de un niño concebido por un «error de cálculo».

Si el problema es para sumar

- Existencia y/o presencia de hijos ilegítimos en la familia, a los cuales hay que cuidar o recibir.
- Conflicto de no poder acumular (dinero, casi siempre).
- Conflicto de haber tenido que aceptar que llega un hermano nuevo (está de más, sobra).

Si el problema es para restar

- Conflictos en la familia de pérdidas económicas importantes, pérdidas humanas importantes o impactantes.

- Conflicto por la separación de mis padres, me quedo con la persona que no quiero.

Si el problema es para dividir

- Conflicto de separación. Como niño no quiero que mis papás se separen, no quiero que mi hogar o familia se divida.
- Conflicto de sentirse dividido (emoción del niño o de la madre). Sentir que debemos elegir entre una persona y otra, elegir entre un tipo de vida u otro, etc.

Si el problema es para multiplicar

- Conflicto en el que la familia está conformada de hijos de varios padres o madres, hijos de parejas en donde ambos ya tenían hijos.
- Conflicto de miedo a tener hijos, miedo a multiplicarme (reproducirme).

CONFLICTO EMOCIONAL DE LA DISFONÍA

Quise decir algo y no pude, o dije algo de lo que me arrepiento.

La voz es la expresión de sí, la creatividad. Una emoción demasiado grande (desamparo, inquietud) puede llevarme a no saber qué decir ni cuál dirección tomar, ni cómo interpretar esta dirección con relación a la emoción vivida. De todos modos, mi sensibilidad (hiperemotividad) está herida y ya no consigo decir nada. ¡Tengo el aliento cortado! Si disperso demasiado mis energías, en particular después de un golpe emocional, un vacío interior se creará debido a mi desasosiego interior y los sonidos estarán engullidos por este vacío. Por lo tanto, es muy importante para mí que vuelva a conectar con el soplo de mi comunicación interior. Aún es posible que esta experiencia me proteja porque estoy en un estado en que ya no debo hablar, ya no puedo decir secretos. ¿Uso de un modo sano mi voz y mis cuerdas vocales? ¿He de quedarme silencioso durante algún tiempo? A veces se dice: «La palabra es de plata y el silencio es de oro». Aprendo a expresar mis emociones, mi creatividad y mis ideas del modo en que mejor me siento, en el respeto de mis capacidades.

CONFLICTO EMOCIONAL DE LA DISLEXIA

La dislexia es un trastorno que afecta al aprendizaje de la lectura. No se debe confundir con los problemas de aprendizaje ocasionados por situaciones de estrés o asuntos emocionales que el niño vive de manera temporal. El niño o el adulto disléxico tiene problemas con la organización del espacio, los errores que comete al leer persisten o se agravan.

Este trastorno se produce, generalmente, porque se sienten presionados o forzados a sobresalir intelectualmente. Les cuesta trabajo utilizar de manera simultánea los dos hemisferios del cerebro. En el plano emocional, esto significa que este tiene problemas para armonizar sus principios femenino y masculino. Su mente está indecisa, confundida ante el género que eligió en esta vida. Ejemplo: «Debí nacer varón» o «Querían que fuera varón y soy mujer», o viceversa.

CONFLICTO EMOCIONAL DEL DOLOR

Cualquiera que sea el dolor, está vinculado a un desequilibrio de orden emocional o mental, a un sentimiento profundo de culpabilidad o de pena. Es una forma de angustia interna y, al sentirme culpable de haber hecho algo, de haber hablado o incluso de haber tenido pensamientos malsanos o negativos, me castigo manifestando inconscientemente un dolor de intensidad variable. La pregunta por plantear es: ¿soy realmente culpable? ¿Y de qué? El dolor vivido actualmente solo disimula la causa verdadera: la culpabilidad. Mis pensamientos son muy poderosos y debo mantenerme abierto para identificar bien estas culpabilidades. No debo evitarlas, sino afrontarlas, porque son miedos que deberé integrar pronto o tarde. El dolor en los huesos indica que la situación me afecta en lo más hondo de mi ser, mientras que en los músculos, es más un dolor de nivel mental. El dolor me «conecta» instantáneamente y me obliga a sentir lo que sucede en mi cuerpo. En un sentido, es positivo porque me permite «conectarme» conmigo mismo, como alma, y volverme consciente. Cuando el dolor es crónico, esto significa simplemente que desde la aparición del dolor no me he encarado con la verdadera causa de este. Cuanto más tardo en tomar conciencia de él, más vuelve regularmente el dolor, hasta hacerse crónico. Es importante que acepte comprobar el origen de mi dolor y que me mantenga abierto para resolver la verdadera causa de mi dolor. El lugar donde está ubicado el dolor me da indicaciones sobre la auténtica causa de este.

CONFLICTO EMOCIONAL DEL DOLOR REPENTINO

Un dolor repentino es un dolor inexplicable que puede surgir de pronto en cualquier lugar del cuerpo. Al igual que el sistema penal decreta que cuando una persona es culpable debe pagar una multa o ser encarcelada, el ser humano insiste en castigarse cuando se declara culpable. Sin embargo, esto ocurre a nivel inconsciente. El dolor repentino es una de las maneras que los humanos utilizan para castigarse: se hacen daño. Este elemento ha sido utilizado desde hace mucho como medio de castigo.

Indica que la persona que lo sufre se ha declarado culpable de algo que hizo o no hizo, quiere o no quiere hacer, incluso sin comprobar si su culpa es real. Observando para qué sirve la parte del cuerpo afectada, la persona sabrá en qué área siente esa culpa.

Si eres del tipo de persona que se acusa fácilmente y se declara culpable, sin duda creerás que castigándote neutralizarás tu sentimiento de culpabilidad. Por desgracia, esto no soluciona nada, porque cada vez que te sientes culpable tienes que volver a empezar. Es muy probable que los dolores que sientes tiendan a desaparecer si te detienes a comprobar tu culpabilidad.

La gran mayoría de los individuos que se acusan fácilmente rara vez son culpables. Esto significa que hiciste daño o quisiste dañar intencionalmente a otro o a ti mismo. Sentirte culpable cuando no lo eres significa que necesitas revisar tu sistema de valores y tus creencias. Una vocecita en tu cabeza te dice que eres culpable, pero no tu corazón, tu dios interior. Esa vocecita es el eco de la voz de otra persona —a menudo, uno de los progenitores— que registraste y al que decidiste creer. Si cambias tu concepto de culpabilidad, evitarás este sentimiento inútil.

CONFLICTO EMOCIONAL DEL DOLOR DE CABEZA

Hay varias causas de los dolores de cabeza. Por ejemplo, el estrés y la tensión cuando me esfuerzo tanto como pueda para estar de cierto modo o para hacer tal cosa. El dolor de cabeza aparece frecuentemente cuando intento demasiado fuerte realizar algo o cuando estoy obsesionado por esto que viene e inquieto por lo que me espera en el futuro. Vivo en este momento mucha ansiedad y preocupación. Así puedo reaccionar a fuertes presiones ejercidas por situaciones o acontecimientos que me rodean. Puedo vivir un sentimiento intenso de fracaso, duda u odio de sí, que da vida a la crítica y, sobre todo, la autocrítica. Estoy encajonado en mi cabeza, no me gusta lo que veo y me juzgo con severidad, dándome a mí mismo «golpes de cabeza».

El dolor de cabeza puede provenir también de la negación y de la supresión de mis pensamientos y de mis sentimientos, que creo inaceptables o desaprobados. O bien no tengo el valor de expresarlos, o sencillamente no los escucho, porque racionalizo, intelectualizo todo lo que vivo. «¡Esto está bien, esto está mal!». Quiero, quizás, comprender demasiado, ir demasiado deprisa, querer saber o tener respuesta a mis preguntas enseguida. Pero el tiempo quizás no ha llegado aún y debo desarrollar mi paciencia y mi confianza en que todo sucede en el momento justo. El dolor de cabeza expresa también emociones negativas que están en mi cabeza, tales como la inseguridad, el tormento, las ambiciones excesivas, la obsesión de ser perfecto, que causan una dilatación sanguínea.

Finalmente, si tengo miedo de hacer frente a cierta realidad, podré encontrarme otro lugar en donde llevar mi atención y huir, esto siendo el dolor de cabeza. Un dolor de cabeza al nivel de la frente se referirá más a una situación en mi trabajo o vinculada a mi papel social, pero si se sitúa lateralmente (cerca de las sienes), más bien es mi lado emocional (familia, pareja) el que está implicado. Cualquiera que sea la causa, el dolor de cabeza está directamente vinculado a mi individualidad y debo aprender a ser más paciente y más flexible hacia mí y los demás. Mis ideas son cada vez más claras y aprendo a dar el lugar que corresponde tanto a mi intelecto como a mis emociones, para alcanzar el equilibrio. Entonces estaré más en armonía conmigo mismo, me sentiré la cabeza más liberada y ligera.

CONFLICTO EMOCIONAL DE LAS DROGAS

Relacionadas con el sentimiento de sentirse alejado, separado o ignorado por mamá o papá, cada droga tiene también su significado sistémico. Es una manera de evadir la emoción de sentirse poco amado o importante para los padres.

Es muy común que niños con madre o padre ausente caigan en drogas o tranquilizantes, porque esas sustancias les hacen evadir su «abandono», que en muchas ocasiones no es físico. Pueden ser hijos de padres ricos o pobres, eso no importa, pero es un hecho que nunca están los padres en casa o bien, aunque están, ignoran a la persona.

No hay una convivencia familiar fortalecida y la persona encuentra en las drogas la manera de evadir ese dolor. Encontraremos situaciones, tanto en la vida de la persona como en su árbol genealógico, de padres o madres ausentes, real o simbólicamente.

También puede suceder que la persona tenía una hermosa vida familiar, pero por circunstancias profesionales, sentimentales o simplemente de la vida, se ha alejado de la familia y eso le duele y, por lo tanto, lo evade. Esa mujer cuyo marido trabaja todo el día y no le presta la mínima atención, y cuando él está en casa, la ignora. Ese hombre que vive para trabajar, que vive solo y que al llegar a casa solo encuentra silencio.

La cocaína ayuda a manejar el odio para con el padre, a expresar lo que no me atrevo a expresar, puesto que la cocaína me desinhibe. Ilusión de un gran despertar que facilita la relación con los demás. Quiero recobrar mi pureza o aquello que ya no puedo generar más, como la admiración de los otros.

La marihuana ayuda a manejar una separación de pareja y mi identidad o posición frente a esa separación. Droga del adolescente que se busca a sí mismo, que no sabe qué vino a hacer sobre el planeta. Conflicto de identidad: «¿Quién soy? ¿Quién es mi padre?». El útero segrega una molécula que es captada por el huevo; la anandamida (un cannabinoide) administra la implantación del huevo. Si no lo hace, habrá un embarazo fallido. Esto nos lleva a un conflicto de elección: «¿Elijo vivir? ¿Para qué?». La marihuana nos devuelve a la tierra, arraiga, y así puedes dejarte llevar.

El hachís sirve para buscar transgeneracionales ligados a asesinatos, guerras.

La heroína da impresión de energía y gran optimismo. ¿De quién no he sido el héroe? ¿A quién defraudé? Tengo toda la intención de ser un héroe, de defender aquello en lo que creo, de ser el mejor, pero no lo logro. Anula el instinto de agresión/violencia; por no matar a los demás, me mato yo. Buscar en el árbol historias de violencia.

La morfina se usa cuando no soporto el sufrimiento, el dolor emocional en el que vivo.

El *speed* te permite actuar sin conciencia. Huida hacia delante.

CONFLICTO EMOCIONAL DE LA ELA

La esclerosis lateral amiotrófica —abreviadamente, ELA— es una enfermedad degenerativa de tipo neuromuscular. Se origina cuando las células del sistema nervioso llamadas motoneuronas disminuyen gradualmente su funcionamiento y mueren, provocando una parálisis muscular progresiva. En sus etapas avanzadas, los pacientes sufren una parálisis total que se acompaña de una exaltación de los reflejos tendinosos, resultado de la pérdida de los controles musculares inhibitorios.

Mi sistema nervioso está compuesto de nervios y centros nerviosos que sirven a la coordinación y al mando de diferentes partes de mi cuerpo, así como a la recepción de informaciones sensoriales, psíquicas e intelectuales. De hecho, mi sistema nervioso está vinculado más directamente a mis pensamientos en relación con la parte de mi cuerpo energético o mental. Es el sistema de conexión eléctrica en el plano físico que permite que mis pensamientos se vuelvan acción en este mundo. La parálisis es una imposibilidad de actuar, un paro del funcionamiento de la actividad de uno o varios músculos. Puede afectar un órgano, un sistema de órgano o todo el cuerpo.

Esta enfermedad está vinculada con la huida: ¿intento evitar o resistir a una situación o a una persona? Frecuentemente, es el miedo que me paraliza. Lo que vivo puede parecer tan insostenible e insuperable que deseo «cortarme», volverme insensible, teniendo la sensación de que no hay solución posible, siendo incapaz de asumir plenamente mis responsabilidades. También puedo vivir o haber vivido un traumatismo profundo que me pide «dejar de vivir» porque esto es demasiado. ¡Es posible también que un odio intenso o una falta de fe en mí sea tal que la única seguridad contra la mala acción sea la inacción total! También puedo estar muy rígido en cuanto a mi modo de pensar y si todo no se traza como he previsto, mi reacción es retirarme, evadirme.

Es importante que tome conciencia de la presión que me obsesiona, de cara a lo que sucede o va a suceder, para controlarla y permitir a la parte paralizada empezar otra vez a vivir. Puedo sentirme paralizado en una situación en que no puedo moverme o que me ofrece ninguna latitud frente a las elecciones o a las acciones por tomar. La parte del cuerpo afectada me da indicaciones suplementarias en cuanto al origen de mi dolencia y de mi miedo. Si, por ejemplo, está paralizada mi pierna derecha, esto puede ser el miedo frente a lo que será de mí en mi nuevo trabajo, en mis responsabilidades familiares o en mis responsabilidades como ciudadano. La distrofia muscular es una enfermedad en la cual los músculos se debilitan y degeneran, a veces, rápidamente.

Está vinculada a un deseo tan grande de controlar situaciones y gente que pierdo todo control. Tengo el sentimiento de que, para mí, todo está perdido de antemano y que mi cuerpo está tan cansado por este estrés que se abandona y autodestruye progresivamente. No soy bastante bueno o bien no me creo capaz de estar a la altura. Mi vida es «fea», ya no me interesa. Tengo realmente miedo de que mi vida no sea un éxito y ya no hago esfuerzos. Por consiguiente, mis músculos, que representan la acción, se vuelven enfermos y es ahora mi propio miedo quien toma el control y me dejo controlar por la sociedad. La distrofia muscular es una enfermedad grave y frecuentemente incurable, pero su estado se puede estabilizar si pongo los esfuerzos necesarios. Acepto soltar, ¡mantenerme abierto y afrontar mis propios miedos aquí y ahora! Cuando me enfrento a mis temores y los identifico, ya no necesito dirigirlo todo. Acepto ir hacia delante, liberarme de la necesidad de controlar que, de hecho, solo es la proyección de mis miedos.

Los músculos están controlados por la fuerza mental; es la vida, la potencia y la fuerza de nuestros huesos. Es el reflejo de lo que somos, de en lo que creemos y pensamos transformarnos en la vida. Los músculos representan el esfuerzo por dar y el trabajo por hacer para seguir adelante. Los músculos, que corresponden a mi energía mental, son necesarios para mover, pasar a la acción. Cuando hay enfermedades musculares, debo referirme a las partes de mi cuerpo afectadas para determinar la causa que se expresa. Voy a consultar con cuáles situaciones mentales, cuáles esquemas de pensamiento que hacen que se repitan acontecimientos en mi vida o cuáles comportamientos se relaciona dicha parte del cuerpo.

¡También existen secretos ocultos y de gravedad en el clan familiar que deben salir a luz! Por ejemplo, le preguntamos a un padre de un niño con ELA:

«¿A qué edad se lo diagnosticaron a tu hijo?». «A los diecisiete años». «¿Qué te pasó a ti a esa edad?». «Nada». «Sé sincero, que tu hijo está grave…». Muy sorprendido y en estado de gran estrés, cuenta: «A mis diecisiete años estaba jugando con un arma, se disparó y una vecina falleció. Jamás se lo he contado a nadie». Se trabajó en sesión y a los siete días el niño despertó del coma. Hoy está en plena recuperación. Un milagro, según los médicos.

CONFLICTO EMOCIONAL DEL EMBARAZO

La noticia de un embarazo y todo su trayecto suele ser alegre y enriquecedor, pero también puede provocar temor por sus inquietudes secretas, sus dudas, sus miedos y sus angustias, especialmente cuando es la primera vez.

Estos sentimientos no expresados hallarán una manera de salir si, como futura madre, no soy capaz de expresarlos verbalmente. A veces puedo tener la sensación de que los retos por aceptar son tan grandes con relación a lo que soy capaz de tomar que, inconscientemente, puedo rechazar al niño.

Ejemplos de dolencias que pueda vivir durante el embarazo:

- Ardores de estómago: Me indican una dificultad para tragar la realidad de lo que sucede.
- Estreñimiento: Revela mi miedo a soltar, que intento guardar las cosas como son ahora, aunque sepa que la llegada de un niño conlleva cambios mayores en mi vida.
- Nervio ciático doloroso: Manifiesta mi miedo a ir hacia delante, en la nueva dirección que me trae la vida.
- Diabetes gestacional: Es la consecuencia de la tristeza que vivo durante este período. También puede que esté descontenta, que tenga miedo de vivir rechazo al ver cómo cambia mi cuerpo y que desee que cese el hecho de estar gorda o embarazada.

Aprendo a tener confianza y acepto que tengo todos los instrumentos necesarios para poder vivir esta maravillosa experiencia en la alegría y la armonía.

CONFLICTO EMOCIONAL DE LA ENCEFALITIS

El encéfalo está constituido por el cerebro, el cerebelo y el tronco cerebral. El encéfalo es, pues, la parte superior de mi sistema nervioso que controla todo mi organismo. El encéfalo representa, pues, mi individualidad en su más alto nivel. Si bien, en general, la cabeza representa también mi individualidad, el encéfalo representa mi individualidad interior.

Cuando hay una infección inflamatoria del encéfalo, llamada encefalitis, esto corresponde a un sentimiento de ira para con quien soy yo. ¡No piensan en mí como yo quiero! Digo no a la vida por los cambios que me brinda. Temo perder mi individualidad, mis adquiridos dentro de lo que soy. Tengo miedo de perder el control de mí mismo y de lo que me pueda suceder. Me siento limitado en la expresión de mí mismo. Debo abrirme a nuevas facetas de mí mismo, tener confianza en la vida. Sustituyo la rigidez por la flexibilidad, el enmarcado estricto de ciertas partes de mí mismo por la apertura para descubrir nuevas facetas de mí. Me doy amor y la comprensión que necesito y dejo que la paz interior se instale en mí.

CONFLICTO EMOCIONAL DE LA ENDOMETRIOSIS

La endometriosis es una afección ginecológica muy frecuente en la mujer. Se caracteriza por la presencia anormal de mucosa uterina en el aparato genital, en lugares no habituales. Esta mucosa parece un verdadero útero en miniatura.

El bloqueo emocional más fuerte en esta enfermedad es no poder concebir. La mujer que la padece es, en general, del tipo que lo dirige todo, muy capaz de concebir en otras áreas. Quiere tener un hijo, aun cuando tiene mucho miedo de las consecuencias del parto —por ejemplo, morir o sufrir mucho, como su madre—. Este miedo es lo suficientemente grande como para bloquear su deseo de tener un hijo. Incluso he visto casos en los que el miedo a dar a luz provenía de una vida anterior.

El mensaje que recibes con esta enfermedad es que te des cuenta de que la creencia que albergas —que todo parto es necesariamente laborioso y peligroso— es lo suficientemente fuerte como para crear un obstáculo físico que te impide quedar embarazada. Es interesante comprobar que esta enfermedad crea la apariencia de otro útero. Este es un indicio muy claro de hasta qué punto quieres tener un hijo: tienes incluso un útero extra.

También he podido observar que la creencia de la mayoría de las mujeres que presentan endometriosis se relaciona, principalmente, con el parto y no con sus consecuencias, es decir, con tener que hacerse cargo de la educación de un hijo. Durante mucho tiempo creíste que el parto te daba miedo, ahora tienes derecho a satisfacer tu enorme deseo de ser madre. Además, concédete el derecho de no ser invencible, de ser derrotada a veces en tus creaciones o cuando quieres empezar nuevos proyectos.

CONFLICTO EMOCIONAL DEL ENTUMECIMIENTO

Es una sensación de parálisis pasajera, poco dolorosa, que se experimenta principalmente en las extremidades. Como el entumecimiento se produce, en general, en las piernas, manos o brazos, tiene una relación con el hacer.

Se manifiesta en la persona nerviosa, que no quiere sentir. Puede ser que busque ocultar su sensibilidad ante los demás en lo que hace o proyecta hacer, o que se exija demasiado en todo lo que realiza y no quiera sentir lo que vive. Así se priva de ser la persona sensible que es en realidad y se deja invadir por su ansiedad.

Cuando una de tus extremidades se entumece, el mensaje de tu cuerpo es el siguiente: «Deja de creer que lo que sucede no te afecta, deja de creer que eres insensible». Esta actitud te retrasa en lo que quieres hacer.

Observa qué te asusta del hecho de atreverte a reconocer lo que sientes ante ti mismo o ante los demás. Verifica si tu ansiedad tiene base. Concédete derecho a tomar decisiones diferentes en lo que haces (manos o brazos) o en lo que proyectas hacer en el futuro (pies o piernas).

Si el entumecimiento se produce en otra parte del cuerpo, observa para qué sirve esa parte y ello te dirá en qué área quieres ocultar tu sensibilidad.

CONFLICTO EMOCIONAL DE LA ENURESIS E INCONTINENCIA

Si la incontinencia es fecal, incapacidad de retener las heces, o urinaria, pérdidas involuntarias de la orina, ambas situaciones se refieren al control. Puede que la vida quiera enseñarme a ser más flexible y a soltar a la gente y las situaciones. La pérdida de control, bien de mis heces o de mi orina, me obliga a hacer una toma de conciencia en este sentido. Debo dejar de lado mis pensamientos rígidos, que solo son una protección que me impongo para protegerme de mi sensibilidad ahí donde no puedo controlar la situación.

En caso de incontinencia fecal, puedo preguntarme cuál es la persona o la situación que me joroba. Puede que esté en fuerte reacción frente a la autoridad y el hecho de deber sufrir esta autoridad me lleva a vivir esta situación de incontinencia. Para mí, la autoridad puede ser la propia vida que me lleva a realizar cambios que no quiero hacer. Puedo ir a ver en mi infancia quién representaba la autoridad para mí y si estuve en reacción contra ella.

En el caso de incontinencia urinaria, esta liberación incontrolable e inconsciente de emociones negativas que representa la orina puede ser un medio de recibir más atención y afecto. La causa subyacente de esto puede ser un sentimiento de rechazo, de no tener ningún mérito, de inseguridad, de tener miedo del futuro. La orina representa emociones negativas, normalmente soltadas cuando ya no son necesarias o deseadas. Esta liberación, frecuentemente nocturna, indica un conflicto a un nivel más profundo y del cual ni siquiera tengo consciencia.

Siendo incapaz de controlar la pérdida de orina o de heces, soy incapaz de controlar lo que sucede en mi vida, en particular las emociones, y esto me da miedo. Es importante que estos miedos e inseguridades interiores se expresen. También puedo dejar ir demasiado fácilmente cosas o personas que amo, sin tener el valor o la fuerza de ir a buscar lo que quiero. Teniendo muchas esperas frente a la vida, estoy decepcionado y me dejo ir, esto puede ser tanto con relación a mi cuerpo como a mi mente. Un gran miedo o nerviosidad puede también causar la incontinencia, sobre todo en los niños. Tomo conciencia de que es imposible controlar todo lo que sucede en mi vida. Aprendo a confiar y aprendo a amar lo nuevo y lo inesperado.

CONFLICTO EMOCIONAL DE LA EPILEPSIA

En la epilepsia, como en el caso de las alergias, existen elementos ambientales presentes al momento del impacto emocional. Puede ser el clima, puede ser un olor, puede ser un árbol, un juguete o cualquier objeto. Puede ser una hora específica o un día específico, etc. Ocurre que la persona —aquí no importa la edad— recibe un impacto emocional (ya sabemos que la vulnerabilidad para afrontar un impacto emocional o para de verdad sufrir un impacto emocional nos viene heredada) y no es ni está consciente de todos los elementos extras presentes al momento del impacto, pero, claro, su cerebro sí que está pendiente, como una cámara de 360° que además graba sonidos, olores, temperaturas y calendario.

¿Y qué es lo que sucede entonces? Que la persona vive el momento, y conforme pasan los días lo supera o hasta lo olvida por completo, hasta que llega otro día cualquiera en que, coincidentemente, se presentan al mismo tiempo varios de los elementos que estuvieron presentes el día del impacto emocional, lo que desencadena el ataque epiléptico. Pero a diferencia de las alergias, aquí existe un principio básico que no debemos olvidar.

Necesariamente, en el primer impacto emocional tuvo que vivirse —y con un alto grado de drama— una sensación de inmovilidad, una sensación de «me quedé paralizado, no pude hace nada, no pude reaccionar a tiempo, me quedé congelado, me quedé tieso, etc.». Y pueden pasar años y hasta décadas desde ese primer impacto emocional en el que me sentí inmóvil.

Para llegar al conflicto siempre hay que intentar conseguir las constantes de los episodios:

- Fechas de los ataques.
- Días de los ataques (lunes, sábados, etc.).
- Hora de los ataques.
- Duración de los ataques.
- Posición del cuerpo durante los ataques.
- Cara, gestos, voz en los ataques.

La epilepsia es una de las enfermedades más gratificantes en cuanto a resultados si se cuenta con las pistas correctas y la información completa.

CONFLICTO EMOCIONAL DE LA ESCLEROSIS MÚLTIPLE

La esclerosis es una inflamación que endurece el tejido conjuntivo, el cual es necesario y está presente en el cuerpo entero. Una persona afectada de esclerosis tiene su sistema inmunitario atacado, porque hay deterioro del tejido conjuntivo.

Es importante tomar conciencia de que si estoy afectado por esta enfermedad, me ataco a mí misma, lo cual puede hacer que la esclerosis se extienda a la mayoría de mis órganos. Esta inflamación provoca una especie de energía ardiente que hace brotar la rabia largo tiempo reprimida, endureciéndose los tejidos. Esto sugiere el endurecimiento de mis pensamientos, actitudes, creando así un desequilibrio en el plano energético. Todo mi cuerpo o cualquiera de sus partes puede estar afectado por la esclerosis. Es importante tomar conciencia de lo que vivo interiormente. Acepto abrirme al amor, reconozco mi valor divino, lo soy todo, lo puedo todo.

La persona quiere endurecerse para no sufrir. Hay alguien que le pone los nervios de punta y se rebela internamente contra esa persona. Al rebasar sus límites, se abandona por completo y ya no sabe dónde ir. Desea que alguien se haga cargo de ella, pero se esfuerza por no parecer dependiente. Es el tipo de persona que quisiera que todo fuera perfecto y que exige mucho y da poco. Quiere complacer a cualquier precio solo por reconocimiento, no por satisfacción para sí misma y/o por crecimiento personal. Como no puede satisfacer por sí sola este ideal poco realista, se vuelve incapacitada para así tener una excusa por no haber logrado la vida perfecta que deseaba. La persona esclerosada está fija, no evoluciona, tiene un gran apego por lo material. Son personas poco espirituales, aunque digan lo contrario.

Cuanto más grave sea la enfermedad, más importante y urgente es el mensaje que te envía tu cuerpo. Te dice que dejes de culpar a los demás, que empieces tu propio crecimiento interior y que dejes de endurecerte, es decir, de ser dura contigo misma y de tener pensamientos duros hacia los demás. Concédete el derecho de ser dependiente en el nivel afectivo antes de que lo seas por completo, debido a tu enfermedad.

Suéltate, no necesitas exigir tanto. Te sugiero que veas el ideal de persona que intentas alcanzar y te des cuenta de que está más allá de tus límites. No tiene que demostrarte nadie nada y tampoco demostrar tú nada a nadie. No tienes por qué mantener esa enorme exigencia. Además, esta actitud te impide evolucionar como tu corazón debe evolucionar.

También es muy posible que estés tan decepcionado de tu progenitor del mismo sexo que ahora hagas todo lo posible para no ser como él o como ella, lo que deriva en las exigencias de las que te haces partícipe. Debes trabajar la aceptación y el perdón —sobre todo hacia ti mismo por haber juzgado tanto a ese padre/madre—, pueden tener un efecto considerablemente benéfico sobre la curación. Tu vida es tuya, y tus errores, miedos, frustraciones, inseguridades, etc. son tuyos. Tú y solo tú debes aprender a gestionarlos.

Deja ya de lado vivir desde el yo egoísta y caprichoso, y aprende a vivir desde el yo altruista lleno de amor. Piensa que cuanto mayores sean tus malos pensamientos y sentimientos, en igualdad medida se endurecerá el cuerpo (enfermará). Debes ser consciente de que el grado de tu estado de la enfermedad ya te está indicando cuál es el estado de tu ser interior.

Trabaja ya el amor. De no ser así, el universo es quien se encargará de «paralizar» por completo todos tus pasos. Este es el motivo por el que muchas personas que padecen esta enfermedad acaban en silla de ruedas, por muy absurdo o duro que parezca. Puedes elegir seguir viviendo en el victimismo o elige el aprendizaje y sanar.

No es tarde para ti, es hora de empezar el cambio.

CONFLICTO EMOCIONAL DEL ESGUINCE Y LAS TORCEDURAS

Un esguince es una lesión articular causada por la ejecución brusca de movimientos que rebasan los límites fisiológicos de la articulación, sin dislocación permanente. Se manifiesta como un dolor agudo, intermitente. Las articulaciones más afectadas son el tobillo, la rodilla y la muñeca.

La persona que se ocasiona un esguince se siente obligada a ir en cierta dirección (piernas) o a hacer algo (manos) en contra de lo que quiere realmente. Se deja dirigir, va más allá de sus límites y siente que no puede decir no a los demás. Tiene miedo de no respetar ciertas normas. Su esguince le da la excusa necesaria para detenerse.

Las torceduras se encuentran al nivel de una u otra de mis articulaciones y se deben a una lesión de los ligamentos de una de estas. Las articulaciones representan la flexibilidad y mi capacidad a doblarme ante las diferentes situaciones de mi vida. La muñeca y el tobillo son la expresión de la energía, justo antes de que se manifieste en lo físico. La torcedura me indica que aplico los frenos. Resisto o vivo inseguridad frente a la dirección que tomo (tobillo) o en lo que hago (muñeca) actualmente o lo que podría hacer en una nueva situación. Vivo culpabilidad y quiero castigarme porque resisto. Vivo una tensión mental que ya no puede tolerarse. Dependiendo de mi grado de resistencia, ira, culpabilidad o tensión mental, tendré una torcedura benigna, también llamada esguince, en la cual los ligamentos simplemente están distendidos, o una torcedura grave, en la cual los ligamentos están rotos o arrancados.

CONFLICTO EMOCIONAL DE LA ESQUIZOFRENIA

La esquizofrenia es un modo de esconderse y esconder a los demás mi auténtica identidad. Frecuentemente, el esquizofrénico creció en un marco familiar muy rígido en el cual perdió su verdadera identidad. Al no saber ya quién soy, decido entonces volverme otro. Es un rechazo total de mi «yo soy». Lo que vivo es tan intenso que mi estado esquizofrénico se vuelve solución de desesperación a un estrés demasiado grande; tengo la sensación de que no hay solución a mi situación y, por lo tanto, mi única suerte de supervivencia es huir.

Como persona padeciendo esquizofrenia, poseo frecuentemente un intelecto muy fuerte y tengo necesidad de comprender lo que me sucede en vez de aceptarlo simplemente. Como esquizofrénico, suelo vivir en un clima de amenaza y el miedo se apodera de mí. A veces, ocurre también que, al tener grandes dones psíquicos, los desarrollo de modo exagerado. Vivimos todos esquizofrenia en un porcentaje más o menos elevado. En efecto, si registré una herida interior en mi infancia —sobre todo, hasta los doce años— bajo forma de rechazo, sumisión, ira, incomprensión, abandono, etc., tendré tendencia a deformar la realidad cuando, en mi vida de adulto, un acontecimiento reactive esta herida. Es como si desarrollase mecanismos, a veces inconscientes, para impedirme volver a vivir el dolor o el recuerdo de este dolor que pude vivir anteriormente. Entre estos mecanismos de defensa, anotemos el hecho de cambiar inmediatamente de tema cuando se acaba de abordar una situación en la que me sentí herido; puedo tener un comportamiento incoherente cuando se toca un tema.

CONFLICTO EMOCIONAL DE LA ESPALDA

La espalda incluye numerosos músculos, pero cuando hablamos de dolor de espalda nos referimos principalmente a la columna vertebral, que es un tubo óseo largo y flexible que sostiene la cabeza y se apoya en la cadera. La columna vertebral es una columna formada por treinta y tres vértebras que se distribuyen como sigue: cervicales, dorsales, lumbares, sacras y coccígeas. La siguiente descripción del dolor de espalda abarca las regiones sacra, lumbar y dorsal.

La persona a la que le duele la parte baja de la espalda, es decir, la región del sacro es aquella para quien la libertad es sagrada y teme perder su libertad de movimientos cuando los demás necesitan su ayuda. Con frecuencia es una persona que teme por su supervivencia.

Sentir dolor de la quinta lumbar a la undécima dorsal (de la parte baja de la espalda hasta la cintura) está relacionado con el miedo a la escasez y con la inseguridad material. De hecho, como la espalda es el sostén del cuerpo humano, cualquier dolor en ella se relaciona con no sentirse bien sostenido. La parte baja se asocia con el área del tener. Por ejemplo, tener bienes materiales, dinero, un cónyuge, una casa, hijos, un buen oficio, títulos, etc. El dolor en este lugar significa que la persona necesita tener para sentirse apoyada, pero no se atreve a reconocerlo o admitirlo ante los demás. Lo lleva todo sobre su espalda, porque quiere hacerlo todo ella misma.

Es muy activa en el terreno físico, puesto que su miedo a la escasez se manifiesta, sobre todo, en el nivel material, que para ella representa un buen apoyo. Por otro lado, tiene problemas para pedir ayuda a los demás, y cuando por fin se decide a pedirla y no la recibe, se siente todavía más inmovilizada y su dolor de espalda empeora.

La persona con dolor en la parte alta de la espalda, es decir, de la décima dorsal hasta las cervicales (de la cintura hasta el cuello) sufre de inseguridad afectiva. Es una persona para quien el hacer es muy importante, porque eso es lo que le da seguridad. Cuando alguien hace algo por ella se siente querida. Por otra parte, manifiesta su amor por los demás haciendo cosas para ellos. Del mismo modo, la espalda puede dolerle lo suficiente como para proporcionarle una excusa por no hacerlo todo, porque teme que si hace demasiado, ya no la ayudarán.

Espera mucho de los demás, y cuando sus expectativas no se cumplen, tiene la impresión de soportar una gran carga. Como le cuesta trabajo hacer sus demandas, cuando lo logra se siente inmovilizada si el otro no responde a ellas. Entonces el dolor empeora. Este dolor puede también presentarse en una persona que se siente demasiado vigilada en lo que hace.

Parte superior (siete vértebras cervicales)

La parte superior de la espalda corresponde a la región del corazón y al centro energético cardíaco. Los dolores de espalda se refieren a las primeras fases de la concepción, a las necesidades de base y a la estructura más fundamental del ser. Las siete vértebras cervicales están particularmente referidas en este sector. Las vértebras cervicales se refieren a la comunicación y a mi grado de apertura frente a la vida. Mi ingenuidad puede hacerme vulnerable a este nivel. Si tengo la sensación de que se me quiere juzgar, criticarme o herirme, podré estar afectado en este plano y tendré tendencia a encerrarme como una ostra. Las cervicales C1, C2 y C3 están particularmente afectadas si me desvalorizo al nivel de mis capacidades intelectuales y las cervicales inferiores reaccionarán a la injusticia que puedo tener la sensación de vivir en mi vida o a la que veo a mi alrededor y que me repugna. Además, cada vértebra me da las informaciones adicionales sobre la fuente de mi malestar.

La primera vértebra cervical, que se llama el atlas y que lleva el número C1, sirve de soporte a la cabeza. Es un pilar que mantiene la cabeza en equilibrio. Si me preocupo demasiado («me rompo la cabeza») frente a una situación o a una persona, mi cabeza se hace más pesada hasta darme dolores de cabeza, y C1 podrá tener dificultad para soportar la carga. Si manifiesto estrechez mental, si rehúso mirar todas las facetas de una situación, si soy rígido en mi modo de pensar, C1 reaccionará dejando sus actividades, dejando de poder pivotar. Estará paralizada por mi miedo, mi desesperación frente a la vida, mi negatividad, mi dificultad en expresar mis emociones. Un mal estado de C1 se acompaña generalmente de dolores que afectan la cabeza, el cerebro y el sistema nervioso, etc. Debo aprender a escuchar mi interior, a guardar mi mente abierta, a traer más calma a mi vida para disminuir mi actividad cerebral, permitiéndome así ver la realidad bajo un día nuevo, con más confianza.

La segunda vértebra cervical trabaja en estrecha colaboración con C1. Se la llama axis. Es el pivote que permite a C1 moverse. La C2 está conectada con los principales órganos de los sentidos, es decir, los ojos, la nariz, las orejas y la boca (lengua). Por eso, estarán afectados estos cuando C2 tenga un malestar. Si soy rígido en mi modo de percibir la vida, si rehúso soltar mis viejas ideas para dejar sitio a lo nuevo, si me preocupo siempre por el día siguiente, C2 corre el gran riesgo de volverse también rígida. Frecuentemente, mis lágrimas son secas porque reprimo mis emociones y mis penas, mis decepciones y mis pesares quedan hundidos dentro de mí. Si falta el «lubricante» (mis lágrimas de pena o de alegría), C1 no se articulará sobre C2 tan fácilmente. Habrá irritación, calentamiento, igual que en mi vida cotidiana. Esto se produce particularmente en el caso de la depresión, de una emotividad excesiva —si, por ejemplo, hay un conflicto familiar—, de ira, de revuelta, y todo esto siendo generalmente causado por el miedo de ir hacia delante, de cambiar, de tomar sus responsabilidades, del enjuiciamiento de los demás y de sí mismo, por la no estima de sí que puede llevar a un deseo de autodestrucción (suicidio). ¡Debo aprender a tomar contacto con mis emociones y a asumirlas, a tomar mi lugar expresando lo que vivo para que el flujo de energía empiece a circular en mi cuerpo y que C2 pueda volver a funcionar en armonía con C1 y todo «bañe en aceite»!

La tercera vértebra cervical, C3, es una eterna solitaria. A causa de su posición, no puedo contar con nadie o trabajar en cooperación con otras vértebras. Si mi C3 no se encuentra bien, yo también puedo tener la sensación de que debo espabilarme solo. También puedo replegarme sobre mí mismo, vivir en mi burbuja y evitar toda forma de comunicación —tanto oral como sexual— con mi entorno. «¿Para qué perder mi tiempo? De todos modos, ¡nunca se me hace caso y nunca se entienden mis ideas o mis estados de ánimo!». Entonces se produce la rebelión, el desánimo, porque mi sensibilidad está afectada en lo más hondo de mí. Incluso puede apoderarse de mí la angustia. El desgaste del tiempo hace su labor y mis sueños y mis deseos más queridos se desvanecen poco a poco. Me vuelvo irritable, amargo con una persona o una situación que no consigo digerir. La soledad puede tanto ser benéfica para recuperarme, hacer balance, ver claro en mi vida, como puede ser un medio de huir mis emociones, la realidad hacia la cual vivo mucha incomprensión. ¡La elección me incumbe! Tomo nota de que una dolencia en C3 puede conllevar daños en mi rostro (piel, huesos o nervios), así como en las orejas y los dientes.

Las vértebras cervicales cuarta, quinta y sexta, C4, C5 y C6, se ubican al nivel de la tiroides y están en estrecha relación con esta. Esta juega un papel mayor en el lenguaje, la voz (cuerdas vocales), y cualquier desarmonía en lo que a comunicación se refiere —tanto cuando me expreso yo como cuando otras personas me comunican— hará que reaccionen C4, C5 y C6. Puede que me haya ofuscado con lo que haya oído, causando indignación e ira. C4, C5 y C6 reaccionan aún más fuertes si además no expreso mis opiniones, mis frustraciones. Mi porcentaje de agresividad corre el riesgo de incrementarse, lo cual cierra los canales de comunicación al nivel de estas tres vértebras cervicales. Trago mal lo que a mí se me presenta. Tengo tendencia a rumiar ciertos acontecimientos para un largo período de tiempo. Frecuentemente, aparecen dolencias y dolores que afectan todo mi sistema de comunicación verbal, boca, lengua, cuerdas vocales, faringe, etc., y todas las partes de mi cuerpo que se sitúan entre el nivel de mi boca y de mis hombros pueden estar afectadas. Tengo ventaja en aceptar que cada experiencia es una oportunidad de crecer y que hay una lección por sacar de todo. Debo dejar fluir en vez de obstinarme y de estar enfadado con la vida. Si no, mi cabeza se pone a «hervir» y me siento sobrecargado por todas las tareas que realizar y que me parece no poder llegar a realizar. Necesito expresarme con la palabra, la escritura, la música, la pintura o cualquier otra forma de expresión que me permitirá «volverme a conectar» con mi creatividad, mi belleza interior. Todos mis sentidos entonces estarán estimulados, activados, lo cual activará mi tiroides y permitirá que C4, C5 y C6 funcionen normalmente. Los dolores sentidos en esta región podrán así desaparecer.

La última vértebra cervical, C7, está influenciada altamente por todo mi lado moral, mis creencias y mi lado espiritual también. Si vivo en armonía con las leyes de la naturaleza, si escucho los mensajes que mi cuerpo me manda y la vida en general, C7 va a funcionar mejor. Al contrario, si vivo ira, si estoy cerrado a las opiniones y a los modos de ver de las personas con quienes me relaciono, si me elevo y me enfrento con otras ideologías diferentes de la mía sin una mente abierta, C7 reaccionará fuertemente y podrá afectar mis manos, codos y brazos, que podrán inflamarse o tener dificultades en moverse. El funcionamiento de mi tiroides estará afectado. Del mismo modo, remordimientos de conciencia con relación a una palabra dicha, un acto hecho o un pensamiento mandado hacia una persona también van a afectar C7. Si vivo emociones intensas en mi vida, si estoy decepcionado, si tengo miedo de ser rechazado, si me escondo debajo de mi concha para evitar estar herido otra vez, C7 podrá estar afectada. Debo aprender a discernir lo que es bueno para mí y lo que no lo es. Debo respetar los puntos de vista de cada persona, incluso si son diferentes de los míos. Abriendo mis brazos a los demás es como voy a aprender mejor y podré realizar mejor las elecciones que me permitirán sentirme más libre.

Parte central de la espalda (doce vértebras dorsales)

La parte central de la espalda representa la gran región torácica del cuerpo comprendida entre el corazón y las vértebras lumbares. Es una región de culpabilidad emocional y afectiva. El modo de identificar cada una de ellas es por la letra D, que designa «dorsal», seguida del número secuencial de la vértebra. Otro modo también es usar la letra T para designar las vértebras torácicas. Las doce vértebras dorsales se relacionan principalmente con esta región.

La primera vértebra dorsal, D1, puede reaccionar fuertemente cuando voy hasta mis límites, bien sea en mi trabajo, bien sea en el deporte. En suma, en todas las situaciones en que voy hasta el final de mis fuerzas mentales, físicas o emocionales. No aprecia tampoco un «dopaje» que sea bajo forma de alcohol o de droga, la que sea. Su sensibilidad en ese momento estará a flor de piel. Me construyo entonces medios de autoprotección para protegerme de mi entorno y evitar estar herido. Esto puede manifestarse, sobre todo, en mis gestos o en mis palabras; por ejemplo, tiendo a apartar a los demás por mi frialdad o por palabras hirientes. Esto puede incluso manifestarse por una toma de peso importante, siendo mi protección natural y física, porque quiero inconscientemente ocupar más sitio y dejar menos a los demás. También esto puede esconder timidez actual, con la cual tengo dificultad para transigir. Se pondrá aún más en evidencia si temo perder el amor de la gente. Debo vigilar y evitar acurrucarme sobre mí mismo rumiando negatividad constantemente, siendo siempre fijado en las mismas ideas y frustraciones. Un mal estado de D1 puede traer dolencias en cualquier parte de mi cuerpo situada entre mis codos y la punta de mis dedos, así como dificultades respiratorias (tos, asma, etc.).

La segunda vértebra dorsal, D2, reaccionará fácilmente cuando mi emotividad esté afectada. Si acumulo y ahogo mis emociones, entonces D2 me mandará un mensaje y aparecerá el dolor de espalda. Si tengo la sensación de que no tengo mi lugar en la vida y en la sociedad, que la vida es injusta y que me siento víctima de los acontecimientos, D2 estará afectada. Puedo ser particularmente sensible a todo lo que toca a mi familia, y vivo situaciones de conflicto o desarmonía de un modo intenso. Puedo haber almacenado viejos rencores. También puedo remover constantemente experiencias pasadas, recuerdos, queriendo fijar mi realidad en acontecimientos pasados en vez de mirar el porvenir con confianza y viviendo intensamente el momento presente. Puedo contemplar una nueva situación que me trae un miedo a lo desconocido. ¿Voy a tener demasiadas responsabilidades? ¿Voy a estar sostenido o deberé espabilarme solo? ¿Cómo va a reaccionar la gente a mi alrededor? Si dudo de mí, de mis capacidades, podré reaccionar jugando el papel de los «duros de roer», volviéndome muy autoritario; tendré así la sensación de controlar la situación, sabiendo muy bien que tiemblo de miedo, yendo incluso hasta tener angustia. También puedo volverme irritable frente a una persona o un suceso y reacciono por saltos de humor. Una D2 en mal estado suele estar acompañada de malestar y dolores en el corazón y los órganos que se vinculan a ellos, así como a los pulmones. Aprendo a pedir y a confiar en mi capacidad de aceptar nuevos retos. Suelto mi pasado y me giro hacia el futuro sabiendo que ahora soy capaz de tomar mi lugar en armonía con mi entorno. Puedo también leer la sección referente al corazón para tener otras pistas.

La tercera vértebra dorsal, D3, está esencialmente relacionada con los pulmones y el pecho. Puedo ir a consultar lo referente a estos dos temas para ver cuáles son las causas que pueden afectarles y tendré una pista para saber por qué D3 me manda también mensajes. Además, todo lo que puedo percibir por mis sentidos y que no me conviene del todo hará reaccionar D3. Ya que soy muy sensible a mi entorno, me he confeccionado un sistema con el cual sé lo que está bien y lo que está mal, lo que es aceptable o no. Puedo estar fijado y rígido en mi modo de pensar o ver las cosas. Tengo tendencia a juzgar cualquier persona o situación que no entre en mi definición de correcto. Puedo reaccionar fuertemente frente a lo que considero una injusticia. Incluso puedo volverme colérico o violento mientras no esté de acuerdo con lo que veo, percibo u oigo. También puedo construirme un escenario en mi cabeza, disfrazando la realidad, frecuentemente a causa de mi miedo a ver la realidad de frente y también porque la realidad que me rodea me deprime. Entonces, tengo menos gusto de vivir, ya no tengo el sentimiento de estar en seguridad. Puede invadirme la tristeza. Ya no tengo el gusto de luchar. La depresión se va apoderando de mí progresivamente, y querré cortarme de este mundo que solo me trae pena, frustración, ansiedad. Debo aprender a ver la vida bajo un nuevo día. Aceptar que no pueda vivir en un mundo perfecto, pero que cualquier situación es perfecta porque cada situación me permite sacar una lección.

La cuarta vértebra dorsal, D4, se refiere a los placeres, a los deseos, a las tentaciones, frecuentemente insatisfechos. A veces mis esperas son desmesuradas, carecen incluso de realismo y me vuelvo irritable, colérico, porque mis deseos no están realizados. Estoy enfadado con la vida, mi entorno. En el fondo de mí, siento un vacío tan grande, generalmente afectivo, que tengo tendencias depresivas y el único modo que conozco de equilibrar este estado de ser y traer algo «picante» a mi vida será crear un estado de excitación, bien sea natural o artificialmente. Puedo practicar deportes de emociones fuertes (paracaidismo, alpinismo, etc.) o puedo tomar drogas para ponerme en un estado de éxtasis y de bienestar temporal. Me refugio así en un mundo imaginario, protegido de todos. Sin embargo, no estoy al albergue de las emociones que he inhibido y de las cuales he intentado escapar. En apariencia puedo ser muy libre, pero en realidad estoy encarcelado en mi ira, mis penas, mis frustraciones, y por mi miedo a estar asfixiado por el amor de los demás, porque nunca supe reconocerlo y aceptarlo. Entonces, tengo tendencia a rechazar a los demás. Me opongo, me mantengo distante y alimento esta cuneta con mi mal humor, mi actitud depresiva. Es importante que reconozca y que acepte mis emociones para poder integrarlas y permitirme vivir plenamente mi vida. Cuando D4 está afectada, también puede seguir una dificultad con la vesícula biliar.

La quinta vértebra dorsal, D5, está tocada cuando me vuelvo a encontrar en una situación en que tengo la sensación de perder el control. Me siento, entonces, desestabilizado. Incluso puedo hallarme en un estado de pánico. Esto se produce en particular en el plano afectivo con relación a mi cónyuge, un miembro de mi familia, un amigo cercano, etc. Este control se esconde a veces bajo una apariencia de querer ayudar a alguien, guiarlo, ayudarle en sus dificultades, pero en el fondo de mí, ejerzo un control para con esta persona, estando en posición de fuerza, incluso inconscientemente. Si las cosas no suceden como lo deseo, puedo volverme frustrado, crítico, impaciente e incluso colérico, y D5 reaccionará violentamente. Quiero darme una imagen de duro de roer que tiene la espalda ancha y que es capaz de cargar. Pero, en el fondo, sé que me cargo demasiado los hombros, lo cual me lleva a estar inseguro, angustiado, en rebelión contra mi entorno, que hago responsable de mi malestar. Tengo grandes ambiciones, lo cual me hace a veces apartarme de mis valores profundos y actuar en contradicción con estas. Entonces, me echo en relaciones artificiales con la gente, viviendo decepción tras decepción, porque el amor verdadero, sencillo, no es bastante presente. Es importante que esté a la escucha de mi interior, que tome contacto con mi esencia, con mis verdaderos valores para que vuelva la calma a mi vida y vea claro en los acontecimientos, desarrollándome y siendo capaz de vivir el amor verdadero. Se debe observar que el mal estado de D5 frecuentemente está acompañado de diversos malestares, afectando mi hígado y mi circulación sanguínea.

La sexta vértebra dorsal, D6, va a reaccionar cuando me critico y que me juzgo severamente. Puedo haber estado educado en un entorno muy estricto en el cual los valores y las líneas de conducta debían seguirse al pie de la letra. Habiendo crecido en este clima autoritario y no permisivo, ahora puedo tener casos de consciencia en los cuales quisiera darme gusto, coger tiempo para mí, pero juzgo que esto no es correcto y que no me lo merezco. Me creo preocupaciones inútilmente porque no dejo de analizar cada uno de mis gestos, cada una de mis palabras, cada uno de mis pensamientos, para estar seguro de que estoy correcto. Me corroe la culpabilidad por dentro. La angustia está muy presente y me autocastigo cortándome del mundo. Tengo dificultad para aceptarme. Me siento víctima de la vida, impotente frente a los acontecimientos. Juzgo severamente estos sin querer aceptar que están aquí para hacerme crecer, pero viéndolos preferentemente como castigos, injusticias. Vivo, entonces, en la frustración y la incomprensión, el resentimiento, envidioso y celoso de los demás. Por esto, una D6 en mal estado se suele acompañar de malestar al nivel del estómago. Tengo necesidad de estar más flexible y permisivo para conmigo y aprendo a ver positivo en cada acontecimiento, sabiendo que cada experiencia me lleva a conocerme más y a volverme mejor.

La séptima vértebra dorsal, D7, es una trabajadora de trabajos forzados. Si en mi vida me empujo al límite en las cosas que debo hacer, sin escuchar mi cuerpo cuando necesita descansar o relajarse, D7 va a echar un grito de socorro. Es posible que así quiera olvidar o huir a alguien o una situación cualquiera. Puede que quiera olvidar mis problemas financieros, afectivos, etc. Parándome, es muy posible que afloren el desánimo y la insatisfacción frente a mi vida, cosa que no quiero.

Acumulo mucha ira y agresividad: todo ruge dentro de mí porque «la vida no tiene nada bueno para ofrecerme». Me obstino, incluso me bloqueo sobre ciertas ideas que me obsesionan. Debo aprender a apreciar lo que tengo y lo que soy y ver toda la abundancia que está presente en mi vida. Tengo el derecho de tomar tiempo para mí, tengo el derecho de vivir emociones en vez de dejarlas hervir dentro de mí. Me concedo el derecho de vivir mi pena, mi decepción, mis miedos, porque es así como podré aceptarlos y cambiarlos en positivo. Puedo hacer mi limpieza interior a medida y dejar que D7 funcione normalmente. Es así como los males que acompañan frecuentemente una D7 en mal estado y que tocan frecuentemente el páncreas y el duodeno podrán también irse.

La octava y la novena vértebra dorsal, D8 y D9, que hallo a la altura del diafragma y que están estrechamente vinculadas, se parecen en todo. Por eso se tratan juntas. Se afectan, principalmente, cuando vivo inseguridad debido a un miedo que tengo de perder el control en una situación o con una persona. Me siento más seguro de mí cuando dirijo perfectamente todos los aspectos de mi vida, cuando orquesto perfectamente cualquier situación para saber exactamente qué debo esperar. Me escondo en mi burbuja de cristal, sin hacerme preguntas ni hacer esfuerzos para cambiar lo que sea en mi vida. Vivo todas mis emociones «para dentro». Pero este supuesto equilibrio está trastornado. D8 y D9, asustadas, reaccionan fuertemente, acurrucándose de miedo. La desesperación puede tener lugar y tengo el mal de vivir. Tengo dificultad para ver la luz al final del túnel. Puedo sentir desprecio por la vida y me dirijo hacia un abismo que solo puedo vencer confiando en la vida y dejando ir el control que ejerzo. Porque es soltando cuando gano el dominio de mi vida. Tomo nota de que una D8 lastimada puede acompañarse de dolores del diafragma y el bazo —incluyendo los trastornos de la sangre—, mientras que una D9 en mal estado estará acompañada de alergia o de un mal funcionamiento de las glándulas suprarrenales o de urticaria.

Cuando la décima vértebra dorsal, D10, está afectada, esto suele reflejar una profunda inseguridad frente a la cual me siento sin armas, sin recursos. Mi confianza está en su nivel más bajo y necesito un pequeño tónico para ayudarme a darme más valor y a olvidar mis preocupaciones. Frecuentemente, esto puede ser un consumo más grande de alcohol o de droga que de costumbre, que me dará un pequeño estímulo. Sin embargo, cuando vuelvo a mi estado normal, las inseguridades aún están presentes y mi vida se oscurece porque solo veo el lado negativo de las cosas. Lo veo todo en negro, rechazando la vida, compadeciéndome de mí mismo. Estoy preocupado por pequeñeces y me enfado sin ser capaz de manifestarlo; esto afecta mi sensibilidad, que vuelve a flor de piel y hace que me irrite por futilidades. Una D10 en mal estado se acompaña frecuentemente de dolores en los riñones, reconocidos como la sede del miedo. Aprendo a confiar y a ver la belleza a mi alrededor y la que existe dentro de mí. Tengo el valor de pedir ayuda.

Las anomalías en la onceava vértebra dorsal, D11, se hallan también cuando mi sistema nervioso tiene dificultad en funcionar. Mi gran sensibilidad a todos los niveles hace que D11 se deforme porque también deformo la realidad para sufrir menos. La cambio a voluntad para que sea como quiero. Me corto voluntariamente de mi entorno. Pero esto solo puede durar cierto tiempo y debo, tarde o temprano, enfrentar la realidad. En ese momento, una tensión interior se habrá instalado y tendré dificultad para transigir con ella. Esto puede volverse tan insoportable que incluso puedo tener ideas de suicidio, ya que vivo en la incomprensión y tengo miedo del porvenir porque me siento impotente para cambiar las cosas en mi vida. Me considero víctima, herido en mis sentimientos. Rumio lo negativo y hago pocos esfuerzos para sacarme de esta situación. Debo aprender a moverme e ir hacia delante, en vez de estancarme en un estado de ser comatoso y complacerme en la pasividad. Las dolencias en la D11 se acompañan frecuentemente de dolores en los riñones, así como de enfermedades de piel (eczema, acné, etc.). Empiezo a creer también que es posible cambiar cosas en mi vida, pero que debo estar listo para invertir esfuerzos y pedir ayuda.

La doceava vértebra dorsal, D12, está afectada, sobre todo, cuando vivo en un lugar cerrado. Tengo tendencia a criticar, juzgar, saltar fácilmente a conclusiones, no porque haya comprobado, sino solamente porque mis observaciones pueden darme falsas impresiones y las interpreto a mi modo. Esto me lleva a vivir mucha ira que me roe interiormente. Mi mental es muy activo. Mi sensibilidad está a flor de piel. Me construyo castillos de arena. Me invento todo tipo de escenarios. Ya que tengo dificultad en transigir con mi entorno, vivo mucha inseguridad. Puedo entretener ideas mórbidas, ya incapaz de absorber lo que sea de lo que veo, siento o percibo y envidiando lo que tienen los demás. Una afección en el nivel de la D12 se acompaña frecuentemente de males intestinales, dolores en las articulaciones, una circulación linfática deficiente y, a veces, afecciones en las trompas de Falopio. Aprendo a comunicar, a ir a comprobar con las personas relacionadas para eliminar la duda y la inseguridad que me habitan. Así veo más claro en mi vida y se establece en mí la calma.

Tanto es así que los dolores en medio de la espalda son la señal clara de una relación difícil con la vida y las situaciones de mi existencia. Esta región de la espalda corresponde también al movimiento de exteriorización de la energía de vivir que fluye por mí. Esto significa que en período de madurez interior (cuando adquiero experiencia), varias cualidades divinas, tales como la confianza, el amor o el desapego —es decir, el libre albedrío— sobre todo en el plano afectivo, están puestas a prueba. Mis dolores de espalda e incluso la espalda curvada pueden significar diversas cosas: culpabilidad en unas situaciones en que no me he de sentir culpable, amargura o una débil confianza en mí vinculada a una vida que siento muy pesada para llevar. Puedo tener la sensación de que están siempre pegados a mi espalda. Si tengo dolor de espalda, esto denota un gran sentimiento de impotencia frente a una situación presente difícil de tratar y en la cual necesitaría ayuda. La desesperación puede aparecer porque no me siento bastante apoyado en el plano afectivo y padezco también inseguridad. Tengo tendencia a retener mis emociones y vivo mucho en el pasado. Me quedo vinculado a dicho pasado. Me siento inestable y ansioso. El objetivo por alcanzar reside en una expresión más activa de la energía divina. Necesito ser transparente en todo, conmigo mismo y los demás, dejando de transportar sentimientos de un pasado desagradable, para dar paso a un aquí y ahora tranquilo y sereno. Necesito ayuda y ánimo, conectarme con mi ser interior que vela sin cesar sobre mí. Mi cuerpo me da señales importantes. No hay vergüenza ninguna en pedir ayuda. Al contrario, es un signo de inteligencia, ya que esta ayuda me permite ir hacia delante. Veo importancia en mi propia identidad y soy prudente con mi ego y mis miedos. Aprendo a comunicar con mi ser interior por la meditación y la contemplación; con él hallaré muchas soluciones y respuestas. Estar conectado con mi ser interior es elegir vivir mejor las situaciones de la vida.

Parte inferior de la espalda

Frecuentemente confundida con los riñones y comúnmente asociada al dolor de riñones, esta área se sitúa entre la cintura y el coxis. Es una parte del sistema de sostenimiento. Dolores en esta región manifiestan la presencia de inseguridades materiales (trabajo, dinero, bienes) y afectivas. «¡Tengo miedo de carecer de…!», «¡Nunca lo conseguiré!» o «¡Nunca conseguiré realizar esto!» expresan bien los sentimientos interiores vividos. Estoy tan preocupado por todo lo material que siento tristeza porque hay un vacío, y este vacío me duele. Incluso puedo fundar mi valor personal en el número de bienes materiales que poseo. Vivo una gran dualidad, porque deseo tener tanto la calidad como la cantidad, tanto en lo que a relaciones interpersonales se refiere como a lo que poseo. Tengo tendencia a tomar demasiadas cosas sobre mis hombros y tengo tendencia a dispersar mis energías. Intento hacerlo todo para ser amado y me entretengo con la opinión que tienen de mí los demás. También puede tratarse de una inquietud frente a una u otras personas. Estoy preocupado por ellas y quizás tengo tendencia a coger los problemas de los demás sobre la espalda y querer salvarlos.

Mi impotencia frente a ciertas situaciones de mi vida me vuelve amargo y rehúso someterme, pero tengo miedo. Este sentimiento de impotencia que puede llevarme hasta la rebelión podrá conducirme a un lumbago o un dolor de cintura. No me siento sostenido en mis necesidades de base y mis necesidades afectivas. Tengo dificultad para hacer frente a los cambios y la novedad que se presentan a mí porque me gusta sentirme seguro en mi rutina y mis viejas costumbres. Esto revela, frecuentemente, que soy inflexible y rígido y que quisiera ser sostenido a mi modo. Si acepto que los demás puedan ayudarme a su modo, voy a descubrir y tomar conciencia de que tengo el apoyo que necesito. Así me vuelvo más autónomo y responsable. Si se trata de un pinzamiento de los discos lumbares, pongo probablemente demasiada presión sobre mí mismo en hacer cosas para que me amen. Ya que se revela necesario un período de reposo, aprovecho para mirar lo que está sucediendo en mi vida y volver a definir mis prioridades. Al no sentirme sostenido, me vuelvo rígido (tieso) hacia los demás. ¿Tiendo a culpar a los demás de mis dificultades? ¿Me tomo el tiempo de expresar mis necesidades? Acepto que mi único sostén viene de mí mismo. Volviendo a tomar contacto con mi ser interior, establezco un equilibrio en mis necesidades y reúno todas las fuerzas del universo que están en mí. Estas fuerzas me dan confianza en mí y en la vida porque sé que me traen todo lo que necesito: físico, emotivo, espiritual. ¡Estoy sostenido en todo momento!

Las cinco vértebras lumbares se sitúan en esta área. La primera vértebra lumbar, L1, está afectada cuando vivo un sentimiento de impotencia frente a alguien o a algo que no me conviene y que tengo la sensación de no poder cambiar, que he de soportar. Entonces, me vuelvo inerte, sin vida, gasto mucha energía con cosas frecuentemente menores, pero las aumento tanto que toman proporciones catastróficas, lo cual puede incluso hacer aparecer un sentimiento de desesperación. Puedo vivir inseguridad frente a aspectos de mi vida, pero no tiene realmente razón de ser. Quiero controlarlo todo, pero esto no es humanamente posible. Puedo también vivir conflictos interiores entre lo que quiero hacer y que no me permito. Esto hace subir en mí frustración, agresividad e ira. Estos sentimientos endurecen mi corazón si no me libero y amargan mi vida. Una vértebra L1 en mal estado puede traer enfermedades relacionadas con las funciones de digestión (intestino y colón) o eliminación (estreñimiento, disentería, etc.). ¡Tomo conciencia del poder que tengo para cambiar el curso de mi vida, y solo la mía! Vuelvo a establecer mis prioridades para canalizar bien mis energías.

El estado de la segunda vértebra lumbar, L2, depende mucho de mi flexibilidad frente a mí mismo y a los demás. La soledad y la amargura, generalmente causadas por una timidez pronunciada, son también factores importantes que pueden afectar la L2. Soy preso de mis emociones: al no saber cómo vivirlas y expresarlas, y al ser estas a veces vivas y explosivas, pongo máscaras para protegerme y evitar que se pueda ver lo que sucede en mi interior. Mi malestar puede hacerse tan grande que quiero adormecer mi mal con bebida, drogas, trabajo, etc., y L2 hará entonces una llamada de socorro. Tengo tendencia a ver las cosas en negativo y a vivir en un estado depresivo que veo muy poco porque estoy en un papel de víctima que no me obliga a pasar a la acción o a cambiar cosas en mi vida. Igual que L1, un sentimiento de impotencia y también mucha tristeza afectarán la L2. Soy bastante amargo frente a la vida porque estaría, supuestamente, disfrutando de los placeres de la vida, pero, frecuentemente, no me autorizo a ello a causa de mis obligaciones o por deber, para mostrar el buen ejemplo. Debo aprender que no he de ser perfecto. A veces puedo sentirme incapaz o impotente frente a una situación. No he de culparme por ello o estar enfadado; solo he de ser auténtico conmigo mismo y los demás y expresar simplemente mis penas, mis alegrías, mis dudas, mis incomprensiones, mis frustraciones para estar más abierto frente a los demás y para que L2 recupere vida también. Se debe recalcar que una vértebra L2 en malas condiciones puede conllevar enfermedades del abdomen, el apéndice o las piernas, en donde podría ver aparecer varices.

La tercera vértebra lumbar, L3, se ve afectada, sobre todo, cuando vivo situaciones familiares tensas o tormentosas. Me impido decir o hacer cosas para no herir y no molestar a los demás. Pero al hacer esto, me hago daño a mí mismo. Juego el papel de buen chico o buena chica, manifestando una gran flexibilidad. Pero me vuelvo bonachón, lo cual me causa frustración, sobre todo si debo poner mis deseos de lado. Y quizás, también, me ponga de lado, particularmente a causa de mi gran sensibilidad, sin saber mucho cómo dichas emociones serán recibidas. Me vuelvo paralizado, incluso impotente, en mis emociones, en mi cuerpo, en mis pensamientos, lo cual impide que se manifieste mi creatividad y todo lo vinculado a ella, en particular la comunicación y la sexualidad, que se quedan rígidas y frígidas. Para superar el desánimo, debo tender los brazos hacia los demás y atreverme a expresar mis emociones para que mi pleno potencial creativo se despierte y se manifieste. La mala condición de L3 puede conllevar dolencias en los órganos genitales, en el útero —en la mujer—, en la vejiga o en las rodillas, tales como la artritis, la inflamación o dolores.

Cuando la cuarta vértebra lumbar, L4, se rebela, es frecuentemente porque tengo dificultad para transigir con la realidad de todos los días. Puedo complacerme en un mundo imaginario y esto puede llevarme a vivir en la pasividad, estando un poco cansado de ver lo que ocurre a mi alrededor. Se instala cierta dejadez. «¿Por qué preocuparse de todos modos?». Sufro los acontecimientos y no los creo, lo cual me puede dejar un sabor amargo. Igual que la L4, necesito protegerme cerrándome, porque puedo fácilmente dejarme distraer o influenciar por lo que me rodea, sobre todo por lo que la gente pueda decir de mí, y mi sensibilidad puede estar altamente afectada. También me rompo la cabeza exageradamente y mi discernimiento está a veces erróneo o carente porque mi mental es muy rígido, lo cual me impide tener una visión global de una situación y, en consecuencia, soluciones o posibles vías frente a ella. Entonces, quiero controlar en vez de escuchar mi voz interior. Debo aprender a escucharla para recuperar el dominio de mi vida. ¡Recupero mi poder de crear mi vida como quiero y recupero el gusto de realizar grandes cosas! Se debe observar que una vértebra L4 en mal estado puede conllevar dolores en la región de mi nervio ciático y de la próstata en el hombre.

Puedo preguntarme lo que sucede en mi vida cuando la quinta vértebra lumbar, L5, está afectada. ¿Tendría, por casualidad, una actitud de desprecio o de pereza frente a una persona o una situación? Puedo vivir un poco de celos, disgusto, frustración, pero, sin embargo, ya tengo mucho, la vida me ha mimado y tengo dificultad para reconocerlo. Mi vida está teñida de lujuria —en todos los niveles— y debo aprender a apreciar lo que tengo, y a cultivar mis relaciones interpersonales: tengo dificultad, sobre todo, en el plano afectivo a ser auténtico y a sentirme bien, porque en el fondo de mí vivo una gran inseguridad y tengo dificultad para expresar lo que vivo. Por lo tanto, tendré tendencia a ser algo depresivo, ya que pasaré frecuentemente de un cónyuge a otro sin saber demasiado por qué sucede esto, sintiéndome correcto dentro de lo que estoy viviendo. Inventaré toda clase de guiones y mi atención siempre estará centrada en los pequeños detalles anodinos, lo cual me impedirá adelantar y pasar a otra cosa. Cierta amargura puede ensombrecer mi vida e impedirme disfrutar de esta. Aprendo a saborear cada instante que pasa y a apreciar toda la abundancia que forma parte de mi vida. Un mal estado de L5 puede ocasionarme dolores en las piernas, desde las rodillas hasta los dedos de los pies.

La parte inferior de la espalda también forma parte del sistema del centro del movimiento. Si tengo dificultad para transigir con la sociedad, tanto desde el punto de vista de las orientaciones por tomar como del sostén que espero de ella, puedo vivir frustración o resentimiento. No quiero enfrentarme con ciertas personas o ciertas situaciones. Mis relaciones personales con mi entorno padecen de ello. También puedo tener dificultad para aceptar que voy sumando años. Me hago viejo y debo amansar lentamente la noción de mortalidad. Finalmente, la parte inferior de la espalda está muy estrechamente vinculada a los dos centros de energía inferiores, el coxis y el segundo centro de energía que está vinculado más específicamente a la sexualidad. Si vivo conflictos interiores o exteriores para con esta, si he reprimido mi energía sexual, puede manifestarse un dolor de espalda. Las cuatro vértebras sagradas y las cinco vértebras del coxis están relacionadas con esta región. Cuando las vértebras sagradas están afectadas, puedo tener la sensación de que no tengo columna y que necesito a otra persona para sostenerme. Estoy constantemente probado por la vida para ver cuál es mi nivel de integridad y de honradez. Tengo un enorme potencial, pero ¿estoy listo para realizar los esfuerzos necesarios para cumplir mis objetivos?

Las vértebras inferiores son las S1, S2 y S3. Ya que las tres primeras vértebras sagradas están soldadas juntas, se tratarán juntas. Constituyen un todo. Reaccionan con la rigidez que manifiesto, con mi estrechez mental en relación a ciertas situaciones o ciertas personas, a mi mente cerrada que rehúsa oír lo que los demás han de decir. Quiero tener el control para sentirme fuerte y en seguridad, y si lo pierdo, voy a estar enfadado, furioso y puedo tener ganas de «pegar una paliza» a alguien por estar tan frustrado y lleno de amargura. Todos estos sentimientos, generalmente, tienen su origen en mis relaciones afectivas, que no siempre van como lo deseo. La comunicación, tanto verbal como sexual, es deficiente, por no decir inexistente, y estoy constantemente volviendo a plantear este tema. Tengo la sensación de tener que nadar a contracorriente y me siento en un callejón sin salida. Tengo interés en parar un momento y ver claro en mi vida, a reflexionar sobre lo que quiero y edificar una base sólida.

Todos los deseos tienen su origen en las vértebras sagradas cuarta y quinta. Si soy capaz de administrarlas bien, si tomo el tiempo de descansar y hacer las cosas que me gustan, S4 y S5 funcionarán bien. Sin embargo, si vivo culpabilidad, tratándome de perezoso y confrontándome a mis deberes y mi moralidad, juzgando mi conducta no correcta, S4 y S5 pueden reaccionar fuertemente. Tengo el derecho de hacer cosas para mí y a veces evadirme, pero debo evitar que esto se vuelva un medio de huida, evitando que me enfrente con mis responsabilidades. En ese momento, la pereza puede no ser benéfica: me mantiene en un estado pasivo de cansancio que me impide ir hacia delante. Por eso, en casos extremos, también estarán afectados mis pies. El único modo de curar el sacro quebrado o roto es la inmovilidad física y el tiempo. El sacro está vinculado al segundo centro energético, que se sitúa al nivel de la primera vértebra lumbar. Un desequilibrio de este centro energético puede aparecer en las dolencias físicas siguientes: referente a los órganos genitales, puede haber infertilidad, frigidez o herpes; en cuanto a los riñones, cistitis, cálculos; en lo referente a la digestión y la eliminación, incontinencia, diarrea, estreñimiento, colitis, etc. Las desviaciones de la columna vertebral (escoliosis) nacen, generalmente, a este nivel y conllevan dolores de espalda. El segundo centro energético influencia mis relaciones con mi entorno, y un malfuncionamiento de este, que afecta mi sacro, será el signo de mi estrés, mis angustias, mis miedos y mi tendencia depresiva, que debo aprender a administrar. En cuanto al coxis, está vinculado al primer chacra o centro de energía, sede de la supervivencia. Representa el fundamento de mi sexualidad, la realización adecuada de mis necesidades de base (sexualidad, alimento, protección, techo, amor, etc.); el amor aquí referido es como el amor de una madre para su hijo. Cuando está afectado mi coxis, puede que viva el miedo a perder o no tener como mínimo un amor similar al que un hijo tiene derecho a esperar de su madre. Se trata aquí de este tipo de amor y no de una relación amorosa entre adultos.

El coxis está formado de cinco vértebras coccígeas que están soldadas juntas. Representa mi dependencia frente a la vida o a alguien más. Hay muchas probabilidades de que mi cuerpo me diga que tengo que pararme cuando me duele el coxis. Es mi inseguridad la que se manifiesta en relación con mis necesidades de base, de supervivencia; en particular, el hecho de tener un techo, alimento, vestidos, etc. El alimento aquí se refiere a las necesidades físicas, emocionales y sexuales. Cualquier persona necesita amor en su vida. También necesita comunicación mediante relaciones sexuales con uno o su pareja. Estas necesidades, generalmente, se niegan y reprimen, sobre todo a causa de mis principios morales y religiosos, lo cual me lleva a estar insatisfecha. Puedo sentirme entonces impotente en todos los sentidos del término y hay una ira incubando dentro de mí. Quiero huir de cualquier situación que hace daño a mi sensibilidad y frente a la cual puedo vivir culpabilidad. Debo poner mi orgullo de lado, es decir, mis miedos. Debo confiar en la vida y, sobre todo, confiar en mi capacidad para expresarme y asumirme. Cuando siento dificultades vinculadas con este aspecto de mí mismo, compruebo interiormente hasta qué punto estoy —quiero ser— dependiente de una persona que, conscientemente o no, satisface ciertas necesidades de mi vida. Soy capaz de cumplir mis propias acciones, de ser autónomo. Es posible que las personas con las cuales me vinculo sean mucho más dependientes afectivamente que yo y que tengan necesidad de este tipo de relación.

Acepto ver hasta qué punto hago muestra de independencia y vigor en mi vida. Debo soltar cualquier sentimiento de inquietud frente a mis necesidades de base y tomar conciencia ahora de las fuerzas que me habitan y afirmar que soy la persona mejor colocada para garantizar mi propia supervivencia. Al estar vinculado el coxis con el primer chacra, un desequilibrio al nivel de este centro de energía puede conllevar desórdenes físicos, los más corrientes tocando el ano o el recto (hemorroides, irritaciones), la vejiga (trastornos urinarios, incontinencia) y la próstata. También se pueden encontrar dolores en la base de la columna vertebral, una toma o pérdida de peso considerable (obesidad, anorexia) y una mala circulación sanguínea al nivel de las piernas (flebitis), manos y pies. Estos males me dan una indicación de que tengo necesidad de volver a equilibrar este centro de energía.

CONFLICTO EMOCIONAL DEL ESTÓMAGO

El estómago es un órgano importante en la digestión, que se encuentra situado entre el esófago y el intestino delgado. Transforma los alimentos en líquido gracias a los jugos gástricos que segrega. Los problemas estomacales más comunes son las úlceras, la gastritis (ardores), las hemorragias gástricas y los problemas de digestión (vómito, etc.).

Todos los problemas del estómago se relacionan de forma directa con la dificultad para aceptar o digerir a una persona o un acontecimiento o situación. La persona que los padece manifiesta intolerancia y temor ante lo que no es de su agrado. Se resiste a las ideas nuevas, sobre todo a las que no proceden de ella. Tiene dificultad para adaptarse a alguien o algo que va contra sus planes, sus hábitos y su manera de vivir. Tiene un crítico interior muy fuerte que le impide ceder y dejar hablar a su corazón, al cual no quiere aceptar incondicionalmente. Es posible que también se acuse a sí misma de falta de audacia.

El mensaje que recibes de tu estómago es que dejes de querer controlarlo todo, resistiéndote a las ideas de otros. En lugar de creer que eres incapaz de cambiar a los demás o una situación determinada, toma conciencia de tu propia capacidad para hacer tu vida. Confía más en los demás, de la misma forma que debes confiar en que tu estómago es capaz de digerir tus alimentos.

No necesitas decirle a tu cuerpo cómo ser un cuerpo ni cómo digerir. Lo mismo sucede con tu entorno. Todos y cada uno tenemos una manera diferente de ver la vida. No es casualidad que el estómago esté ubicado en la región del corazón. Debemos aceptar a todos con amor, es decir, aceptar las particularidades de todos y cada uno. Los pensamientos que alimentas del tipo «es injusto», «no es correcto», «es idiota», etc. no te benefician: bloquean tu evolución, así como tu estómago bloquea la digestión. Si te vuelves más tolerante hacia los demás, tolerarás mejor los alimentos que ingieres.

Reflujo gástrico

Afección en la que una parte del estómago empuja hacia arriba al músculo del diafragma. Simboliza que estás esperando el «bocado» que no llega y crees que te corresponde. ¿Alguna vez viste los pichones en el nido con el pico abierto esperando el alimento que trae la madre? Tú estás igual, dejando la entrada abierta para cuando llegue. El reflujo tiene que ver con situaciones que quiero devolver.

El reflujo gástrico es una inflamación aguda o, para la medicina tradicional, crónica de la mucosa del estómago, lugar donde empieza el proceso de digestión. Si hay inflamación, hay irritación e ira frente a algo o alguien a quien no digiero: ciertas cosas no pasan como quisiera, o puede ser una o varias personas que no actúan como lo deseo. Puedo tener el sentimiento de haber sido engañado y de estar agarrado en una situación. Estoy irritado por algo que absorbió mi sistema de digestión y la realidad «digerida» me molesta en alto grado. Crónico es el pensamiento que repite el reflujo. El reflujo es la entrada de jugos gástricos en el esófago por distensión del esfínter esofágico.

El sentido biológico es que el esfínter de los cardias no se cierra y todos los ácidos suben y me queman. Dejo el paso abierto para dejar entrar más alimento —simbólicamente, alimento emocional, o sea, amor—. Válido también para la hernia de hiato.

Conflicto de carencia. Falta de pedazo emocional. Conflicto de pedazo: estoy en un sentimiento de falta, carencia de pedazo (bocado emocional) muy fuerte y dejo la puerta abierta para poder recibir más. Estoy en un callejón sin salida y quiero salir.

Regurgitación

La regurgitación es la devolución a la boca, sin esfuerzo, del contenido del esófago —a causa de un obstáculo— o del contenido del estómago. En general, este tipo de devolución indica simplemente que el cuerpo no necesitaba lo que la persona acababa de darle. Por otro lado, es posible que una regurgitación manifieste al mismo tiempo que la persona rechaza lo que acaba de ver o escuchar a su alrededor.

Si la regurgitación es la expresión de un rechazo hacia lo que pasa en el exterior, tu cuerpo te envía el mensaje de que verifiques en tu interior el miedo al rechazo que despertó este incidente. Es probable que este temor se relacione con tu madre, ya que el alimento físico la representa simbólicamente. ¿Todavía es real ese miedo?

CONFLICTO EMOCIONAL DE LA EYACULACIÓN PRECOZ

La eyaculación precoz o eyaculación prematura puede estar vinculada a mis primeras experiencias sexuales. Cuando me masturbo, me siento culpable porque lo siento como siendo malo o prohibido. Me doy prisa, por lo tanto, en alcanzar la eyaculación. El placer de lo prohibido siempre ha tenido una atracción muy fuerte e, incluso de modo inconsciente, intento volverlo a vivir. También puede que me imponga presiones y nerviosidad en mi deseo de resultado óptimo. Quiero probarme a mí y a mi pareja lo que soy capaz de hacer, con resultados opuestos y, frecuentemente, inesperados. Debo relajarme y volver a aprender el placer sexual vinculado a la masturbación en un clima libre de coacciones y culpabilidad. Solo o con mi pareja, vuelvo a descubrir el gozo de la masturbación, retrasando cada vez más el momento de la eyaculación. Esto se vuelve un juego en el cual encuentro mucho placer. Así puedo emprender un cambio que me ayudará a disminuir esta culpabilidad que pude vivir en mi infancia y que hará disminuir mi ansiedad en querer ser el mejor, desarrollando más confianza en mí.

CONFLICTO EMOCIONAL DE LA FASCITIS PLANTAR

Inflamación del tejido conectivo grueso que une el talón con los dedos del pie. Los tejidos inflamados se encuentran en la planta del pie.

Gracias a mis pies, me desplazo en el camino de la vida. Mi cerebro es la central de mando de mis pies. La ciencia de la reflexología nos informa de que todo nuestro cuerpo está repartido en la superficie de nuestros pies. Por lo tanto, todos los problemas que puedo vincular a mis pies me permiten saber cuál lugar de mi cuerpo me está hablando. Un problema vinculado con mis pies me indica un conflicto entre la dirección y el movimiento que tomo, y manifiesta mi necesidad de más estabilidad y seguridad en mi vida. El futuro y todos sus imprevistos me dan miedo.

Cuando me duelen los pies, debo ralentizar el paso. ¿Se debe al aburrimiento o al desánimo frente a todas las responsabilidades y frente a todas las cosas que debo hacer y que me parecen imposibles de realizar? ¿O, al contrario, puede que vaya a trescientos kilómetros por hora y mi cuerpo me dice de ir más despacio antes de «tener un accidente»?

Una rampa en el pie izquierdo o en el pie derecho me indica a qué nivel se sitúa la duda o el rechazo de adelantar o bien cuál es la dirección que me asusta coger. ¿El bloqueo está dentro de mí o fuera de mí? Debo tomar posición en una situación dada y puedo tener miedo de «perder pie» y ya no sé «en cuál pie he de bailar».

Un pie plano me indica una columna vertebral muy recta, muy rígida y, por lo tanto, tengo una estructura menos flexible. Ya que no hay ningún espacio entre todo mi pie y la tierra en la cual ando, esto demuestra que mis fronteras personales están mal dibujadas. Me siento vulnerable y, para protegerme, sobrevolaré la superficie de las cosas en vez de crear un contacto más profundo y cogeré raíz adecuadamente, tanto en una relación afectiva como en un trabajo o en cualquier otro campo. Esto también tiene por consecuencia que mi trabajo estará entremezclado con mi vida privada, ambas solapándose, poco importa lo que suceda y en detrimento del resto de mis relaciones.

Al contrario, si tengo el puente del pie alto, esto me revela que tengo un desplazamiento más pesado y una columna vertebral muy cargada. Esto revela también que claramente separé mi vida pública de mi vida privada. Esto me lleva a estar apartado y silencioso, teniendo dificultad en iniciar una comunicación y anticiparme a los demás. Un freno a mis emociones frente a la dirección que he de tomar en mi vida se traducirá por unos pies hinchados, y el exceso de estas emociones que se liberan se traducirá por transpiración.

Los pies fríos me llevan a cuestionarme sobre mis relaciones con mi madre y ver lo que puede llevarme a tener los pies fríos, incluso helados. Muy sencillamente puede tratarse de mis relaciones con ella, que encuentro distantes y frías. Por lo tanto, debo amar mis pies, porque son ellos los que llevan todo mi ser en el camino de la vida. Cuanto más los amo y los acepto, más fácil será el trabajo que cumplan.

CONFLICTO EMOCIONAL DE LA FIBROMIALGIA

La fibromialgia es un síntoma que aparece cuando yo siento, creo o pienso que todas las personas a mi alrededor deberían estar pendientes de mí, de mis necesidades, de mis sufrimientos y de todo aquello que me pasa. Quiero que adivinen qué me duele y cuánto me duele. Pero, además, existe una contrariedad, porque, por otro lado, tanta intromisión familiar me irrita. Soy víctima crónica. Es un síntoma que yo presentaré si vivo un gran sufrimiento interior a causa de mis relaciones familiares.

- *Fibro*: Fibras familiares, lazos familiares, relaciones familiares.
- *Mio*: La forma que yo tengo de someterme a todas esas malas relaciones.
- *Algia*: El dolor emocional que me causan dichas situaciones, que se refleja en dolor físico.

Soy una persona bloqueada en la comprensión de las relaciones familiares. Por una parte, me gusta convivir con la familia y ser parte, sentirme amada y comprendida, y, por otra, siento que ellos me obligan a no hacer mi vida, siento que me debo a ellos, que debo darles explicaciones, pedirles permiso, compartir todo con ellos, etc. Incluso, puede tratarse de obligaciones con alguien de la familia que me hace daño o me ha hecho daño. Todo esto es lo que hace tu mente, una proyección no sanada de la niñez y como adulto.

CONFLICTO EMOCIONAL DE LA FIEBRE

Se le llama fiebre a un anormal aumento de la temperatura corporal; una temperatura de 38° se considera signo de una situación enfermiza. En general, al principio, el sujeto siente frío. Cuando desaparece la causa de la fiebre, siente calor, aunque también puede presentarse acompañada de escalofríos.

La fiebre indica un enojo acumulado. Mientras la persona tiene frío, conserva este sentimiento. Cuando siente calor, es una indicación de la resolución momentánea del conflicto. Por ejemplo, un niño en edad escolar se sintió rechazado por su madre después de un incidente. Al día siguiente se despierta con una fiebre alta. Tiene frío, se estremece. Su madre lo mantiene en casa y lo cuida. El conflicto se soluciona porque el niño recibe la atención que reclama. Entonces comienza a tener calor. Este es un signo de que el cuerpo está en vías de reponerse.

También es posible que se trate de una persona muy apasionada o que siente ira porque algo no sigue el curso que ella desea.

La solución temporal de la causa del conflicto no es suficiente. Si experimentas este malestar frecuentemente, te sugiero que observes la causa profunda de tu enojo. Date cuenta de que todo lo que te sucede proviene de tu forma de reaccionar ante los acontecimientos, reacción que está influenciada por lo que has vivido o has aprendido hasta ahora.

Si sientes enojo con una persona, te sugiero que compruebes si está justificado. Date cuenta de que siempre es tu percepción de la actitud del otro lo que produce tu enojo. Después pide perdón a esa persona. De otro modo, cada vez que alguien tenga esa misma actitud contigo, revivirás el mismo sentimiento.

Si estás obsesionado por algo y ello te excita hasta el punto de ir más allá de tus límites, observa el temor que te hace vivir ese estado. Cuanto mayor sea la fiebre, más importante es el mensaje. Es una indicación de la urgencia de resolver ese problema de una vez por todas.

CONFLICTO EMOCIONAL DE LAS FÍSTULAS Y FISURAS

Fístula

Una fístula es un canal que se forma de manera «anormal» dentro de un tejido o entre dos órganos o cavidades naturales del organismo. Por lo general, esta fístula transporta líquido, ya sea de un órgano a otro o bien de un órgano o tejido hacia el exterior del cuerpo. La fístula se produce cuando la persona mezcla demasiado las cosas. Se deja influenciar fácilmente y le cuesta trabajo separar los hechos. Esto la confunde, la vuelve agresiva e incluso la deprime. Es importante verificar la parte del cuerpo afectada para saber en qué área predomina esta actitud.

Fisura

Una fisura es solo una pequeña hendidura que se forma en la piel o bien en tejidos blandos. Es semejante a un pequeño corte, mediante el cual se drena líquido o sangre.

Se produce una fisura cuando la persona se siente «partida» en dos, dividida. Es posible que se sienta atrapada entre dos personas o dos situaciones. Vive en la incertidumbre ante una decisión que debe tomar. Cuanto más le duela la herida, más le dolerá la situación, pudiendo llegar a convertirse en ira.

Fístula anal

Si yo desarrollo una fístula anal, muy probablemente primero presenté un gran absceso y este reventó hacia afuera. Todo esto es ocasionado por una vivencia que para mí resultó sucia (imperdonable, dolorosa, decepcionante, etc.) y que me causó una gran ira mezclada con tristeza. De manera inconsciente, quiero conservar los «residuos» de ese pasado doloroso para no olvidarlo, para aprender de ello, de tal manera que la fístula significaría mi obsesión por no soltar esos pensamientos, ese dolor, esas emociones. Mantengo sin conciencia un fuerte sentimiento de venganza en relación a algo o a alguien. Ejemplos: «Ya no puedo confiar», «He perdido mi confianza en el amor», «He perdido mi confianza en los hombres o en las mujeres», etc. Esto produce emociones ocultas, como una liberación incompleta de desechos, aferrarse a las basuras del pasado, miedo… Hay un bloqueo en el proceso de liberación.

Debo comprender que por muy triste o decepcionante que haya sido una experiencia con algo o con alguien, yo lo he superado, sigo vivo. Y eso me ha hecho más fuerte. Debo dejar ir, perdonar, perdonarme, olvidar el pasado y seguir confiando en la vida. No debo confundir que una decepción no indica que todas mis experiencias y vivencias serán iguales.

Fisura anal

Es una especie de corte que se forma en la parte interior del ano y que, por lo general, sangra, ya que se abre constantemente. Quiere decir que estoy viviendo un conflicto de identidad. Esto se refiere en su mayoría a temas sentimentales o familiares, en donde por mi corta o larga experiencia, he llegado a la conclusión de que no soy respetado, reconocido, amado o valorado por lo que soy, por mi sexo, por mi forma de ser o por mi carácter. Y sumado a eso, entrego o me piden cuentas de lo que vivo.

Ejemplos: «¿Dónde está mi lugar?», «¿Cómo debo actuar?», «¿Qué debo hacer para que me ame?», «¿Qué debo hacer para que no me engañe?», etc.

Debes dejar de sentirte dividido por las situaciones que vives con alguien o con varias personas y, además, rendir cuentas a otros. Debes preguntarte de una vez por todas qué quieres tú. Deja de mendigar amor, cariño, respeto, cuidados y atenciones a personas que no te valoran y toma tus propias decisiones. Deja de dar gusto a los demás y vive tu propia vida amándote tú.

CONFLICTO EMOCIONAL DE LA FRIGIDEZ

La frigidez consiste en una insatisfacción sexual en la mujer durante las relaciones sexuales. Generalmente, hay un traumatismo profundo o un conflicto interior. El miedo está en el centro de este estado: miedo de mis impulsos sexuales y del placer que podrían hacerme parecer «indecente», miedo de abandonarme y de perder el control. Tengo miedo de perder algo sometiéndome a la sexualidad.

En realidad, se trata del miedo a afrontar lo que escondo en mi interior. Cuando está presente este miedo, frecuentemente creo que soy fea y sin valor. Tengo vergüenza y me culpabilizo profundamente. Esto frecuentemente resulta de un abuso sexual vivido en la infancia o del acondicionamiento de los padres diciendo que el sexo es malo o de la creencia de que amor y sexo no van juntos. Estas percepciones están escondidas en el inconsciente, deseo retirarme de toda participación, rechazar la sexualidad sin saber por qué de un modo consciente.

La educación que recibí tiene un gran impacto sobre mi frigidez. ¿Estaba considerada la sexualidad envilecedora y representativa de los instintos más bajos del ser humano? ¿Oí hablar de resignación y sumisión frente a las relaciones sexuales, con el sobreentendido de que no había ningún placer? ¿Abusaron de mí sexualmente en mi infancia? Si es así, rechazo inconscientemente mi sexualidad y siento dificultad en dejarme tocar sin sentir miedo y asco.

Tomo conciencia de que no hay nada indecente en la sexualidad. Al contrario, cuando está expresada entre parejas consintientes que viven una relación de aceptación y de profundo amor, es bella y sana. Acepto abrirme a mi pareja, expresarle mis miedos, mis temores. Acepto decirle mis necesidades. Comprendo que la sexualidad forma parte de mi dimensión física y que es una fuente de desarrollo para mi evolución.

CONFLICTO EMOCIONAL DE LOS FURÚNCULOS

Un furúnculo es una inflamación subcutánea, infecciosa y dolorosa que forma un absceso con supuración abundante. La persona que lo padece está llena de ira, de angustia y de aprensión ante una situación que le envenena la existencia. La persona se siente perturbada y no elimina nada.

Un furúnculo se define como una inflamación de la piel causada por una bacteria, caracterizada por una masa blanca de tejido muerto. Tengo la sensación de que alguien o algo envenena mi existencia y, al reprimir en el interior toda mi ira, mis angustias, estaré harto y el exceso se manifestará por uno o varios furúnculos. Ya que los furúnculos afectan la piel, la ira vivida suele ser la resultante de una situación en que estuve separado de alguien o de algo que apreciaba y con lo cual ya no puedo tener contacto físico (por el tacto). El lugar de mi cuerpo en que se manifiesta el furúnculo me da una indicación referente al aspecto de mi vida que suscita en mí tanta ira y sobre el motivo por el cual esto hierve dentro de mí.

CONFLICTO EMOCIONAL DE LA GARGANTA

Con mi garganta, trago la realidad y es por donde tomo la vida, con la respiración, el agua y el alimento. También es aquí donde libero mis sentimientos del corazón hasta la voz. Es el puente en doble dirección entre la cabeza y el cuerpo, el espíritu y el físico. Si me duele la garganta, puedo culpabilizarme por haber dicho ciertas palabras o pensar que hubiese debido expresar algo. Es como si me autocastigase por el dolor.

Quizás ha llegado el momento de decir lo que estoy viviendo para liberarme de ello. También mi garganta puede inflamarse si inhibo la rabia y esta emoción me sube a la garganta. Si no digo realmente lo que quiero decir o existe un conflicto en mi expresión de mí mismo, entonces mi garganta siente este rechazo. Al ser la garganta la expresión de la afirmación de mí mismo, si tengo dificultad en afirmarme, puedo querer compensar esto volviéndome autoritario hacia mí mismo y hacia los demás, lo cual limita mi energía en este plano.

La infección en la garganta por la bacteria estreptococo es una de las formas de infección más frecuentes. Esto implica la irritación y retención de energía. La garganta representa también la concepción, la aceptación de la vida. Si tengo dificultades al nivel de la garganta, puedo vivir un profundo conflicto en la aceptación de mi existencia. Teniendo dificultad para tragar, puedo preguntarme qué persona o situación tengo dificultad en tragar o qué realidad me siento obligado a tragar aun cuando esto no me convenga; quizás sea esto, por ejemplo, algo que esté en contra de mis principios. Entonces puedo intentar cortarme de la realidad física, queriendo quizás huir la obligación de afirmar quién soy, mis necesidades y, por el mismo hecho, la de aportar cambios en mi vida.

El centro de energía de la garganta y el centro de energía sexual están conectados muy directamente. Los dos tienen relación con la creatividad: el de la garganta se refiere a la creatividad de mis pensamientos, mientras que el sexual se refiere a la creatividad en la materia. Así, ambos centros de energía tienen relación con la comunicación: por mi voz, comunico mis pensamientos, y por mi sexualidad, comunico físicamente mis sentimientos. Así, si tengo problemas de garganta es bueno que me pregunte lo que he de expresar sobre mí mismo y debo investigar si vivo frustración en cuanto a mi sexualidad. Debo aprender que la felicidad y la libertad vienen de mi capacidad a expresarme en la verdad, acercándome así cada vez más a mi esencia divina.

Garganta apretada

Tengo la garganta apretada cuando vivo ansiedad. Entonces me siento cogido a la garganta. Puedo sentirme inseguro, pero debo confiar en la vida. Aprendo a expresarme libremente y a superar mis miedos.

Carraspera

Tener carraspera en la garganta manifiesta, muy a pesar mío, que deseo expresar algo, pero que lo guardo dentro de mí. ¿Tengo miedo de que se rían de mí, me critiquen, me rechacen o ser incomprendido? Seguramente, este miedo se relaciona con mi sensibilidad, consciente o inconscientemente. Debo confiar y decir las cosas tal como son, siendo auténtico conmigo mismo. Adquiriré así el respeto de los demás y de mí mismo.

Faringitis

La faringitis es mucho más conocida bajo la expresión «dolor de garganta». Todas las emociones, los sentimientos o las energías que bloquean mi garganta entran por la nariz o la boca. O también vienen de las profundidades de mi ser interior y bloquean al nivel de la garganta. Frecuentemente, son emociones o situaciones que vuelvo a tragar y que tengo dificultad en aceptar. Por lo tanto, siento (nariz) que algo va mal o que no absorbo (boca) una o varias energías que se presentan ante mí. A veces, son las mismas emociones que se han ampliado después de un resfriado. Estas emociones me afectan más profundamente, más cerca de mi interior que un simple resfriado. He de analizar este sentimiento que se engancha y bloquea al nivel de la garganta para poder aceptarlo y dejarlo ir.

CONFLICTO EMOCIONAL DE LA GASTRITIS

La gastritis es una inflamación aguda o crónica de la mucosa del estómago, lugar donde empieza el proceso de digestión. Si hay inflamación, hay irritación e ira frente a algo o alguien a quien no digiero: ciertas cosas no pasan como quisiera o puede ser una o varias personas que no actúan como lo deseo. Puedo tener el sentimiento de haber sido engañado y de estar cogido en una situación. Estoy irritado por algo que absorbió mi sistema de digestión, y la realidad digerida me molesta en alto grado.

CONFLICTO EMOCIONAL DE LA GASTROENTERITIS

La gastroenteritis es una inflamación aguda de las mucosas gástricas e intestinales caracterizada por vómitos y diarrea de origen infeccioso. Puede que se pueda determinar la causa externa y vincularla a la ingestión de agua o alimentos contaminados. Sin embargo, hay que ver la causa interior que me ha hecho vivir este suceso. Aquí, lo irritante es mucho más importante que en un caso de gastritis, porque esto afecta no solo el punto en donde entran los alimentos, sino también el punto de salida del proceso de integración, lo cual indica que estoy tan irritado y tan frustrado por lo que me sucede que no puedo absorber lo que sea. Por lo tanto, quiero rechazar una situación o a una persona —cuando no es la vida misma— y estoy rojo de ira, lo cual me lleva a vivir la diarrea y el vómito. Tengo dificultad en aceptar los acontecimientos. Puedo retener ciertos esquemas de pensamiento mentales, ahora hechos inútiles. Una persona o una situación me es indigesta y se vuelve contra mí, encendiéndome emocionalmente. Me invade la desesperación y mi sensibilidad es altamente perturbada. Debo abrirme a una nueva realidad, a nuevas ideas, y volver a aprender a tener confianza en los demás y en la vida, siendo capaz de manifestar mi disgusto, en vez de dejarlo rugir en mi interior y crearme males de todo tipo.

CONFLICTO EMOCIONAL DE LOS GENITALES

Las dificultades que siento con mis órganos genitales me manifiestan un miedo o una culpabilidad, vergüenza, desconfianza, pesares, ira, con relación a mi sexualidad, lo cual corre el riesgo de traducirse en enfermedades venéreas, frigidez, impotencia, etc.

Esta área está vinculada a mis gónadas —los testículos en el hombre y los ovarios en la mujer—, y la energía sexual vinculada a la sexualidad es muy poderosa, ya que tiene por primer objetivo perpetuar la especie. Sin embargo, puede que use esta energía con malas intenciones. La noción de placer vinculada a la sexualidad me pone en contacto con una de mis necesidades fundamentales, el placer, y me conecta con mi niño interior herido. Así, mi sexualidad puede llevarme a poner en evidencia estos miedos, estas heridas, estos rechazos que forman parte de mí. Puedo no aceptarme en el cuerpo (sexo) que soy, puede que viva un conflicto interior entre mis deseos físicos y los de orden religioso o espiritual; si me da miedo decir no, y si tengo relaciones sexuales para evitar ser rechazado, miedo a perder el amor de una persona, solo con un objetivo egoísta, etc., todas estas situaciones pueden llevarme a tener dificultades a este nivel. Existe una confusión o un conflicto interior, una dificultad en la comunicación y el compartir. Siempre me siento respetado, considerado y tengo dificultad en dar confianza a la gente. Además, si mis padres deseaban a una hija y soy un niño, o viceversa, o bien a mí mismo me hubiese gustado más ser del otro sexo, esto me puede conducir a vivir problemas genitales porque rechazo una parte de mi sexualidad y puede que me sienta culpable de ser quien soy.

Debo quitar toda culpabilidad para que mi sexualidad se vuelva la expresión de mis cualidades amantes y de la atención que llevo a los demás. Es importante que el amor esté presente en mis experiencias sexuales y también cada vez que me mire en un espejo para aceptarme cada vez más tal como soy.

CONFLICTO EMOCIONAL DE LA GRIPE

Por medio de la gripe, el cuerpo dice: «Ya no puedo más». Se presenta a menudo en la persona a quien le cuesta trabajo expresar sus deseos y manifestar sus necesidades. Se siente ahogada por una situación, e incluso puede utilizarla para salvarse de la misma. Por ejemplo, una secretaria que ya no puede trabajar con su jefe se contagia de una fuerte gripe para quedarse en casa durante una semana. Su verdadero deseo es trabajar, pero con una actitud interior diferente. La gripe siempre tiene que ver con nuestra relación con alguien.

La gravedad de tu gripe te indica hasta qué grado te perjudica tu actitud interior ante lo que debes hacer o ser. En lugar de creer que es el único modo de huir de una situación o de una persona, te ayudaría ser consciente de lo que te sucede y cambiar tu actitud interna (casi siempre se trata de una actitud de víctima). ¿Es posible que dramatices demasiado? En lugar de tenerle odio o antipatía a una situación o a alguien, te sugiero que encuentres un medio de hacer lo que tienes que hacer con más alegría y soltarte, aceptando que posees todo lo necesario para lograrlo.

CONFLICTO EMOCIONAL DE LA GULA

Miedo a no estar lleno de amor, que el amor que me dieron no alcance. La palabra *gula* viene del latín, que significaba 'garganta', y pasó a significar 'voracidad, tragar'.

Al devorar buscando llenar un vacío, alimentando una necesidad insaciable de satisfacer un placer, que solo existe en nuestra mente, creemos que esa deuda de amor que dejaron en mi vida la cobro devorando todo lo que justifique ese pago de amor. Justificamos diciendo: «Para no tirar, para que no sobre, por si el otro me quita eso tan rico, como sin necesidad ni hambre». De esa manera permitimos el ingreso a nuestro templo de todo lo que no es elegido con nuestro corazón, sino tan solo con nuestra mente. Nos estamos llenando de percepciones erradas, creyendo en carencias, que solo alimentan al miedo, y de eso nos llenamos, impedimos saborear la vida en su justa medida. Hemos dejado de agradecer la oportunidad de amar, de alimentarnos de la comprensión, amor sin condición, compasión, gratitud y perdón. De esta manera, repondremos el temple que nos da la medida necesaria del equilibrio en nuestra esencia, estaremos fortaleciendo la voluntad y el amor que vive en mí y en todo lo creado, seremos perceptibles por Dios en todas sus formas, sin necesidad de excesos, descubriendo que cada experiencia tiene un sabor único e irrepetible, el sabor de lo perfecto, y despertando todos nuestros sentidos, llenándonos del ahora y de la quietud del sentir.

CONFLICTO EMOCIONAL DE LA HALITOSIS

El término *halitosis* o mal aliento hace referencia a un mal olor que sale de la boca de quien lo padece. Fase de curación de un conflicto gastrointestinal o de la submucosa oral. Conflicto de territorio intelectual y expresión.

Los olores sirven en biología para muchos propósitos, entre otros para marcar territorio. En este caso, está relacionado con el territorio que marco al expresar mis ideas. Estas deben quedar muy bien marcadas.

Mis ideas llegan cargadas de un repelente territorial que ahuyenta a los posibles depredadores de mis expresiones. ¿Cómo me siento cuando me expreso? ¿Soy libre? ¿Me siento atacado por mis ideas? ¿Por qué considero que debo contraatacar?

Conflicto de «relación podrida». Situaciones o emociones que no logro digerir y se pudren dentro de mí por no lograr liberarlas.

CONFLICTO EMOCIONAL DE LAS HEMORROIDES

Las hemorroides son varices, dilataciones ensanchadas de las venas, una especie de ampolla. Están situadas en la región del ano y del recto. Visto que las hemorroides pueden producirse en los casos de estreñimiento, presión alta o embarazo, voy a comprobar en estas enfermedades si vivo una o varias situaciones que se vinculan a ellas.

Cuando hay dolor, esto se relaciona con estrés; cuando hay hemorragia, se relaciona con una pérdida de alegría. Las hemorroides me indican una tensión y un deseo interior de forzar la eliminación, como si intentase hacer salir algo muy fuertemente; al mismo tiempo, la acción de retener se manifiesta. El conflicto entre empujar y retener crea un desequilibrio. Las venas permiten suponer una situación indicando un conflicto emocional entre la acción de rechazar y de repulsar y la acción de querer retener y bloquear la emoción en el interior. Por ejemplo, este conflicto puede brotar en los niños que se sienten emocionalmente presionados por sus padres —que quieren rechazarlos— y que a pesar de todo los quieren y quieren que se queden con ellos, reteniéndolos. Otras causas se relacionan con las hemorroides: un sentimiento intenso de culpabilidad o una vieja tensión mal o no expresada, que frecuentemente prefiero guardar para mí y que vivo frente a una persona o una situación que «me parte el trasero».

El cuerpo me avisa con esta señal. Algo en mi vida necesita estar aclarado. Seguramente, vivo estrés, sobrecarga de presión con relación a la cual me siento culpable. Quizás tengo plazos que respetar y tengo mucha dificultad en soltar, confiar y puedo sentirme obligado a cumplir mis obligaciones y mis responsabilidades, incluso si lo que quiero es hablar y expresar mis necesidades para rectificar o ajustar algunas situaciones. Además, llevo este peso solo porque el orgullo que vivo me incitará a no pedir ayuda a nadie. También puede que viva un sentimiento de sumisión con relación a una persona o a una situación en que me siento disminuido, como si fuera una nulidad.

CONFLICTO EMOCIONAL DE LA HEPATITIS

La hepatitis es una infección del hígado causada por un virus, por bacterias, por el alcohol o por medicamentos, y afecta totalmente el cuerpo. Los síntomas son la debilidad, la ictericia, la pérdida de apetito, las náuseas, la fiebre y el malestar abdominal. El hígado es el dador de vida, limpiando la sangre de sus venenos y excesos y conservando nuestro estado emocional (la sangre) en un justo equilibrio. El hígado es el lugar en donde puedo acumular emociones intoxicantes y excesivo odio. Es la sede de la ira. Las palabras o enfermedades que acaban por *-itis*, como hepatitis, indican irritación, ira.

La hepatitis puede estar vinculada con mis relaciones personales o con una situación difícil. Este conjunto de emociones negativas trae debilidad y desesperación y causa ira, culpabilidad y conflictos de prioridades. Cuando me quemo la sangre por nada, esto me lleva a vivir mucha ira, rencor, rabia e incluso odio, que puede llevar a la violencia contra uno mismo o contra los demás.

La hepatitis viral A tiene su origen en un rencor que puedo tener frente al mismo alimento o frente a un problema de connotación alimenticia. La hepatitis viral B manifiesta un rencor vivido con algo o alguien que me ha sido impuesto. Es como si hubiese estado proyectado dentro de una situación que rechazaba. La hepatitis viral C se produce después de un gran rencor en relación con lo desconocido. Por ejemplo, ¿quiénes son mis padres?, ¿dónde nací? Puedo sentir mucha resistencia frente a nuevas situaciones en mi vida que me llevan a aportar cambios. Puedo desear engancharme a mis prejuicios y a mis ideas preconcebidas. Aprovecho el tiempo de reposo que debo tomar para hacer el balance sobre mi vida. Me libero de los prejuicios e iras que tenía en mí.

CONFLICTO EMOCIONAL DE LA HERNIA

Una hernia es un desplazamiento de un órgano o estructura hacia delante del contenido de la cavidad abdominal o pélvica por un punto débil. La hernia conlleva una elevada incidencia de estrangulación del contenido herniado, en forma de un asa que presiona el órgano o el tejido. Se hace visible por encima y es muy dolorosa.

¿Qué conflicto emocional estoy viviendo? Si yo presento una hernia, necesariamente estoy viviendo una situación en la que me siento arrinconado, en la que siento que no hay salida a mis problemas, no veo ninguna solución ante lo que me preocupa o angustia. Quiero salir de una situación mediante una ruptura, una separación, pero mi miedo a carecer de algún elemento material me lo impide.

Puedo estar viviendo también alguna historia de tipo sexual, tal vez me siento atraído por alguien que no es mi pareja, quisiera tener un amante. Puede ser también que he vivido partos difíciles y ya estoy cansada de las cesáreas o de los dolores de parto. Tal vez estoy harto de esa actividad que me obligo a realizar. «Yo hubiera querido que se abriera un poco más» (que hubiera más opciones).

En lado izquierdo: «Yo querría, pero no me atrevo" (deseo contrariado).

En lado derecho: «Lo he hecho y me arrepiento, me siento culpable» (acción contrariada).

Cuando la hernia la padece un menor de catorce años, hay que revisar los dramas emocionales de la madre, del padre y del árbol genealógico en general.

Hernia discal

En una hernia discal, además de lo que significa una hernia, hay una soltura anormal de los líquidos, implicando, desde un punto de vista metafísico, las emociones.

En la situación de la hernia discal, la palabra clave aquí es *presión*. Puedo sentirla al nivel de mis responsabilidades familiares, financieras, de mi trabajo, etc. Es como si ejerciera una presión sobre mí mismo sobrepasando mis límites, tomándome por alguna otra persona. Esta presión puede venir de mí, de los demás o de algún otro sitio. Tengo la sensación de estar solo en la vida y de no tener ningún apoyo, dudando en confesarlo a los demás y, sobre todo, a mí mismo. Por lo cual, me da la sensación de estar preso e indeciso.

Es importante que me refiera a la parte afectada para comprender mejor lo que me pasa.

Hernia de hiato

Afección en la que una parte del estómago empuja hacia arriba al músculo del diafragma. Simboliza que estás esperando el «bocado» que no llega y crees que te corresponde. ¿Alguna vez viste los pichones en el nido con el pico abierto esperando el alimento que trae la madre? Estás igual, dejando la entrada abierta para cuando llegue. El reflujo tiene que ver con situaciones que quiero devolver.

Es una inflamación aguda o, para la medicina tradicional, crónica de la mucosa del estómago, lugar donde empieza el proceso de digestión. Si hay inflamación, hay irritación e ira frente a algo o alguien a quien no digiero: ciertas cosas no pasan como quisiera, o puede ser una o varias personas que no actúan como lo deseo. Puedo tener el sentimiento de haber sido engañado y de estar agarrado en una situación. Estoy irritado por algo que absorbió mi sistema de digestión y la realidad «digerida» me molesta en alto grado. Crónico es el pensamiento que repite el reflujo. Trabajas en ti la emoción que lo causa y sanas.

Hernia umbilical

Una hernia es un saco formado por el revestimiento de la cavidad abdominal (peritoneo). Existen diversos tipos de hernias: femoral, hiatal, umbilical o discal, entre otras.

Si yo estoy presentando cualquier molestia en mi ombligo, necesariamente estoy viviendo un conflicto emocional relacionado con no poderme deshacer de una persona o una situación exasperante, con no poder evacuar (sacar, correr, largar, borrar, eliminar) algo sucio de mi vida.

En la mayoría de las ocasiones, son vivencias ocurridas con la madre, ya que el ombligo representa a la madre. O bien es un conflicto relacionado con alguno de nuestros hijos. Pueden ser diferencias, pleitos, disputas o circunstancias que ya nos tienen hartos. Puede ser que jamás habían ocurrido o que ocurren continuamente y ya me cansé.

En el árbol genealógico y en el programa sentido, buscaré historias relacionadas con hijos considerados «de más», aquellos hijos inesperados que no fueron totalmente en la familia por ser considerados una carga.

CONFLICTO EMOCIONAL DEL HERPES ZÓSTER O ZONA

El herpes zóster o zona es una afección cutánea de origen infeccioso que se caracteriza por una erupción muy dolorosa en el trayecto de un nervio sensitivo, acompañada de sensaciones de escozor.

La zona suele presentarse con mayor frecuencia en personas que tuvieron varicela en el pasado, por lo que se puede considerar como una recaída. El adulto que padece esta afección cutánea es como si no hubiera comprendido e integrado el mensaje de su padecimiento infantil, en cuanto a su responsabilidad para defenderse de los demás, y como si quisiera llamar la atención para que alguien le cuide y le alimente como si fuese un niño («ya no tengo mis besos…»).

El zóster o zona puede traducir el enfado que siente una persona ante una situación o una persona determinada. Tiene la sensación de haber sido perjudicado en su espacio vital, de tener que arrastrarse o de no poder vivir la vida que desea. Lo que sucede le quema, pero le falta valor para hacerle frente.

Se manifiesta como consecuencia de haber sufrido un conflicto de separación que, en algunos casos, suele ir asociado a un conflicto de suciedad, de mancha. Si además va acompañado de una noción de contacto no deseado, surgen las molestias, los dolores.

Si la experiencia está relacionada con algo que le cuesta ver o aceptar (zona oftálmica), si está relacionada con su imagen o identidad (zona facial) o si afecta a su vida cotidiana en el terreno personal o profesional (zona intercostal).

Recomendaciones para recuperar la salud física, emocional y espiritual: ya que su sistema nervioso se encuentra cada vez más afectado por su forma de vivir esta situación, la persona afectada tiene que aprender a relajarse, tiene que parar de controlarse tanto, de contener sus enfados, los rencores y aprender a aceptar las desilusiones, las decepciones y las traiciones. Practicar un buen ejercicio de perdón y pasar a otra cosa.

CONFLICTO EMOCIONAL DEL HÍGADO

Hígado es alimento, alimento es mamá. Tu niño interior está en conflicto con mamá. El hígado metaboliza los alimentos, elimina los excesos de proteínas, grasa y azúcar y purifica la sangre de sus impurezas. Es esencial en la vida.

Es conocido como la «sede de la ira y de la crítica». El hígado también está vinculado con mi comportamiento y representa la facilidad de adaptación a los acontecimientos y a las circunstancias de la vida. Las emociones negativas que siento (pena, odio, celos, envidia, agresividad) traban el buen funcionamiento del hígado. Mi hígado tiene la capacidad de acumular estrés y tensión interior.

Es también en mi hígado donde se depositan mis pensamientos y mis sentimientos amargos e irritantes que no han sido expresados o resueltos. Por esto, cuando limpio mi hígado por medios fisiológicos —por la fitoterapia o de otro modo— o energéticos, entonces me siento más calmado y en mejor contacto conmigo mismo. Los desórdenes del hígado pueden incluso llevarme a vivir la depresión, siendo percibida como decepción frente a mí mismo. Puedo vivir en ese momento tristeza, cansancio, una dejadez general. Cuando mi hígado está sucio, afecta los niveles espirituales e interiores de mi consciencia. Puedo perder mi vía y la dirección que debo tomar.

El hígado da la vida y también puede alimentar mi miedo a esta misma vida. Debo actuar para que me dé la vida.

CONFLICTO EMOCIONAL DE LA HISTERIA

Soy histérico cuando vivo una neurosis y expreso mi conflicto psíquico de modo corporal, ya sea bajo la forma de una crisis de nervios, convulsiones, pérdidas de consciencia, etc.

Cuando en una crisis de histeria pierdo el contacto con la realidad, me refugio en lo imaginario y puedo tener tendencia a expresar mi conflicto interior en público. Vivo una profunda insatisfacción personal en cuanto a mi sexualidad, lo cual me lleva a jugar el juego de la seducción, a mantener a la gente a distancia o incluso a tener una frialdad aparente para protegerme de mi gran sensibilidad. Cuando vivo tal estado, se pone de manifiesto el dolor y la pena interior que pueda sentir. Tengo necesidad de curar mi herida interior para que pueda recobrar un mayor equilibrio, una mayor armonía y una paz interior más grande, para acallar mis tormentos. Pido ser guiado para que me permita alcanzar este estado de mejor estar.

CONFLICTO EMOCIONAL DE LOS HOMBROS

La persona a la que le duele la parte superior de los hombros tiene la impresión de llevar una carga demasiado grande sobre ellos. Como unen los brazos al tronco, este dolor tiene relación con querer hacer demasiado por los demás. Esta persona se impide ir en la dirección deseada porque se cree obligada a hacerse cargo de la felicidad o del éxito de los demás. En general, este dolor se manifiesta en la persona que tiene capacidad de actuación. Su mensaje no es que deje de hacer diferentes cosas en su vida, sino que las haga por amor en vez de por obligación. Si el dolor de hombros le impide mover los brazos, el mensaje se relaciona con su dificultad para abrazar a una persona o una situación nueva.

Tu dolor de hombros te indica que te impones tareas que no son necesarias para ti. Al querer hacer mucho por los demás, te obligas a cargar sobre tus hombros un peso que no te pertenece. Mientras lo hagas, los demás no pueden aprender a hacerse cargo de su propia vida. Te sugiero que verifiques tus compromisos. ¿Prometiste a esas personas que te ocuparías de todo? ¿O más bien crees que esto se sobreentiende de manera automática? Es tiempo de que revises tus límites y tus necesidades y que solo cargues sobre tus hombros lo que corresponda a lo que quieres. Concédete el derecho de quererte y ocuparte de ti mismo.

Date cuenta de que lo que te impones proviene de ti mismo y que los demás respetarán tus necesidades cuando tú las respetes. Además, date el derecho de ser más flexible y de abrazar a quien quieras o a lo que quieras sin temer las consecuencias.

Hombros encorvados

Los hombros encorvados dan comúnmente lugar a expresiones como joroba de bisonte o jorobado. Además de todo lo que se refiere al dolor de hombros, los hombros encorvados simbolizan que dejo de luchar frente a la vida y su peso. Ya no puedo llevarlo todo solo y creo que no hay esperanza. Además de llevar todos mis numerosos problemas, tengo la sensación también de tener que llevar el peso de la gente que me rodea. «¡Su destino está en mis manos!». Arrastro mucha culpabilidad frente a mi pasado. Si además mis hombros están crispados, hay un constante estado de tensión interior en mí. Estoy constantemente al acecho, listo para resolver cualquier situación imprevista, tomando así la responsabilidad de la felicidad de los demás.

Acepto que es tiempo de cuidar de mí y dejar que los demás cuiden de su felicidad. Este tipo de desviación pronunciada de mi columna vertebral también puede indicarme una obligación a la humildad. Poco importa la razón anterior de mi estado, debo aprender a desarrollar la humildad porque este bloqueo energético procede de grandes iras pasadas que aún me afectan hoy y que se acompañan de mucha irritación frente a ciertas personas o ciertas situaciones.

Soy responsable al cien por cien de lo que me sucede, acepto mi elección, conscientemente o no, y soy responsable. Es, probablemente, el reto más grande de mi vida. Estoy a la escucha de mi voz interior, me guía en lo que debo hacer para ser más feliz. Tengo que centrarme en el tiempo presente y tomar contacto con mi yo superior para reconocer mis propias necesidades.

CONFLICTO EMOCIONAL DE LOS HUESOS (GENERAL)

Los huesos, por ser los elementos constitutivos del esqueleto, aseguran la estabilidad de la estatura e intervienen en el movimiento. Por problemas óseos se entienden todas las enfermedades que empiezan con *osteo-*, como, por ejemplo, osteoporosis.

Los huesos, por ser la parte sólida del cuerpo, representan el sostén. Un problema óseo se relaciona siempre con el temor de no ser apoyado lo suficiente o no apoyar bien a los demás. Se presenta en una persona que se desvaloriza o no se siente lo suficientemente fuerte para ocuparse de su propia vida. La persona que suele sentirse obligada a apoyar a los demás es aquella que necesita que dependan de ella para sentirse importante. No triunfa en la vida por sí sola. Se desvaloriza en cuanto no se siente útil.

Esta es la razón por la que, al envejecer, se suele padecer osteoporosis u otra enfermedad que comience por *osteo-*. Los problemas óseos pueden manifestarse en la persona que le tiene miedo a la autoridad. Se desvaloriza ante ella. Como reacción, intenta volverse autoritaria o dominante.

En el caso de las enfermedades que comienzan con *osteo-* y terminan en *-itis*, agréguese enojo.

Con este problema en los huesos, tu cuerpo te envía el mensaje de que creas más en ti y te sientas más fuerte ante ti mismo, reconociendo que tienes más fuerza de la que crees. También te dice que es momento de que te estabilices en la vida haciendo cosas que te agraden en el mundo físico, sin sentirte culpable y con amor hacia ti mismo. Tu cuerpo te muestra que tienes todo lo necesario para crear tu propia estabilidad sin depender de los demás.

No necesitas creer que eres demasiado ni demasiado poco, que eres esto o aquello, para ser una persona importante. Date permiso para valorarte por lo que eres y no por los resultados de los demás, de aquellos a quienes quieres. Ante la autoridad, date cuenta de que el hecho de que alguien lo sea en un terreno específico no la hace valer más que tú. Establece contacto con las áreas en las que podrías enseñar a los demás. Todos y cada uno de nosotros tenemos talentos. Si no puedes encontrarlos, te sugiero que preguntes a quienes te conocen bien.

Dislocación

La palabra *dislocación* significa pérdida de locación, como si estuviese fuera de circuito o en una vía totalmente contraria a lo que está sucediendo. Una dislocación está vinculada a un profundo sentimiento de desequilibrio. Al nivel de la articulación, el hueso se desplaza y «sale» totalmente del sitio de esta. La dislocación me revela hasta qué punto no estoy o no me siento en la buena dirección. El hueso está vinculado al núcleo de mi ser, a la energía fundamental. La dislocación indica un profundo cambio en la energía más profunda de mi ser. ¿Aún tengo mi lugar en el universo? ¿Qué es lo que me molesta al punto de sentirme tan confuso? Compruebo y acepto hacer las tomas de conciencia que se imponen, lo cual me permitirá superarme y ver algo nuevo en mi vida. La dislocación es lo bastante dolorosa como para que tome conciencia de que debo cambiar para no volver a vivirla.

Fracturas

Una fractura es la rotura de un hueso provocada muy frecuentemente por un traumatismo violento, salvo en los ancianos, cuyos huesos se han vuelto muy frágiles por la osteoporosis. Es importante observar la utilidad de la parte del cuerpo donde se produjo la fractura para obtener más detalles de su significado.

Además de consultar esa parte del cuerpo, véanse también los problemas en los huesos y accidentes, agregando que hubo una falta de aceptación de una ruptura o temor ante una futura lesión.

Los huesos representan la estructura de las leyes y principios del mundo en el cual vivo. Cuando hay fractura, esta es la indicación de que vivo actualmente un conflicto interior profundo. Puede estar en relación con rebelión o reacciones frente a la autoridad —de la cual quiero cortarme—. Esta fractura me señala que no puedo seguir así y que se impone un cambio. La localización de la fractura me informa en cuanto a la naturaleza de este conflicto. Si la fractura tuvo lugar en un accidente, hay que ver cuál es la culpabilidad que vivo con relación a esta situación. Los huesos representan también el sostén, la estabilidad y una fractura puede ser un aviso de que he de separarme de mi pasado, dejarlo ir con flexibilidad para evitar un estrés inútil y pasar a otra etapa de mi evolución. ¿Me condicionan mis normas hacia mí mismo o la sociedad al punto de que exija cierta perfección e incluso sea rígido? ¿Presté más atención en las actividades físicas en detrimento de los aspectos espirituales de mi vida? Para recobrar esta libertad interior, tomo conciencia de lo que me molesta. Acepto amarme suficientemente para expresar lo que siento. Encontrando otra vez mi libertad interior, recobro la libertad de mis movimientos.

Las fracturas son la reparación de un conflicto de desvalorización profunda. Es mejor romper para que luego se forme un callo mucho más resistente que el hueso normal, como si el cuerpo se colocara una armadura para soportar más.

Fracturas más comunes:

- Cadera: Representan nuestra autonomía en la vida, nuestra libertad y nuestra capacidad de tomar decisiones de manera libre y espontánea, la no dependencia de los demás y nuestro criterio. Cuando existe una fractura en la cadera es porque hemos perdido nuestra autonomía y nos sentimos dependientes de los demás o un estorbo para los demás.
- Cervicales: Relacionadas con sentimientos de impotencia o incapacidad para resolver obstáculos o situaciones en la vida.
- Dorsales: Relacionadas con las cargas y responsabilidades que asumimos en la vida, algunas de ellas son propias otras son de los demás, pero las asumimos como propias.

- Lumbares: Relacionadas con la satisfacción en lo que hacemos en la vida, en los grupos en los que estamos, los estudios que realizamos o el trabajo que tenemos, entre otras cosas.
- Cuello: Representa la energía que fluye desde nuestra cabeza hasta nuestro cuerpo, la capacidad que tenemos para hacer las cosas que queremos y representa también los apegos que tenemos en la vida.
- Hombros: Representan la capacidad de cargar con los obstáculos de la vida, las cargas que llevamos en la vida, tanto las propias como las ajenas.

Si la fractura es en un niño, el presente del niño le muestra a mamá lo que ella debe sanar.

Osteoporosis

La osteoporosis implica una pérdida de la trama proteica de los huesos, que se vuelven porosos. Implica una pérdida en la intención del deseo de ser, una pérdida de interés y de motivación de estar aquí en el nivel más profundo de sí. Vivo desánimo. Estoy cansado de siempre tener que luchar contra la autoridad o contra las leyes del ser humano.

La osteoporosis aparece, normalmente, en la mujer después de la menopausia. Al estar afectados los huesos, es decir, mis estructuras y creencias de base, puedo preguntarme cuáles son las creencias a las cuales me engancho y que quizás debería cambiar, ya que ahora ya no puedo tener hijos. Aún puedo ser «útil» y «productiva», no en lo que a procreación se refiere, sino a otros niveles, tanto personal como social o profesional, y esto se revela igualmente valorizador y enriquecedor.

Debo, pues, superar esta tendencia a desvalorizarme, pensando que soy inútil, bueno para nada. He de confiar en la vida y hallarme nuevas fuentes de motivación.

CONFLICTO EMOCIONAL DE LA ICTERICIA

La ictericia se caracteriza por un aumento en la cantidad de bilirrubina, el pigmento que produce la coloración amarilla de las mucosas. A menudo se acompaña de una hipertrofia del bazo y de anemia. La ictericia está causada:

- Por un exceso de bilirrubina, subproducto del hígado que descompone las viejas células sanguíneas rojas.
- Por el exceso de bilis que entra en el flujo sanguíneo.

El resultado es una coloración amarilla de la piel y de la parte blanca del ojo. Esto se relaciona con la limpieza del sistema sanguíneo, y tengo dificultad para limpiar mis emociones. Siento emociones amargas muy intensas de envidia, disgusto, frustración, hasta el punto de tener una ictericia de esta situación y volverme amarillo. Vivo mucho rencor. Me vuelvo tan cortante y excesivo en mis ideas y mis opiniones que me agarro a ellas, creando un desequilibrio en mi interior.

Debo aprender a abrirme a la gente que me rodea porque tengo mucho que aprender de ellos.

CONFLICTO EMOCIONAL DE LA INDIGESTIÓN

El término *indigestión* abarca las manifestaciones digestivas más diversas atribuidas a un exceso de alimentos, de bebida o de alcohol, así como una intolerancia digestiva a un tipo de alimentos o una intoxicación alimenticia.

Acumulas demasiado en tu interior, hasta el extremo de estar harto de una persona o de una situación que te resulta pesada. No olvides que este sentimiento de hartazgo o de pesadez proviene de tu actitud interior y no del exterior.

El estómago es el lugar por el cual mi cuerpo físico asimila el alimento. Si tengo una indigestión, mi cuerpo expulsa este alimento y estoy afectado por náuseas, vómitos o dolores abdominales. Es lo mismo para la realidad, los pensamientos, los sentimientos, las emociones que vivo y que van también a causar una indigestión si tengo dificultad para transigir con estas. Hay un desorden, una desarmonía en mi interior. ¿Cuál es la situación o la persona que me resulta difícil de digerir? ¿Qué es lo que sucede en mi vida y que ya no quiero soportar porque «todo esto a la vez es excesivo»? Incluso puedo llegar a estar en rebelión contra esta situación o contra esta persona que criticó severamente. Esto puede también ser algo que he visto u oído que me era desagradable y que «no pasa bien». La ansiedad y la inseguridad me pondrán el estómago al revés, y al no poder realizarse normalmente la digestión, voy a echar físicamente el alimento, como echo las nuevas ideas o situaciones que vivo.

Aprendo a poner el amor en la o las situaciones porque tengo una toma de conciencia por hacer. El amor es el ingrediente que me ayudará a digerir y a dejar pasar las situaciones en mi vida, en armonía con mi ser.

CONFLICTO EMOCIONAL DEL INFARTO

Cuando oigo hablar de alguien que tuvo un infarto, en el lenguaje popular, esto significa habitualmente que la persona tuvo un infarto de miocardio. También esto se llama «crisis cardíaca» o «achaque cardíaco». El órgano más frecuentemente afectado por un infarto es el corazón, el centro del amor en el interior de mí, el núcleo de mis emociones.

El achaque cardíaco es para el cuerpo un modo desesperado de enseñarme que voy demasiado lejos, que presto demasiada atención a los aspectos materiales, externos y anodinos de mi vida, mi estatuto social, en vez de volver a lo esencial de mi vida, que es la alegría de vivir del corazón en familia, de expresar el amor, de amarse a sí mismo, de saborear cada momento con intensidad.

Estoy tan atado a todo lo que forma parte de mi territorio (mi mujer, mi trabajo, mis amigos, mi casa, etc.) que si tengo la sensación de haber perdido o que estoy a punto de perder algo o a alguien en el interior de mi territorio, puedo resistir lo que sucede y sufriré una crisis cardíaca. Quisiera «con todo mi corazón» seguir siendo el jefe, el dueño a bordo. Los achaques cardíacos también están vinculados a mis propios sentimientos y a lo que vivo con relación a estos. ¿Hasta dónde soy yo capaz de sentir el amor y de expresarlo a los demás? ¿Hasta qué punto soy yo capaz de amarme y aceptarme tal como soy? ¿Me obligo yo a ser alguna otra persona y hacer demasiado para probar a los demás lo que soy y lo que valgo? Es mi ira, mi frustración y mi agresividad, que, demasiado tiempo contenidas, ya no pueden más y explotan.

El descubrimiento de los aspectos más importantes y significativos de la vida no se reduce a la cantidad de dinero ganado o al éxito que tengo.

El corazón puede estar asociado a la compasión y al amor, pero también puede asociarse a su opuesto, que es la hostilidad, el odio y el rechazo. El achaque cardíaco se produce, generalmente, en un período de la vida en que, bien es demasiado fuerte la competición, bien viva una presión financiera aliada a la falta de cariño creciente de la familia y de mis seres queridos cercanos. Es la separación entre mis sentimientos, mi implicación, mis relaciones y el universo, así como sus ritmos naturales, que atrofian mi corazón. Pienso rechazar a los demás, pero en el fondo me rechazo a mí mismo.

Necesito ir con la corriente y tomar el tiempo de aceptar todo lo que la vida debe darme y comprender, para volver a hallar la paz interior y sentir en todo mi cuerpo la ternura, la dulzura, el amor que me habitan y que solo piden nutrir mi corazón y conservarlo en buena salud.

CONFLICTO EMOCIONAL DE LAS INFECCIONES

Una infección es el conjunto de efectos que surgen como consecuencia de la agresión de un germen microscópico más o menos virulento. Las defensas inmunológicas no han podido proteger al individuo en esta ocasión.

Toda infección es un signo de fragilidad en el área relacionada con la parte del cuerpo afectada. La persona enferma se deja invadir fácilmente por pensamientos, palabras o gestos provenientes de los demás, que no le convienen y que le queman. No reconoce su fuerza ni su capacidad de autoafirmación. La infección también puede producirse en la persona derrotista o pesimista que dice «¿qué más da?» y que no pelea. Se dice que algo o alguien infectado es especialmente repugnante. ¿Te acusas de ser repugnante o innoble en este momento?

No tienes que dejarte agredir por los demás. Tu temor a la agresión es lo que te pone en contacto con personas o circunstancias que te parecen agresivas. Es muy probable que lo que consideras agresivo no exista desde el punto de vista del agresor. Tienes que volver a establecer contacto con tu fuerza interior y dejar de creer que para llamar la atención o inspirar amor debes mostrarte vulnerable, débil o frágil. Tienes mucha más fuerza de la que crees. Si te acusas de ser repugnante o innoble, te sugiero que revises tu definición de estas palabras y te des cuenta de que eres injusto contigo mismo.

La infección se define por el desarrollo localizado o generalizado de un germen patógeno —el que conduce a la enfermedad— en el organismo, bien sean bacterias, virus, hongos o parásitos. Esta situación se produce cuando el sistema inmunitario no consigue combatir este germen invasor. En mi vida, este germen puede estar vinculado a una situación o a una persona con quien vivo un conflicto, generalmente interior y que no expresé a nadie. Al no haberse resuelto, este brotará bajo forma de infección. El hecho de vivir irritación o un trastorno debilita mi sistema inmunitario, que no puede impedir que se manifieste una invasión.

Debo preguntarme qué es lo que me irrita o me afecta tan profundamente. Puedo vivir un desorden o un traumatismo emocional, una crisis familiar o en el entorno profesional, o vinculado al hecho de que vivo demasiado estrés con la vida. Debo aceptar los cambios en curso, dejando de lado la gran ira que pueda vivir. La significación de esta ira será más importante si la infección está acompañada de dolor o fiebre.

Es importante observar cuál parte de mi cuerpo está afectada. Si se trata, por ejemplo, de una infección de mis órganos sexuales, vivo una situación conflictual que me irrita y me hace vivir mucha ira frente a mi sexualidad o al modo en que percibo esta. La infección subsistirá mientras no arregle la situación, y puedo tardar en hallar una solución porque tengo miedo de las consecuencias y de los cambios que esto traerá a mi vida. La infección se produce, generalmente, después de un debilitamiento de mi sistema inmunitario, lo cual implica que es el amor de mí lo que está en juego.

Debo preguntarme cuáles son las actitudes o pensamientos que debo cambiar o las acciones que debo tomar para poner más amor en mi vida. Sé que la gente feliz tiene un sistema inmunitario fuerte, así que tomo los medios para que crezca el amor en mí y que así el amor sea mi escudo, mi protección.

CONFLICTO EMOCIONAL DE LA INFLAMACIÓN

Una inflamación es una reacción local del organismo contra un agente patógeno, caracterizada por el color rojo, el calor, el dolor y la tumefacción (hinchazón). Es la expresión corporal de una inflamación interior. Estoy encendido y rabioso por algo o alguien, y esto se expresa por mi cuerpo. Debo preguntarme qué aspecto de mi vida me está volviendo rojo de ira, hirviendo, y finalmente me llevará a vivir culpabilidad, si esta aún no es la causa de la inflamación. Es importante mirar cuál parte del cuerpo está afectada para tener una información suplementaria sobre la causa de la inflamación.

Es importante ir a comprobar si se ha vivido una dificultad sexual en el pasado, reprimida y no resuelta, o bien si viví un sentimiento de pérdida que no acepté y hacia el cual vivo mucha irritabilidad. Entonces será posible tomar conciencia de esta situación y tener una comprensión nueva y positiva de esta.

CONFLICTO EMOCIONAL DE LA INQUIETUD

La inquietud se manifiesta por agitación, angustia, aprensión. Mi inquietud puede tener su fuente en mi infancia, principalmente si viví inseguridad física o social, o si tuve la sensación de carecer de algo en el plano afectivo, de mi educación o si me sentí abandonado en cierto momento. Esta inquietud puede reaparecer a la edad adulta cuando vivo una situación similar a la que viví en mi infancia y cuando «reactiva» este sentimiento.

Debo aprender a confiar en la vida. Debo ser más fuerte que mis angustias para controlarlas, en vez de que sean ellas las que me controlen y alimenten mi sentimiento de impotencia frente a la vida.

CONFLICTO EMOCIONAL DE LA INSOLACIÓN

Si me expongo demasiado tiempo al sol, corro el riesgo de tener una insolación, que se traducirá en una quemadura de la piel y un acaloramiento, que es una subida de mi temperatura en mis centros nerviosos. Bien por accidente (me dormí al sol), bien por un cálculo erróneo del tiempo de exposición, o por cualquier otra razón, vivo probablemente una culpabilidad para hacer que la vida me castigue de este modo. Si estoy de vacaciones, puedo preguntarme si pienso merecer realmente dichas vacaciones.

La piel se relaciona con lo que vivo interiormente y lo que vivo exteriormente. Puede que viva frustración vinculada con el hecho de tomar conciencia de que mi vida exterior no es siempre lo que quisiera que sea interiormente. La intensidad de la quemadura del sol o del acaloramiento me indica la importancia de cierta forma de desesperación que albergo.

Necesito aumentar mi estima de mí, reconocer quién soy, apreciarme en mi justo valor. Pido a la vida que me enseñe y me ayude a apreciar las cosas bellas que me da. Así irradiaré más y ya no tendré necesidad de que el sol me pique para recordarme que tome mi lugar en la vida.

CONFLICTO EMOCIONAL DEL INSOMNIO

La incapacidad de dormir corresponde a un profundo miedo a abandonarse y soltarse. Vivo inseguridad y quiero tener el control sobre todo lo que sucede en mi vida. Sin embargo, cuando duermo, mis facultades mentales duermen también y soy más vulnerable, porque mis sentidos son más alertas y abiertos a lo desconocido. Por esto, guardando mi mental ocupado con todo tipo de ideas, todo tipo de situaciones, incluso ficticias e inventadas por mí, impido que me gane el sueño.

Mi vida está coloreada con la tensión, la ansiedad, la culpabilidad y a veces, incluso, cierta paranoia. Esto puede resultar de un sentimiento de que mi ego o mi supervivencia ya han sido amenazados en cierto modo, lo cual es comprensible si experimenté ciertos traumatismos profundos, tales como un robo, una violación, etc. Hay probabilidades de que sienta una nerviosidad extrema y que tenga dificultad para colocarme y tomar decisiones.

Es también como si muriese cada vez que me duermo, y esto despierta temores a lo desconocido de la noche en particular. El insomnio puede estar fuertemente relacionado con la culpabilidad consciente o inconsciente. Por un motivo u otro, puedo tener la sensación de que no me merezco descansar. Quizás porque me siento culpable de no tener éxito en la vida, no hacer todo lo necesario para mis hijos, etc.

También puedo haberme programado pensando que dormir es una pérdida de tiempo. La glándula del timo está estrechamente vinculada al sueño y, a la vez, con la energía del corazón. El insomnio puede estar vinculado a mi aptitud a amarme, a confiar en el amor y, por el mismo hecho, la vida.

Aprendo a relajarme y a soltar el control para dejar que el sueño recupere su lugar en mi vida. Averigua por qué te pasa y así podrás revertirlo.

CONFLICTO EMOCIONAL DE LOS INTESTINOS

El intestino o conducto intestinal es la continuación del duodeno y termina en el ano. Lo constituyen el intestino delgado, que tiene una función esencial en la absorción de los nutrientes, y el colon (intestino grueso), cuya función es mucho menor que la del delgado. Tiene la misión de completar la degradación de algunos residuos y de reabsorber el agua, lo que les da a las heces su consistencia característica. Es el depósito de los desechos del alimento, es decir, de lo que el cuerpo no necesita.

Los problemas del intestino delgado son los tumores, el cáncer, la diverticulitis, la enfermedad de Crohn y, a veces, la diarrea.

Los problemas del colon son el estreñimiento, la diarrea, los cólicos, la colitis, los gases intestinales, los tumores, el cáncer, los calambres, la gastroenteritis y los parásitos.

Cuando se presenta un problema en el intestino delgado, está relacionado con la incapacidad de la persona para retener y absorber bien lo que es bueno para ella de entre los acontecimientos de su vida diaria. Es una persona que se aferra mucho a los detalles en lugar de ver la situación globalmente. Aun cuando solo una parte de lo que sucede no le convenga, su tendencia será de rechazarlo todo. Por una insignificancia teme carecer de lo necesario.

Un problema en el intestino grueso se produce en la persona que tiene dificultad para deshacerse de viejas ideas o creencias que ya no le son necesarias (estreñimiento) o que rechaza demasiado rápido los pensamientos que podrían beneficiarle (diarrea). A menudo sufre contrariedades fuertes que le resultan imposibles de digerir.

Tu problema en los intestinos es un mensaje importante para que aprendas a nutrirte de buenos pensamientos en lugar de temores y pensamientos desvalorizantes. En tu mundo material tampoco necesitas creer en la escasez. Tienes que trabajar tu fe, tener fe en la presencia divina en ti y en el universo que existe para ocuparse de todo lo que vive en este planeta, incluido tú. Debes dejar ir lo viejo que hay en ti para hacer lugar a lo nuevo.

El intestino es el centro de absorción e integración del alimento y de los pensamientos, los sentimientos y de mi realidad actual. Todo lo que me causa tristeza, temor, confusión, rebelión, vergüenza o cualquier otro pensamiento o sentimiento discordantes puede encontrar una liberación y crear problemas intestinales. La digestión se hace a este nivel, por lo tanto, si tengo contrariedades y me siento víctima de un golpe bajo, de una mala jugada, o tengo la sensación de que alguien me ha hecho una mala pasada, ¡tendré malestar en los intestinos porque no digeriré sencillamente! Estaré particularmente afectado si se trata de un miembro de mi familia, que es el «cerdo». Al poder digerir esta situación, se manifestará por un problema al nivel de mis intestinos.

Si está afectado mi intestino delgado, puedo tener tendencia a juzgar las situaciones que se presentan a mí teniendo opiniones muy marcadas con relación a mis nociones de bien y mal. También tendré tendencia a tener la sensación de carecer de muchas cosas en mi vida. Los intestinos —en particular, el intestino gordo— también están vinculados con mi habilidad a dejarme ir, a sentirme suficientemente en seguridad interiormente para ser espontáneo.

Mis intestinos simbolizan el hecho de dejar circular los acontecimientos en mi vida. Puedo tener una necesidad muy fuerte de retener y controlar lo que me sucede. Me agarro a ciertas cosas, a personas o situaciones, incluso hasta vivir celos y posesividad, y mis intestinos están congestionados por todo lo que retengo y que ya no es útil, pudiendo causar, entre otras cosas, el estreñimiento. Aprendo a ser autónomo y a decirme que tengo todos los recursos necesarios en el interior de mí para crear lo que quiero.

Cólico

El cólico es una contracción o contracciones resultantes de una gran tensión interior, una situación que me hace perder seguridad y que me pone tan nervioso que aparece la congestión intestinal, los dolores de estómago, de los canales glandulares y de las vías urinarias.

Dudo de mis capacidades, carezco de confianza en mí, tengo miedo de no estar a la altura, ignoro cómo hacer para resolver un problema. Un ejemplo típico que se refiere a los cólicos del recién nacido es el mío, cuando, como madre, tengo miedo de no cuidar bien de mi bebé, de no hacer suficiente. El bebé siente interiormente mi ansiedad y se vuelve, a su vez, inquieto; el niño que sufre de cólico debe estar rodeado de calma, paciencia y amor.

Acepto que en la vida todo suceda para mejor. Por lo tanto, suelto, hago todo lo posible con amor. Lo que veía como problemas e inseguridades se vuelve sencillamente experiencias que me ayudan a proseguir mi evolución y a crecer. Tomar contacto con mi ser interior y hacer desaparecer mi impaciencia frente a una persona o una situación que me irrita.

Colitis

La colitis (-*itis*, ira) es una inflamación a veces ulcerosa del colon, el intestino gordo. El papel del colon puede compararse a mi modo de comportarme, de tratar con mi propio universo. Cuando soy incapaz de ser yo mismo frente a la autoridad y frente a mis relaciones personales (cónyuge, padres, profesores, jefes, etc.), controlo mis gestos y mis acciones porque temo la reacción de la persona de quien puedo recibir la aprobación y el amor.

Las colitis, frecuentemente, se presenta cuando de niños hemos temido las reacciones de nuestros padres, que manifestaron mucha severidad y que eran muy exigentes hacia nosotros. Necesito tanto afecto, amor y valorización que quiero complacer a toda costa —incluso hasta ahogar mi personalidad y mis necesidades fundamentales—. No soy yo mismo y no me atrevo a expresar mis emociones, las inhibo. Reprimo varias veces cosas que encuentro indigestas. Esta dependencia afectiva me lleva a vivir ira, que me roe interiormente, frustración y humillación. Si vivo estos sentimientos en sumo grado, brotará una úlcera. Mis reacciones emocionales me advirtieron que debía cambiar mi actitud, pero no he comprendido. Ahora es la señal física.

¿Cómo actuar? Acepto que venga la felicidad de lo que siento en el interior. Aprendo a amarme, a ser yo mismo y tomo mi lugar. Adquiero independencia y autonomía y comprendo que soy cada vez más feliz y que actúo ahora en conformidad con mi propia naturaleza.

La enfermedad de Crohn

Es una enfermedad en la cual el sistema inmunitario del individuo ataca su propio intestino produciendo inflamación. Es una inflamación crónica del intestino de origen desconocido. Suele afectar mayormente al íleon y produce ulceraciones, abscesos, fístulas y oclusiones. Entre los síntomas aparecen la diarrea aguda y, en algunos casos, la pérdida del apetito.

¡Existe un conflicto vital que se debe resolver! Es un conflicto de no poder digerir el problema, una situación de mierda o varias vividas hace algún tiempo, mentiras, engaños o traiciones en el clan (ancestros) o en la familia, muchas veces en relación al padre. Contrariedad indigesta, generalmente combinada con conflicto de carencia material afectiva.

Si se presenta este síntoma, necesariamente estoy viviendo un conflicto emocional en el cual tengo un gran miedo a perder mi identidad. Para que este síntoma aparezca, deberá ser siempre a consecuencia de situaciones muy sucias, muy desagradables, muy cochinas y despreciables vividas desde hace ya algún tiempo dentro de mi familia. Este tipo de enfermedad también suele ser muy común en casos de acoso, ya sea escolar o laboral, y también lo presentan personas que han sido o se sienten traicionadas. Esta enfermedad lleva consigo sensaciones de:

- «No me siento».
- «No sirvo para nada».
- «Me desprecio».
- «No me siento valorado por lo que soy».
- «Esto me ha destrozado demasiado».
- «Quisiera morirme».

Siempre existe un miedo real a no poder resistirlo, a no poder hablar, a no poder expresar lo que sucede, lo que siento, junto a un permanente sentimiento de carencia material o afectiva.

Si la persona es alguien joven, siente que en su familia nadie puede saberlo, porque lo culparían o avergonzarían por ello. Si es una persona mayor, siente que debe aguantar para no perder el empleo o la ganancia económica.

Siempre se trata de retener información que no es posible comunicar, porque comunicarla representaría un riesgo para la propia identidad. La persona siente que existe algo sucio en sí misma o en su historia que no puede eliminar completamente. Puede ser una traición, una inclinación sexual no asumida, un acto poco honesto, un acoso moral que debe callar. La persona puede haber sido víctima de manipulaciones o tener ella misma tendencia a manipular a otros de manera poco noble. Se trata de ocultar «aquello que huele mal», ya sea en la propia identidad, en la propia historia o a nivel transgeneracional, en la historia del clan. No encontrar la salida para todo lo sucio o para aquello que ya no sirve, estorba o manipula.

Diarrea

En el plano físico, la diarrea representa el rechazo del alimento antes de que el organismo haya podido asimilar lo que necesitaba; por lo tanto, la persona afectada hace lo mismo, pero en los planos emocional y mental. Este problema se manifiesta en la persona que rechaza demasiado rápido lo que puede ser bueno para ella. Le parece que lo que le sucede es difícil de asimilar. No ve su utilidad. De este modo se priva de disfrutar la vida plenamente, lo cual le genera ingratitud.

Siente más rechazo y culpabilidad que gratitud. El rechazo que siente esta persona está más ligado al mundo de tener y hacer que al de ser. Tiene miedo de no tener algo o de no hacer lo suficiente, de hacerlo mal o de hacer demasiado. Su sensibilidad emotiva está trastornada. Por ello, tiende a rechazar rápidamente una situación que la confronta con sus miedos, en lugar de experimentarlos.

Divertículos

La diverticulitis es una inflamación de un divertículo, una hernia diminuta en la mucosa intestinal. Los signos clínicos de esta inflamación son dolor en la parte baja del abdomen acompañado de fiebre, así como posibles hemorragias. Los hombres son los más frecuentemente afectados. Los síntomas son muy parecidos a los de la apendicitis, por lo que a veces se confunden.

Un problema en el intestino grueso se produce en la persona que tiene dificultad para deshacerse de viejas ideas o creencias que ya no le son necesarias (estreñimiento) o que rechaza demasiado rápido los pensamientos que podrían beneficiarle (diarrea). A menudo sufre contrariedades fuertes que le resultan imposibles de digerir.

La diverticulitis *(-itis*, ira) es la inflamación de pequeñas cavidades (divertículos) de las paredes del colon (intestino grueso). Esta dolencia se vincula a ira reprimida en mi vida cotidiana. Actualmente vivo una situación en la cual me siento preso y de la cual no puedo ver la salida; esto me causa tensión y presión. Me siento pillado en una trampa. Esto me causa mucho dolor y pena. El primer paso hacia la solución es la aceptación.

¿Cómo puedo arreglar una cosa cuya existencia me niego a aceptar? Acepto la situación como una realidad y me mantengo abierto al canal divino que me aporta el amor necesario para integrar esta experiencia. Por mi aceptación y mi apertura, diversas soluciones me son ofrecidas porque ya no estoy cegado por la ira.

Estreñimiento

Una persona sufre estreñimiento cuando sus heces permanecen demasiado tiempo en el intestino y el ritmo de la evacuación intestinal disminuye de manera variable, con heces duras y secas, y difícil eliminación de las mismas. Si el ritmo es lento, pero las heces son normales, no hay estreñimiento.

Como la función del intestino grueso es evacuar lo que ya no le sirve al organismo, el estreñimiento tiene una relación directa con soltar viejos pensamientos que ya no son útiles. Una persona que retiene sus heces es aquella que se contiene, generalmente, de decir o hacer algo por miedo a disgustar o a perder algo o a alguien.

También es posible que sea una persona mezquina que se apega demasiado a sus bienes y que tiene dificultad para dejar ir aquello que ya no necesita por si llegara a necesitarlo algún día, lo cual es poco probable. El estreñimiento se puede producir también cuando una persona se siente forzada a dar algo (su tiempo, su persona o su dinero). Cuando da, lo hace para no sentirse culpable, pero preferiría guardarlo para sí.

Puede ser que tenga ideas fijas acerca de un incidente del pasado y que lo dramatice en exceso. No puede soltar sus ideas. Esta tensión, causada por la dificultad para alejarse del pasado, engendra preocupaciones, malas ideas, furor, miedo de ser humillado e incluso celos.

Si padeces estreñimiento, tu cuerpo te dice que es el momento de dejar ir las viejas creencias, que ya no te sirven. Deja lugar para lo nuevo. Te dice que es necesario dejar que el intestino evacue como debe si quieres ingerir más alimentos. Lo mismo ocurre con tus pensamientos. Las preocupaciones, las malas ideas, etc. deben ser tratadas como desechos del plano mental y deben ser evacuadas como tales. El hecho de creer que debes retener siempre por miedo a perder a alguien o algo no es bueno para ti. Sería mucho mejor que verificaras si realmente pierdes algo al permitirte decir o hacer lo que quieres. Esta es una nueva actitud que, seguramente, te beneficiará más.

Parásito

La tenia es un gusano parasitario que se encuentra en el intestino y que puede tener algunos milímetros o varios metros de largo. También llamado gusano solitario, la tenia se desarrolla en una persona que tiene la sensación de que se le imponen ideas o modos de pensar contrarios a las suyas. Me siento triste e incomprendido, abusado y sucio. Puedo tener la sensación de que parásitos merodean a mi alrededor. Como tengo dificultad para afirmarme y decir que no, me dejo robar mi energía. Las preocupaciones, las penas que tengo dificultad en soltar van a favorecer también la aparición de la tenia. Este gusto amargo hace difícil mi digestión. Mis pulmones dejan pasar una energía corrompida y se instalan gusanos parásitos, conllevando irritación y nerviosidad.

Para curar mi interior, cuido mis ideas, dejo lugar al placer y a la alegría. Tomo el lugar que me corresponde en la vida.

Recto

El recto es el segmento terminal del intestino grueso que sigue al colon sigmoide y llega al orificio anal.

Si algo o alguien en mi vida me preocupa y juzgo esto de «mala fama» o «cerdo», quiero expulsar esta cosa o a esta persona de mis pensamientos o de mi vida. Si no lo consigo, dolores o hemorragias aparecerán en el recto. La situación vivida implica, muy generalmente, a uno o varios miembros de la familia.

Aprendo a quedarme abierto y a intentar comprender el porqué de la situación que me molesta. Veo que incluso si yo tengo la sensación de que alguien actuó mal, esta persona tenía probablemente buenas razones de actuar de este modo en que lo hizo y que sus motivos estaban bien fundados.

Esta situación implica, frecuentemente, que me pregunte cuál es el lugar que me corresponde, a dónde voy en la vida. Mi orientación sexual podrá estar otra vez planteada. Hay un gran replanteamiento para saber quién soy, qué dirección debo tomar. Puedo sentirme muy solo y abandonado. Aprendo a reconocer mis cualidades y creo que poco importan las decisiones tomadas, lo que resulte siempre será para mejor.

CONFLICTO EMOCIONAL DE LA IRA

La ira (cólera) es la exaltación del estado afectivo y un modo de exteriorización brutal de este, traduciéndose en una excitación tanto física como verbal, progresivamente creciente, yendo hasta gritos, ruptura de objetos, agresividad, temblores, etc. La ira es un grito de alarma espontáneo, la manifestación de una rebelión interior, un violento disgusto acompañado de agresividad.

Antes de los dos años, es un simple medio de reaccionar o exteriorizar una dolencia interior (frío, hambre, etc.), pero luego es, sobre todo, un medio de oposición y de reacción a las prohibiciones, pudiendo volverse un medio de chantaje afectivo y de dominación. Estas emociones que me invaden se manifiestan, generalmente, al nivel de mi hígado, por la aparición de toxinas que pueden engendrar una crisis de hígado. Los pensamientos enloquecen, se atropellan, crecen tanto que ya no veo claro. Sube mi presión y me vuelvo rojo de ira. ¿Qué es lo que me molesta tanto y me hace explotar? Si estoy iracundo, es importante que busque la razón que provoca este estado. Puedo vivir un sentimiento de debilidad, injusticia, frustración, incomprensión, impotencia, etc., que puede ser exagerado o crecido por mi gran emotividad y mi impulsividad.

Cuando lo identifico, comprendo que el conflicto se repite inconscientemente y que incluso puede proceder de situaciones que no he resuelto aún desde la infancia, y entonces la integración será más rápida. Acepto abrirme al amor que puedo manifestar aquí y ahora. Me mantengo atento y vigilo todas las señales que indican una ira eventual y no me sublevo inútilmente.

¿Cómo canalizar la ira? Muchas veces, cuando estamos frente a un conflicto que nos involucra, tendemos a estallar sin hacer un esfuerzo consciente. Anteponemos nuestra verdad, nuestro ego y nuestra sinrazón. Cuando eso sucede, emana de nuestro ser odio, resentimientos, culpas, frustraciones, y todo ello nos ciega y no nos permite discernir con claridad.

Cuando estés presente en una situación de enfado, haz lo siguiente:

- Guarda silencio. Las palabras hieren y su impacto es tan fuerte que una vez destruyas, te será muy difícil volver a construir. El silencio te permite callar tus propios demonios internos.
- Toma distancia. Alejarse no te hace cobarde, busca un espacio para ti, para tu alma, para clarificar tu mente. Quedarte en la zona de conflicto puede hacer que tomes decisiones erróneas. Sal, despéjate, duerme, camina, haz alguna actividad que te haga sentir cómodo.
- Busca tu centro. Ve a tu intimidad, a tu centro, reconócete, acepta tus fallos, acepta tus aciertos, analiza la situación, llora si es necesario, date un respiro profundo. Ora y encuentra tranquilidad.

- Soluciona. Una vez que tu mente se ha clarificado y ha entendido sus limitaciones, visualiza una situación más fría, sin sentimientos de por medio. Busca una solución a ese conflicto, un ganar/ganar es lo más saludable e inteligente.
- Discúlpate. Antes que hacerlo con los otros, primeramente, perdónate a ti mismo por tus acciones, comprenderlas es parte de trabajarlas. Solventar situaciones de conflicto con nosotros mismos será la base para construir buenas relaciones con los demás y poder mejorar el comportamiento que puede lastimar a los otros.
- Aprende. De cada experiencia útil o inútil, de tus decisiones, tus fallas y aciertos, tu situación, tu entorno, tus reacciones con sabiduría, y verás cómo tu camino se va haciendo cada vez más consciente. Vas moldeando tu carácter y aprendes a tomar decisiones, pero sobre todo a responder con sabiduría.

No importa cuántas veces repitamos «no me voy a enfadar»; sin un esfuerzo real, nunca alcanzaremos la paz mental que todos deseamos.

CONFLICTO EMOCIONAL DE LA IMPACIENCIA

La impaciencia denota un estrés interior, una inseguridad o una tensión que me hace tambalear y afecta mi sistema nervioso. Me vuelvo más irritable, más expeditivo en lo que he de decir o hacer. Necesito tomar algunos momentos para relajarme y para encontrar la fuente de mi irritación.

Cuando empezamos a trabajar en nosotros mismos, a veces las cosas empeoran antes de mejorar. Está bien que así suceda, porque es el comienzo del proceso. Así deshacemos los viejos nudos. Déjate llevar por ello. Hace falta tiempo y esfuerzo para aprender lo que necesitamos aprender. No exijas un cambio instantáneo.

La impaciencia no es más que resistencia al aprendizaje. Significa que quieres llegar al objetivo sin pasar por el proceso. Permítete recorrerlo paso a paso. A medida que avances se te hará más fácil.

CONFLICTO EMOCIONAL DE LA IMPOTENCIA

Como hombre, si soy incapaz de obtener o mantener una erección durante una relación amorosa, entonces padezco impotencia. Esto me lleva, seguramente, a vivir insatisfacción en mis relaciones sexuales. En el nivel médico, aunque la impotencia pueda ser orgánica, es decir, proceder de una causa física o proceder de un aspecto psicológico, debo considerar desde el punto de vista metafísico que la causa procede de un factor psicológico o metafísico (más allá de lo físico), incluso inconsciente.

La impotencia, frecuentemente, está vinculada al miedo de abandonarse a una mujer —o a un hombre, si mis relaciones sexuales se hacen con un hombre— y también de perder el control frente a sí mismo o frente a la otra persona. Siendo hombre, frecuentemente tengo muchas responsabilidades y puedo vivir mucha tensión y estrés en el trabajo, y la sociedad en general me pide que tenga excelentes resultados. Transponiendo esta petición en mi sexualidad, puedo sentir una presión sexual que me empuja a optimizar y crea una gran tensión interior que me hace perder mis medios. Al no atreverme a hablar de ello con mi pareja, me pongo a vivir mucha culpabilidad, confusión, hasta tener miedo de perder a la otra persona. Una gran angustia sentida durante mis relaciones amorosas puede provocar este bloqueo que me hace vivir impotencia.

Esta angustia puede proceder del hecho de que, durante una relación sexual, estoy más en contacto con mi aspecto afectivo. Como hombre, no estoy acostumbrado a maniobrar con mis emociones. Estoy en contacto más consciente con mi hijo interior herido, que puede vivir inseguridad, miedo, rechazo, incomprensión. Así que si en mis relaciones amorosas anteriores tuve la sensación de vivir fracasos que me parecieron desvalorizantes, entonces podré no sentirme a la altura de la situación durante una próxima relación sexual. Mi inseguridad, mi sentimiento de incapacidad y fracaso, de odio de mí, de culpabilidad o de negligencia puede llevarme también a vivir impotencia. Puedo vivir la marcha de mi mujer como una separación tanto en el plano emocional como físico. Como el contacto sexual ya no es posible, mis órganos sexuales pierden su sensibilidad.

También la impotencia puede tener su origen en un suceso pasado que me marcó: pueden haber abusado de mí física o psicológicamente en la tierna infancia, puedo guardar rencor frente a una relación afectiva anterior, teniendo la sensación de que he sido víctima de una traición. También la impotencia es un modo de tener poder sobre el otro, reteniendo sexualmente a una pareja que abusa o pide demasiado. Puedo tener la sensación de que mi territorio (mis posesiones, mi entorno inmediato, con lo cual me identifico) está en peligro. Puedo tener una pérdida de interés para las mujeres en general, lo cual se transpondrá en el plano físico si perdura el desinterés.

Finalmente, si identifico a mi pareja con mi madre, si esta ocupa un lugar demasiado importante en mi vida, sometiéndome a ella y teniendo miedo de disgustarle, sintiéndome impotente en hacerla feliz y complacerla, esto podrá transformarse en impotencia sexual. El complejo de Edipo se caracteriza, en el desarrollo del niño, generalmente entre los tres y los seis años, por un fuerte lazo afectivo para el progenitor del sexo opuesto (el hijo hacia su madre; la hija hacia su padre).

Debo volver a definir mi lugar, tomar contacto con mis emociones y soltar el control para que circule la energía libremente en todo mi cuerpo, en vez de quedarse en mi cabeza, para traer una relajación física y mental.

CONFLICTO EMOCIONAL DE LOS LABIOS

Los labios tienen la función de tomar los alimentos, ayudan a la elocución, a silbar, sonreír, besar y proteger los dientes. Sus problemas más comunes son: inflamación, fisuras, adormecimiento, fuego, labios secos, parálisis y cáncer.

Desde el punto de vista metafísico, el labio superior se relaciona con los deseos que llevamos dentro, y el inferior con el ambiente en el que nos desenvolvemos. Morderse los labios significa ira sentida después de algo que se acaba de decir.

Por los labios, puedo comprender la apertura o la estrechez mental, lo que quiero o lo que no quiero decir. Puedo percibir tensión, inquietudes, penas o temores a través de los labios agrietados o secos. Pueden ser carnosos si tengo alegría, placer, amor en el corazón, o más bien delgados cuando estoy más reprimido e incluso rígido frente a mis deseos y los placeres de la vida. En una mujer, los labios de la vagina sufren las mismas repercusiones causadas por los mismos trastornos, salvo que es más probable que cualquier malestar o enfermedad vinculada a estos se refiera a la expresión de su sexualidad y de su feminidad.

El labio inferior representa mi lado masculino, racional, la razón, y el labio superior representa mi lado femenino, receptivo, emocional. Es importante que exprese mis sentimientos, tanto los negativos cuando estoy disgustado —en caso contrario, pueden hincharse mis labios— como los positivos, tales como cumplidos, mi afecto, mi aprecio, etc. Porque es con mis labios que puedo dar un beso y demostrar mi amor a la gente a quien amo.

CONFLICTO EMOCIONAL DE LAS LADILLAS

Una persona que coge ladillas, normalmente, por contacto venéreo se siente culpable. Se siente sucio por haber tenido relaciones sexuales fuera de los marcos permitidos en nuestra sociedad o bien puede tener la sensación de que solo tiene por objetivo colmar las necesidades personales sin que esté comprometido con la otra persona. También con relaciones fuera del matrimonio o de la pareja formal (infidelidad).

Suelen ser personas con apariencia agradable en muchos casos, pero, en cambio, tienen una muy baja autoestima. Hablan a través del ego. El respeto sincero es algo que no suele ir con ellos.

Acepto que toda situación vivida es una experiencia y aprendo a reconocer mis necesidades y lo que es bueno para mí.

CONFLICTO EMOCIONAL DE LA FALTA DE LÁGRIMAS

Las lágrimas tienen una función protectora de la córnea. Son indispensables para mantenerla pulida y para nutrirla. Una falta de ellas ocasiona sequedad en los ojos, así como una sensación de irritación, ardor y molestia. Este padecimiento es más notable cuando la persona no parpadea.

La persona que padece este problema a menudo intenta ocultar su enorme sensibilidad. Se impide ser demasiado amable y cortés porque piensa que es signo de debilidad. Es posible que tenga miedo de que se aprovechen de ella. Le parece que ya ha hecho bastante, pues tiene la capacidad de ver a su alrededor cosas que deberían ver los que la rodean. La persona que no parpadea lo suficiente suele tener miedo de algo en su entorno y se esfuerza por estar muy alerta para no ser tomada por sorpresa.

Esta afección se presenta para decirte que es momento de que cambies tu percepción de persona amable y cortés. Puedes permitirte ser tan amable como desees, e incluso proteger a los que quieres, sin ir más allá de tus límites. Ser amable es parte de tu naturaleza. Amable no quiere decir débil ni sumiso. Te ayudaría comprobar si tus temores, que te obligan a acechar siempre a tu alrededor, están verdaderamente justificados, bien fundados e incluso si son reales.

CONFLICTO EMOCIONAL DE LA LARINGE

La laringe es la parte de las vías aéreas superiores situada entre la tráquea y la faringe. Una afección al nivel de la laringe se produce, generalmente, después de un suceso en el cual tuve «el soplo cortado». Tenía tanto miedo que ningún sonido podía salir de mi boca. Estuve pillado por sorpresa y, frecuentemente, me siento en peligro, al punto de que tengo la sensación de que mi vida está en peligro.

Es importante que recuerde y vuelva a vivir en pensamiento este suceso que, probablemente, sucedió justo antes de que mi laringe se afectara por la enfermedad. Así podré eliminar el traumatismo que se quedó enganchado en mi laringe y le permitirá curar.

Laringitis

La laringitis es una inflamación de la laringe, acompañada de tos y ronquera. Esta infección está causada por la dificultad para expresarme por temor al ridículo, frecuentemente frente a la autoridad. Esto puede vincularse con el hecho de vivir rechazo por parte de los demás y, si me afirmo, ser incomprendido por ellos. Reprimo rebelión, me siento ahogado. Cuando me callo en vez de expresarme por vergüenza, por temor o por culpabilidad, estos sentimientos que escondo causan un bloqueo de energía que se traduce en una laringitis. Una gran resistencia, entonces, puede manifestarse cuando las emociones intentan luego expresarse. La laringe está inflamada y existe un alto nivel de energía emocional vinculada a la voz y a la expresión de sí. Mi creatividad intenta encontrar su propia afirmación: quiere ser libre de hablar y vocalizar hábilmente sus emociones.

Debo aprender a decir las cosas, a expresar mis sentimientos, lo cual permitirá a esta energía circular libremente. Si en mi personalidad presente tengo dificultad para expresarme diciendo las cosas, entonces puedo expresarme escribiéndolas. Al estar la laringe vinculada al centro de energía de la garganta, que es la comunicación, puedo comunicar mis sentimientos escribiéndolos, incluso puedo conservar estos escritos para mí. Esto permitirá una mejor comunicación conmigo mismo.

CONFLICTO EMOCIONAL DE LA LENGUA

La lengua es un órgano muscular y mucoso con una importante función en la masticación, la fonación y la deglución. También permite, gracias a sus yemas gustativas, diferenciar lo dulce, lo salado, lo ácido y lo amargo. Los problemas más usuales en la lengua son: úlceras, cáncer, lesiones, inflamación, adormecimiento, quemaduras y morderse la lengua.

La mayoría de los problemas que se dan en la lengua tienen relación con un sentimiento de culpa por lo que la persona come. También es posible que la persona se acuse de no haberse mordido la lengua, es decir, de haber sido indiscreta. Morderse la lengua se relaciona con la culpabilidad por lo que se acaba de decir o lo que uno se dispone a decir.

Si frecuentemente te sientes culpable porque te gusta comer o te acusas de ser demasiado goloso, el refrán que sigue seguramente te ayudará: «No es lo que entra en la boca del hombre lo que le hace daño, sino lo que sale de ella». No importa el sentimiento de culpa que sientas: tu dolor te advierte que los valores en los que te basas te hacen daño. Ya no los necesitas. Debes permitirte vivir experiencias que desarrollen en ti el amor incondicional. Debes concederte el derecho de expresarte, aunque salga mal.

CONFLICTO EMOCIONAL DE LA LEUCOPENIA

La leucopenia es la caída de glóbulos blancos, el desequilibrio de la sangre. Los glóbulos blancos se vuelven soldados que bajan las armas. En parte, es como un abandono por completo de la persona que lo padece. «Ya no tengo el valor de luchar».

Puede ser una forma de huida que me obligó a evolucionar en el mismo orden, impidiéndome así experimentar nuevas cosas, para sentirme siempre en seguridad y maestro de la situación. Necesito cuidar de mí para rehacer mis fuerzas interiores y así volver a tener más sabor a la vida, con todo lo que esto comporta de excitante.

CONFLICTO EMOCIONAL DE LA LEUCORREA

La leucorrea es una infección vaginal que puede ser producida por un germen, un parásito. Se manifiesta mediante la secreción de flujos espesos, blancuzcos, de olor agrio, con aspecto de leche cortada, que provocan un intenso dolor vaginal.

La mujer que sufre leucorrea siente enojo con respecto a su vida sexual. Se siente engañada en este aspecto. Acusa a su pareja de querer demasiado o se acusa de dejarse seducir, de no poder decir no. Es del tipo que quiere controlar y siente enojo porque no logra tener el dominio en ese terreno. Además, se siente culpable porque considera la sexualidad como algo sucio. Quisiera ser considerada inocente.

Este mensaje te indica que es momento de cambiar tu percepción con respecto a las relaciones sexuales. Te organizas de modo que te impides hacer el amor cuando tu cuerpo lo desea. Es tu forma de pensar la que te impide actuar. Te ayudaría mucho utilizar tu vida sexual para aprender a soltarte, lo cual mejoraría sustancialmente tu relación con tu cónyuge. No digo que siempre tengas que decir sí a tu pareja, sino que te atrevas a darte el derecho de querer hacer el amor y reconocerlo sin temer que tu pareja se aproveche o tenga control sobre ti. Acepta la idea de que no es sucio disfrutar del sexo. Este acto es, ante todo, un medio de comunicación y de fusión con el ser amado.

CONFLICTO EMOCIONAL DE LOS LIGAMENTOS (DESGARRO DE)

Los ligamentos son elementos cuya función es mantener con solidez las uniones anatómicas de las dos superficies articulares. Esta función la cumplen gracias a su elasticidad y su resistencia. Pero más allá de sus límites, los ligamentos ceden.

Un esguince es una lesión articular causada por la ejecución brusca de movimientos que rebasan los límites fisiológicos de la articulación, sin dislocación permanente. Se manifiesta como un dolor agudo, intermitente. Las articulaciones más afectadas son el tobillo, la rodilla y la muñeca.

La persona que se ocasiona un esguince se siente obligada a ir en cierta dirección (piernas) o a hacer algo (manos) en contra de lo que quiere realmente. Se deja dirigir, va más allá de sus límites y siente que no puede decir no a los demás. Tiene miedo de no respetar ciertas normas. Su esguince le da la excusa necesaria para detenerse.

Las torceduras se encuentran al nivel de una u otra de mis articulaciones y se deben a una lesión de los ligamentos de una de estas. Las articulaciones representan la flexibilidad y mi capacidad a doblarme ante las diferentes situaciones de mi vida. La muñeca y el tobillo son la expresión de la energía, justo antes de que se manifieste en lo físico.

La torcedura me indica que aplico los frenos. Resisto o vivo inseguridad frente a la dirección que tomo (tobillo) o en lo que hago (muñeca) actualmente o lo que podría hacer en una nueva situación. Vivo culpabilidad y quiero castigarme porque resisto. Vivo una tensión mental que ya no puede tolerarse. Dependiendo de mi grado de resistencia, ira, culpabilidad o tensión mental, tendré una torcedura benigna, también llamada esguince, en la cual los ligamentos simplemente están distendidos, o una torcedura grave, en la cual los ligamentos están rotos o arrancados.

CONFLICTO EMOCIONAL DE LA LINFA

La linfa contiene glóbulos blancos, proteínas y lípidos (formas de grasa). Lucha contra las infecciones y rechaza lo que es malo para el cuerpo. Las glándulas hinchadas o los nudos linfáticos bloqueados pueden implicar un bloqueo emocional o una negación de las emociones, dejándome así sin protección y vulnerable a todos los tóxicos invasores o dañinos de ciertos sentimientos.

Me dice que vigile mis pensamientos, que administre bien mis emociones y que acepte que circule la alegría libremente en mí.

Debo volver a lo esencial y poner mi atención en los verdaderos valores de la vida en vez de lo material y las cosas que, en mi opinión, me faltan.

CONFLICTO EMOCIONAL DEL LINFATISMO

El linfatismo se caracteriza por una palidez anémica, una blandura de los tejidos y una piel fina. En otras palabras, no hacer nada, demostrar una dejadez, una carencia de audacia y vitalidad, no encontrar ninguna motivación en la vida. Es una señal de que debo volver a asumirme, moverme, poner cosas en marcha para hacer circular la energía y salir de este letargo que me lleva a actuar cada vez menos y a hundirme cada vez más en la negatividad.

CONFLICTO EMOCIONAL DE LA LOCURA

La locura es un trastorno mental, una alteración, un extravío del espíritu. Las diferentes manifestaciones de la locura, con grados más o menos graves, son la alienación, el delirio, la demencia, la alucinación, la manía, la neurosis, la paranoia, la psicosis y la esquizofrenia, entre otros.

Toda enfermedad mental está relacionada con el «yo soy» de la persona. Su problema es de identidad: no sabe quién es. Suprime su capacidad de sentir y la compensa dedicándose obstinadamente a querer comprender las cosas y a las personas, en lugar de abrirse para sentirlas. Entre los problemas mentales mencionados antes, en la gran mayoría de los casos, la persona mantiene un rencor profundo, incluso odio, hacia uno de sus padres, muchas veces el del sexo contrario.

La existencia de un problema tan grave en la edad adulta hace necesario remontarse a la primera infancia para encontrar la causa. A ese niño se le impidió ser él mismo y, en consecuencia, empezó a crear un mundo interior en el cual refugiarse. Por eso, al llegar a adulto, esta persona experimenta tantas dificultades para ubicarse en el mundo normal.

Además, es frecuente constatar que la persona afectada por un problema mental está sujeta a obsesiones de todo tipo. Pone la mira en otra persona o cosa para evadirse, lo que le permite evitar verse a sí misma. Llega el momento en que, no pudiendo huir más de sus obsesiones, se refugia en la locura, como otros lo hacen en el alcohol, los medicamentos o la droga.

También existe el hecho de que la persona enferma de alguna forma de locura en general cree en Dios y en Satán como dos personajes que existen para juzgarla y condenarla. Por lo tanto, siente muchos miedos. Por esta razón, este tipo de persona se obsesiona por una religión y vive en el temor al demonio, del mismo modo que vivió el temor hacia uno de sus padres. Para sanar debe aceptar otra concepción de las palabras *dios* y *demonio*: llegar a creer que no son personajes externos, sino una energía de amor o de odio que está en su interior, una energía de creación o de destrucción, un estado del ser, nada más.

CONFLICTO EMOCIONAL DE LA LUMBALGIA

Frecuentemente confundida con los riñones y comúnmente asociada al dolor de riñones, esta área se sitúa entre la cintura y el coxis. Es una parte del sistema de sostenimiento.

Dolores en esta región manifiestan la presencia de inseguridades materiales (trabajo, dinero, bienes) y afectivas. «¡Tengo miedo de carecer de…!», «¡Nunca lo conseguiré!» o «¡Nunca conseguiré realizar esto!» expresan bien los sentimientos interiores vividos.

Estoy tan preocupado por todo lo material que siento tristeza porque hay un vacío, y este vacío me duele. Incluso puedo fundar mi valor personal en el número de bienes materiales que poseo. Vivo una gran dualidad, porque deseo tener tanto la calidad como la cantidad, tanto en lo que a relaciones interpersonales se refiere como a lo que poseo. Tengo tendencia a tomar demasiadas cosas sobre mis hombros y a dispersar mis energías. Intento hacerlo todo para ser amado y me entretengo con la opinión que tienen de mí los demás.

También puede tratarse de una inquietud frente a una u otras personas. Estoy preocupado por ellas y quizás tengo tendencia a agarrar los problemas de los demás sobre la espalda y querer salvarlos. Mi impotencia frente a ciertas situaciones de mi vida me vuelve amargo y rehúso someterme, pero tengo miedo. Este sentimiento de impotencia, que puede llevarme hasta la rebelión, podrá conducirme a un lumbago o un dolor de cintura. No me siento sostenido en mis necesidades de base y mis necesidades afectivas. Tengo dificultad para hacer frente a los cambios y a la novedad que se presentan a mí porque me gusta sentirme seguro en mi rutina y mis viejas costumbres. Esto revela, frecuentemente, que soy inflexible y rígido y que quisiera ser sostenido a mi modo.

Si acepto que los demás puedan ayudarme a su modo, voy a descubrir y tomar conciencia de que tengo el apoyo que necesito. Así me vuelvo más autónomo y responsable. Si se trata de un pinzamiento de los discos lumbares, pongo probablemente demasiada presión sobre mí mismo en hacer cosas para que me amen. Ya que se revela necesario un período de reposo, aprovecho para mirar lo que está sucediendo en mi vida y volver a definir mis prioridades. Al no sentirme sostenido, me vuelvo rígido (tieso) hacia los demás. ¿Tiendo a culpar a los demás de mis dificultades? ¿Me tomo el tiempo de expresar mis necesidades?

Acepto que mi único sostén viene de mí mismo. Volviendo a tomar contacto con mi ser interior, establezco un equilibrio en mis necesidades y reúno todas las fuerzas del universo que están en mí. Estas fuerzas me dan confianza en mí y en la vida porque sé que me traen todo lo que necesito: físico, emotivo, espiritual. ¡Estoy sostenido en todo momento!

CONFLICTO EMOCIONAL DE LA LUXACIÓN

La luxación se refiere al desplazamiento de las dos extremidades óseas de una articulación. Puede ser el hombro, el codo, los dedos, la rodilla, las vértebras, la cadera. Frecuentemente, una luxación se produce después de un golpe, un impacto, un movimiento forzado. Conozco la expresión que dice: «La rodilla se me ha desencajado» o «El hombro se me ha desencajado».

Según el lugar donde se hizo la luxación, debo preguntarme cuál miedo o golpe emocional me da la sensación de estar cogido como si me pusieran en una caja. Así, mi cuerpo reaccionó a la inversa, asumiendo el contragolpe emocional.

Tomo conciencia de la libertad que tengo en mi interior y dejo entrar luz interior en todas las situaciones que parecen limitarme, para que pueda desarrollar más armonía hacia la vida.

CONFLICTO EMOCIONAL DE LLORAR

Las lágrimas son un derrame de los ojos, una liberación de las emociones. Vinculado con la alegría, el miedo o la decepción, el hecho de llorar me libera de un exceso de pensamientos muy fuertes.

Puede también que mis ojos hayan sido fascinados al ver una escena que era insoportable, horrorosa, pero me sentía empujado a mirarla como para coger cada detalle. Puedo llorar también porque me siento incapaz de comunicar lo que siento. Mis llantos son una evacuación de tristeza, o tal vez decepción. Por lo tanto, tengo una reacción que hace bajar la presión. También puedo usar mis lágrimas para atraer la atención.

Los conductos lacrimales bloqueados me indican que hay una resistencia en cuanto a mi libre expresión, vinculada quizás a esta creencia de que llorar solo es cosa de bebés. Mis lágrimas, al salir de mis ojos, me traen con ellas cosas que me impiden ver, quizás por miedo a no poder ver cómo se realizan.

Debo dejarlas salir libremente, lo cual me libera de emociones trastornadoras, conllevando la curación y la recuperación de energía vital. ¡Si creo que llorar es malo, las lágrimas estarán relacionadas con ese juicio!

CONFLICTO EMOCIONAL DE LA MALARIA

La malaria se manifiesta con fiebres fuertes. Es crítica o represión contra alguien o contra una situación, generalmente de cara a una situación en que me sentí separado de algo o de alguien a quien amo. El rencor y el resentimiento se han amparado de mí y mi mental se divierte «rumiando» estos sentimientos nefastos para mí.

Para liberarme de esta fiebre, debo interiorizarme para dejar salir esta tensión, arreglar esta situación.

CONFLICTO EMOCIONAL DEL MAL ALIENTO

El mal aliento es la consecuencia directa de mi dificultad para tratar interior y exteriormente las situaciones que vivo. Esta dificultad puede proceder del hecho de que me quedo en mis posiciones con relación a ciertas ideas que no expreso y que pudren *in situ*. La dificultad puede proceder también del hecho de que no consigo superar las dificultades en período de gran cambio en mi vida y que las ideas antiguas se estancan demasiado tiempo con relación a la velocidad del cambio que vivo. Compruebo hasta qué punto puedo coger las situaciones de mi vida.

Es importante que me comunique con las personas relacionadas para hacerlas partícipes de mis emociones y mis pensamientos a fin de quitarme este mal aliento mío. Este está vinculado, frecuentemente, a pensamientos de críticas, odio o venganza que tengo contra mí mismo o contra otra persona, y de los cuales tengo vergüenza. El aire que inspiro y que nutre mis células está cargado de todos mis pensamientos, tanto positivos como negativos.

¿Cuáles son los pensamientos que albergo en mi interior y que infectan mi aliento? Frecuentemente, dichos pensamientos pueden ser inconscientes. Cuando una persona vive esta situación constantemente, sería bueno decírselo para que tome conciencia de ello y que ponga remedio a dicho problema, que puede existir desde hace largo tiempo. Sabiéndolo, tendrá ocasión de experimentar el perdón. Bien sea el perdón hacia ella misma, por haber mantenido pensamientos malsanos, o el perdón hacia otra persona, por haber tenido rencor hacia ella durante tanto tiempo.

Es bueno que me recuerde que cuando el amor y la honradez son ingredientes de base de mis pensamientos, mi aliento se volverá fresco. Me libero de los pensamientos malsanos del pasado. Ahora, respiro el frescor de mis nuevos pensamientos positivos de amor, hacia mí mismo y hacia los demás.

CONFLICTO EMOCIONAL DEL MAL DE LOS TRANSPORTES

La cinetosis se presenta muy frecuentemente al viajar en automóvil, autobús, avión, barco y tren. Los trastornos que provoca el movimiento son: palidez, sudores fríos y vómito antecedido por náuseas. Además de lo que sigue, véase náuseas, torpor y dolor de cabeza.

Con frecuencia, la cinetosis oculta un temor a que algo o alguien muera. Este tipo de miedo se manifiesta muy a menudo en quien quiere controlarlo todo para no sentirse prisionero en una situación nueva de la cual no sabría cómo salir. Esta persona se impide vivir el momento presente y aprovechar las alegrías que ocurren. Este malestar es frecuente en quienes padecen agorafobia.

Si con frecuencia sientes malestares en alguno de los medios de transporte antes mencionados, tu cuerpo te dice que dejes de querer controlarlo todo y te permitas expresar tus temores. Es interesante señalar que este tipo de malestar se produce muy raramente cuando la persona está sola. Pregúntate qué sucede en el momento en que te sientes mal. ¿En quién no confías? ¿Piensas que los demás no pueden tener respuestas o soluciones para ti? Ábrete a lo que los demás deciden o hacen. Tu cuerpo te dice que necesitas aprender a soltarte y a confiar en los demás y en el universo en general. Este último cuida bien a quienes confían en él.

Vivo inseguridad, incomodidad. Esto molesta mis costumbres establecidas y puedo tener la sensación de perder el control de lo que sucede en mi vida. Me asusta lo desconocido. Debo tener confianza en el futuro, debo aceptar vivir nuevas experiencias, sabiendo que saldré crecido de estas.

CONFLICTO EMOCIONAL DE LAS MANCHAS EN LA PIEL

La descripción que sigue corresponde a las manchas rojas en la piel que no crean problemas especiales, es decir, manchas que no duelen ni producen comezón.

Estas manchas pueden ser una indicación de que la persona se controla para mostrar una cierta personalidad, hasta el punto de sentirse atrapada en ese rol. Se esfuerza porque teme avergonzarse de no ser el ideal que creó. Pero llega un momento en el que es necesario salir de eso. Se debe observar sobre qué parte del cuerpo se sitúan estas manchas, averiguar su utilidad para saber en qué área se controla la persona.

En el caso de las personas que se ruborizan fácilmente en el cuello y la cara, la causa suele ser un sentimiento de miedo vivido repentinamente. Se trata, principalmente, del miedo a no responder a las expectativas de los demás, es decir, a no tener la personalidad deseada. A este tipo de persona le resulta difícil aceptarse tal como es.

Tu cuerpo te dice que te des cuenta de que creas un ideal difícil de alcanzar y que los demás seguramente no tienen tantas expectativas con respecto a ti. Te sugiero que lo compruebes con esas personas.

CONFLICTO EMOCIONAL DE LA MANDÍBULA

La mandíbula está formada por dos huesos (superior e inferior) en los que están incrustados los dientes. Los problemas más comunes son: dolores, fractura y luxación mandibular.

Como la mandíbula es absolutamente necesaria para que los dientes hagan su trabajo, los problemas en ella representan un enojo reprimido que impide que la persona que lo sufre se exprese adecuadamente. Si se reprime hasta el punto de luxarse la mandíbula, es decir, que se le bloquee por completo hasta el punto de no poder moverla, indica que se ha controlado demasiado y que no puede más. Perdió el control de sí misma del mismo modo que perdió el control de su mandíbula. Tiene una necesidad urgente de expresarse, y el hecho de reprimirse es muy nefasto para ella.

Como la mandíbula y los dientes nos ayudan a morder y a masticar para después digerir bien, un problema en este lugar indica que la persona se impide morder bien la vida o darle un buen mordisco a lo que desea. El mensaje que tu cuerpo te envía con este problema es que es urgente que compruebes si los miedos que te hacen controlarte y reprimirte hasta ese extremo están fundados. Tu cuerpo te dice que ahora es el momento de hacerles frente porque tienes todo lo necesario para ello.

CONFLICTO EMOCIONAL DE LA MANÍA

Las manías son costumbres que esconden angustia y ansiedad (ver conflictos correspondientes). Este estado de agitación trae una sobreexcitación en los movimientos y un humor exaltado. Es un modo de buscar la paz y la calma. Puede ser una forma de huida, ya que me obligo a evolucionar siempre en el mismo marco, impidiéndome así explorar nuevas avenidas, para sentirme siempre en seguridad y dueño de la situación.

Debo determinar cuál es la fuente de esta ansiedad a fin de encontrar más calma interior y más armonía. Así veré la vida con más paz y serenidad. Mis gestos y mis actitudes estarán más de acuerdo con mi sabiduría interior.

CONFLICTO EMOCIONAL DE LAS MANOS

En general, tiene que ver con el trabajo. Las manos representan mi capacidad para agarrar, dar o recibir. Son la íntima expresión de mí en el universo, y el poder de tocar es tan grande que me siento impotente cuando están lastimadas mis manos.

Tienen un carácter único: igual que mis huellas digitales, representan mi pasado, mi presente y mi porvenir. Entre las manos tengo las situaciones de mi vida diaria y el estado de mis manos manifiesta en qué medida capto mi realidad, cómo expreso el amor y el odio (bajo forma del puño).

Si tengo las manos frías, me retiro emocionalmente de una situación o de una relación en la cual estoy implicado. También puedo rechazar cuidar de mis necesidades básicas y de complacerme. Las manos húmedas me indican una cantidad excesiva de angustia y nerviosidad. Estoy desbordado por mis emociones, sintiéndome quizás demasiado implicado o demasiado activo en cierta situación de mi vida cotidiana. Si tengo dolor o rampas es que me niego a ser flexible frente a las situaciones presentes.

Debo preguntarme lo que me molesta o lo que no quiero realizar. Puedo tener un sentimiento de incapacidad o vivir un gran miedo al fracaso. Esto me lleva a querer controlarlo todo con mis manos, a querer poseerlo todo en caso de que algo o alguien se me escurriese entre los dedos.

Si además mis manos sangran (manos secas, eczema, etc.), seguramente hay una situación en mi vida, un sueño o un proyecto que tengo la sensación de no poder realizar, y esto me lleva a vivir tristeza. Entonces, la alegría de vivir se va.

Si se paralizan mis manos, puedo sentirme paralizado en lo que se refiere a los medios por tomar para realizar cierta tarea o cierta acción y vivo impotencia con relación a esto. También, la parálisis de las manos puede producirse después de una actividad mental muy intensa en la cual me siento sobreexcitado, contrariado y en que la presión hierve dentro de mí. Quizás, incluso, tengo el gusto de «torcer el cuello» a alguien con mis manos.

Si me hiero las manos, quizás resista al tacto, evitando cierta intimidad, ya sea el tacto que puedo dar o recibir de otra persona. Este temor a entrar en contacto puede vincularse a un suceso presente particular que me recuerda un abuso vivido en el pasado.

Aprendo a soltar y a tender las manos hacia el cielo, tomando conciencia de que el único poder que tengo es sobre mí mismo y no sobre los demás.

CONFLICTO EMOCIONAL DE LA MASTITIS

La mastitis es la inflamación del pecho, lo hace muy doloroso y puede producirse durante la lactancia, la cual, entonces, debe interrumpirse.

Siempre en relación con la maternidad, provoco una dolencia que me obligará a dejar de dar de mamar sin vivir ninguna culpabilidad. También puedo ser yo quien tenga la sensación de estar demasiado protegida maternalmente, bien por mi cónyuge o por alguien de mi entorno. La emoción es muy grande, ya que *-itis* representa ira.

Estos dolores en los pechos pueden demostrar también que soy demasiado dura hacia mí. Así que acepto dejar a los demás libres de sus elecciones, aprendo a amarme. Reconozco que cada uno de nosotros crece con sus experiencias.

CONFLICTO EMOCIONAL DE LA MÉDULA ESPINAL

La médula espinal es la parte del sistema nervioso central contenida en el canal raquídeo, en el interior de la columna vertebral. Sigue el bulbo raquídeo y se termina al nivel de la segunda vértebra lumbar. Ya que transmite los datos del cerebro a las partes del cuerpo referidas, una dolencia a este nivel me indica que puedo tener dificultad para poner en práctica en el mundo físico mis pensamientos y toda mi creatividad.

Tengo tanta necesidad de calcular y planificarlo todo a la perfección, sin jamás equivocarme, que la espontaneidad no tiene su lugar en mi vida. Ya que la médula espinal trabaja de este modo, mi rigidez demasiado grande conllevará dolencias y disfuncionamientos.

Aprendo a escucharme, a hacer las cosas por intuición sabiendo que siempre hago lo mejor y que el error no existe: todo es experiencia para ayudarme a crecer.

CONFLICTO EMOCIONAL DE LA MELANCOLÍA

La melancolía es un estado de tristeza profunda. Me siento culpable, vivo un estado depresivo grave y tengo dificultad en soportar este dolor moral. Mis desplazamientos, incluso físicos, están afectados. Me enfrento a una insatisfacción, a una contrariedad, a una pena, que me llevan a una carencia de alegría. Esta tristeza me lleva a sentirme turbado en mis emociones, que se vuelven cada vez más oscuras. Tengo la sensación de ir dando vueltas sin llegar a nada. Afirmo que la alegría vive en todo mi ser. Me fijo objetivos realizables que me ayudarán a hallar mejor esta energía que mora en mí, borrará la tristeza y dejará sitio para más alegría y satisfacción.

CONFLICTO EMOCIONAL DE LA MEMORIA

La falta de memoria o concentración, caracterizada principalmente por el deseo inconsciente de acabar con lo que viví en mi pasado, es una forma de dejar este mundo o de huir de mi realidad. Se debe a la incapacidad crónica de aceptar, de enfrentarme o de enfrentarlo con esta misma realidad, con las situaciones de la vida, porque tengo miedo y me duele. Así, me vuelvo insensible a mi entorno y a mis emociones interiores. Me aletargo, me abstraigo, y así la vida me parece más fácil. Esta manifestación conlleva, principalmente, la degradación de la memoria, la confusión mental y la incapacidad de expresarme con claridad, la violencia, ciertas formas de inconsciencia del entorno, incluso un comportamiento de inocencia próximo al del niño. La desesperación, la irritabilidad, el mal de vivir me lleva a replegarme sobre mí y a vivir dentro de mi burbuja. Me dejo poco a poco. Esto me indica que tengo el mal de vivir, que huyo una situación que me da miedo, me irrita o me hiere.

Es una situación grave a primera vista, de la cual puedo quedarme inconsciente mucho tiempo. Se me ve como una persona normal y equilibrada, pero se observa que me repliego sobre mí por desesperación, cólera o frustración, lo cual me hace insensible al mundo que me rodea. Me niego a sentir lo que sucede a mi alrededor y dentro de mí; prefiero dejarme ir. ¡Puedo tener mucha dificultad para soltar mis viejas ideas, ya que es muy grande su cantidad en mi memoria! Y como mi atención está mucho más centrada sobre el pasado que sobre el instante presente, la memoria a corto plazo se vuelve totalmente deficiente y se atrofia, sin aportar nada nuevo ni creativo.

Consecuencia: la memoria se desgasta con viejas cosas en vez de generar ideas nuevas y frescas. Son reacciones muy violentas a nivel cerebral. Puede haber un miedo extremo de todas las facetas de la vejez o del alba de la muerte, lo que conlleva un regreso inconsciente hacia un comportamiento infantil y la ocultación del presente, pasado y porvenir para ignorarlos. Mi cuerpo, atacado por la degeneración de las células del cerebro (el hecho de borrar de su memoria consciente o de su sensibilidad), me prepara inconscientemente para este período en que deberé marchar, empleado aquí preferentemente al término *morir*. Esto se traduce en un comportamiento infantil en el cual me permito vivir y realizar todos mis fantasmas y todas mis fantasías. El amor y el apoyo son necesarios en tal experiencia. ¡Vivo el momento presente y acepto soltar el pasado empezando a cuidarme!

CONFLICTO EMOCIONAL DE LA MENINGITIS

La meningitis es una inflamación de las meninges, es decir, de las membranas que rodean y protegen al encéfalo y la médula espinal. En general, el principio de una meningitis es violento, con malestar repentino, escalofríos, vómitos y altas temperaturas. Además, la nuca puede ponerse rígida y presentar dolor.

Indica una debilidad del sistema inmunitario y una incapacidad para autoprotegerse. La meningitis me señala una debilidad y una incapacidad para luchar contra presiones exteriores muy fuertes, sobre todo en el plano intelectual y lógico. Es, frecuentemente, porque tengo dificultad para protegerme. Siendo hipersensible, vivo todo más intensamente y estoy afectado más profundamente, incluso por cosas que parecen comunes a los demás.

Esta enfermedad me da el mensaje de cambio de perspectiva urgente y de no sentirme culpable de las actuaciones de los demás, responsabilizándome. O sea, es la rebelión que ruge, estoy contrariado y el miedo se apodera de mí. El cerebro rige todo el cuerpo y la meningitis implica, pues, una profunda debilidad interior que me ataca en lo más hondo de mis estructuras.

La meningitis pone en peligro la central de mi lógica y mis estructuras mentales, el cerebro. Debo decidir imperativamente vivir y hacerme responsable de las creencias erróneas que me hacen creer que vivo en peligro y presionado constantemente. Hacer brotar en mí esta fuerza interior que me permitirá seguir una vida enriquecedora y llena de experiencias maravillosas.

Si esto sucede en un niño, se trabaja con mamá. Ella en su infancia percibió de forma errónea el amor y trato de mamá y papá. Mamá lo trabaja y el niño/adolescente sana.

CONFLICTO EMOCIONAL DE LA MENOPAUSIA

Es un fenómeno natural que se produce en la mujer alrededor de los cincuenta años. Se da por hecho que para la mujer es un periodo penoso de inestabilidad física y emocional, tan difícil de sobrellevar como el de la pubertad. Sufre de bochornos, fatiga, insomnio y nerviosismo. El hombre puede vivir fenómenos parecidos alrededor de los sesenta años; es la llamada «andropausia».

La menopausia es una transición natural en el curso de la vida de la mujer. Los calores son porque también desciende la sexualidad en esta transición. Aquella que experimenta los problemas citados antes no acepta envejecer. Además, como sus años de reproducción se terminan con la menopausia, a esta mujer le resulta difícil aceptar el fin de una de las funciones femeninas más importantes. Debe pasar de la procreación a la creación por sí misma, es decir, deberá utilizar más su principio masculino para vivir esta etapa de manera fácil y cómoda. A las mujeres que tienen dificultad para aceptar su principio masculino les cuesta más trabajo asumir este período.

Cuanto más difícil te resulte vivir el período de la menopausia, más te dice tu cuerpo que no tengas miedo de la transición a la vejez. Aunque pierda algunas de sus funciones, puedes seguir creando tu vida. Debes también revisar tu definición de vejez. Envejecer no quiere decir morir, quedarse inválida o incapacitada, ser indeseable, quedarse sola o ser inútil y no poder ya emprender algo nuevo. Generalmente, con la edad, la persona se vuelve más sabia porque tiene más experiencia y dispone de muchas más herramientas para enfrentar cualquier situación.

A partir de ahora debes permitirte crear para ti. Por lo general, antes de la menopausia la mujer está ocupada en procrear y crear para los demás. Ahora es tu turno. Crear para ti, utilizando tu principio masculino, quiere decir darte tiempo para reflexionar, tomar tus decisiones con calma y permitirte más tiempo para estar sola contigo misma.

CONFLICTO EMOCIONAL DE LA MENORRAGIA

La menorragia es la exageración del flujo menstrual en cantidad y duración. Sucede frecuentemente en las mujeres que usan dispositivos anticonceptivos intrauterinos.

El hecho de perder mucha sangre se relaciona con la pérdida de alegría en la vida relacionada con la feminidad o maternidad.

Si el flujo abundante se manifiesta después de la colocación del dispositivo anticonceptivo, la mujer con este problema recibe el mensaje de que siente dolor por el hecho de impedir un embarazo. Desea tener un hijo, pero se deja llevar por sus temores o por alguna influencia externa.

Dedica un tiempo a averiguar qué podría suceder de desagradable o difícil si te permitieras tener un hijo. Después, pregúntate si ello responde a la realidad o si tienes una imaginación demasiado fértil, o incluso si te dejas influenciar demasiado por los demás.

Si realmente no te puedes permitir el hecho de tener un hijo ahora, concédete el derecho de posponer ese proyecto para más tarde, sin sentirte culpable.

CONFLICTO EMOCIONAL DE LA MENSTRUACIÓN

La menstruación es una función fisiológica que se caracteriza por un flujo de sangre uterina que se presenta en la mujer no embarazada. La duración del ciclo menstrual es de veintiocho días, pero una duración entre veinticinco y treinta y dos días también se considera normal. Los problemas relacionados con la menstruación son los siguientes: amenorrea (ausencia de menstruación), dolores menstruales, inflamación, dolores en los senos, dolores en la pelvis, menorragia (sangrado abundante) y metrorragia (hemorragia importante independiente de la menstruación).

Todo problema menstrual en la mujer indica que esta tiene dificultad para aceptar su feminidad, sobre todo después de la adolescencia. Actúa en reacción a su madre, que fue su primer modelo de mujer. Esto no quiere decir que no sea femenina, sino que le resulta poco envidiable el rol de mujer porque debe seguir demasiadas «reglas». De manera inconsciente, hubiera preferido ser hombre, incluso hasta el extremo de estar resentida con los que hacen cosas que ella cree no poder hacer por ser mujer. Suele esforzarse en comportarse como un hombre, pero en su inconsciente se siente culpable por ello.

Con tus problemas de menstruación, tu cuerpo te dice que lo que decidiste en la infancia con respecto a la mujer en general no es la realidad. Esta forma de ver a la mujer te hace daño y entorpece tu felicidad. Tus reacciones en contra te producen emociones que perjudican tu paz interior. Puedes hacer lo que quieras, sobre todo ahora que cada vez más mujeres realizan actividades antes reservadas solo a los hombres.

Ya no tienes que seguir las reglas aprendidas con respecto a las diferencias entre las funciones de la mujer y del hombre. En lugar de envidiarlos, te beneficiaría desearlos, pues ello te permitiría establecer una hermosa relación hombre-mujer. Aun cuando en ocasiones elijas actuar como uno de ellos, date el derecho de necesitarlos sin llegar a ser dependiente. Si dejas de querer hacer todas las funciones del hombre, tendrás más oportunidades de dejar sitio para el hombre deseado.

También es posible que tus problemas provengan de creencias populares transmitidas por tu familia. Quizá te hicieron creer, cuando eras niña, que menstruar era vergonzoso, pecaminoso, una enfermedad, sucio, etc. ¿Aprendiste que era normal tener problemas durante la menstruación? Si fue así, te corresponde revisar tus creencias sobre este tema y aceptar que la menstruación es una función no dolorosa, completamente natural y necesaria para la mujer.

Si tu hija presenta problemas con su menstruación, deberás trabajarlo en sesión en ti, para que se reviertan y así vivir este momento en armonía.

Amenorrea

La amenorrea es la ausencia o supresión de las reglas en la mujer, comúnmente llamadas menstruaciones. La amenorrea, que se produce cuando la mujer está en edad de tener sus reglas, puede estar vinculada al rechazo de la feminidad o a los inconvenientes de ser una mujer; a la culpabilidad que puede proceder de las palabras y acciones de la pareja sexual; a los sentimientos vividos durante ciertas reglas. La mujer vive cierto temor, una dolencia o culpabilidad. Para remediar esto, se programa mentalmente y hace cesar sus reglas, rechazando la vida, decidiendo cesar de procrear. Rehúso quizás vivir lo que mi madre ya vivió con relación a mi padre y rehúso servir inconscientemente de genética (instrumento de reproducción) en mi actual relación, porque recuerdo el dolor que sentía al ver a mi madre triste en su relación amorosa. Rehúso vivir esta experiencia. La mujer tiene un gran interés en aceptar al nivel del corazón a su pareja y confiar, sobre todo si el hombre está muy abierto a la mujer a quien ama.

Síndrome premenstrual (SPM)

Se observa el síndrome premenstrual durante el período que precede las menstruaciones. Se traduce por nerviosidad, dolores de espalda, de cabeza o de vientre. Esto se debe a un desequilibrio hormonal. Es el proceso de rechazo y de culpabilidad que empieza a aflorar. El período menstrual es para la mujer el recuerdo de que está viviendo en un universo dominado por los hombres. Esto indica, pues, cómo el síndrome premenstrual trae situaciones que me incitan a preguntarme sobre mi percepción como mujer en mi relación con mi feminidad, sobre todo si quiero tener éxito en una carrera profesional. Puedo estar turbada, confusa y me dejo influenciar por los estereotipos impuestos por la sociedad. Me amo y me acepto tal como soy y dejo sitio a la evolución.

CONFLICTO EMOCIONAL DE LAS METRORRAGIAS

Las metrorragias son hemorragias uterinas que ocurren fuera de los periodos de menstruación. Una hemorragia es un derramamiento de sangre fuera de los vasos arteriales o venosos.

La sangre representa el amor a la vida y, por lo tanto, la alegría de vivir. Cuando una persona pierde sangre, su cuerpo está manifestando que una determinada actitud interior bloquea su alegría de vivir en ese momento. Debido a que una hemorragia se produce de forma repentina y con más o menos violencia, se puede concluir que esta persona se ha reprimido desde hace algún tiempo. Por lo general, reprime mostrar su cansancio moral y su angustia. Una vez que llega a su límite, cede repentinamente.

La hemorragia te avisa de que es el momento de revisar tu percepción de la vida. Te dice que tomas la vida demasiado en serio y que ha llegado la hora de realizar actividades que te diviertan y te den alegría, en lugar de depositar tu energía en aquello que la consume. También puedes aprender a poner alegría en las actividades que ahora tomas demasiado en serio. Solo se trata de un cambio de percepción o de actitud interna.

CONFLICTO EMOCIONAL DE LAS MIALGIAS

Las mialgias son dolores musculares que se pueden presentar tanto en reposo como al hacer un esfuerzo, intensificándose con este último. Hay que tener en cuenta que si los dolores se presentan solamente en periodos de reposo, indican que la persona afectada no se concede derecho a descansar o detenerse un momento. También sugiero que observes la utilidad de la parte del cuerpo en la cual se sienten estos dolores para saber a qué área de la vida está dirigido el mensaje.

Músculos

Los músculos son órganos formados por tejidos que aseguran las funciones de movimiento al contraerse a voluntad del individuo. Esta definición no se refiere a los músculos independientes de la voluntad humana —como el músculo cardíaco, por ejemplo—. Los problemas musculares más comunes son los dolores musculares o la debilidad muscular.

Los músculos hacen posible el movimiento de las extremidades, por lo que todo problema muscular indica una falta de motivación y, sobre todo, una falta de voluntad para ir hacia donde la persona desea.

No es tu debilidad o dolor muscular lo que te impide moverte, sino tu debilidad interior, ocasionada por un miedo a llegar a tu meta. Tu cuerpo te dice que avances, que vuelvas a establecer contacto con tu voluntad y que tienes todo lo necesario para lograrlo. No te queda más que volver a tomar conciencia de tu fuerza interior. Deberás hallar una buena razón que te motive a fin de volver a dirigirte hacia lo que realmente quieres.

Los músculos están controlados por la fuerza mental; es la vida, la potencia y la fuerza de nuestros huesos. Es el reflejo de lo que somos, creemos y pensamos transformarnos en la vida. Los músculos representan el esfuerzo por dar y el trabajo por hacer para seguir adelante. Los músculos, que corresponden a mi energía mental, son necesarios para mover, pasar a la acción. Cuando hay enfermedades musculares, debo referirme a las partes de mi cuerpo afectadas para determinar la causa que se expresa. Voy a consultar con qué situaciones mentales o cuál es el esquema de pensamiento que hace que se repitan acontecimientos en mi vida o qué comportamientos se relacionan con dicha parte del cuerpo.

Recuerda que la manera que tiene el cuerpo de mostrarnos que hay error en nuestros pensamientos es a través de la enfermedad, escucha su lenguaje, cambia lo que debas cambiar y devuélveles a tus células la armonía.

CONFLICTO EMOCIONAL DE LA MICOSIS (ENTRE LOS DEDOS DE LOS PIES) O PIE DE ATLETA

La micosis aparece bajo forma de comezón, una piel con costra y hendida que indica que mi mental está irritado o contrariado, que me siento limitado o incapaz de andar del modo que quisiera y con relación a lo que me espera en el porvenir.

Tengo dificultad para aceptarme tal como soy y quisiera tener la aceptación y la adoración de la gente que me rodea, igual como el atleta que tiene éxito y es adorado. Esto me produce un estrés y un dolor interno. La irritación de los dedos de los pies está vinculada con los detalles y las direcciones de mi vida futura, con lo abstracto y los conceptos energéticos. Son miedos y una gran falta de comprensión.

Puedo visualizarme en un camino en el cual es agradable andar y en el cual me siento en total seguridad. Esto me ayudará a soltar los miedos y me aportará más armonía en la vida.

CONFLICTO EMOCIONAL DE LAS MIGRAÑAS

La migraña común se caracteriza por la aparición violenta de dolores intensos en un lado de la cabeza, a menudo acompañados de náuseas y vómitos, que pueden durar algunas horas o varios días. Puede presentarse precedida de trastornos visuales. Existe también la migraña acompañada, que es mucho más grave, ya que puede afectar además al campo visual y a la elocución.

Esta enfermedad tiene una relación directa con el «yo soy» de la persona afectada. En general, se manifiesta en la persona que no se concede el derecho de ser lo que quiere, incluso antes de que la migraña aparezca. Por ejemplo, una adolescente quería ser artista, pero se dejó convencer por sus padres para estudiar otra carrera. Padecía migrañas en la medida en que no se había concedido el derecho a seguir la dirección deseada.

Las migrañas se producen en la persona que se siente culpable por atreverse a cuestionar a aquellos que tienen mucha influencia sobre ella. Incluso puede no ser consciente de lo que realmente quiere. Con frecuencia vive en el «no puedo», hasta el extremo de vivir a la sombra de alguien. Además, las personas que sufren de migrañas suelen tener dificultades en su vida sexual porque no están en contacto con su poder creativo, simbolizado por la región de los órganos genitales.

Si padeces de migrañas, solo te queda plantearte la pregunta siguiente: «Si todas las circunstancias hubieran sido o fueran perfectas a mi alrededor, ¿qué es lo que hubiera querido ser o qué es lo que quiero ser?». A continuación, observa lo que te ha impedido manifestarlo hasta este momento y descubrirás la forma de pensar que te perjudica, que te impide ser tú mismo. Ya no necesitas creer que dependiendo de los demás vas a ser más querido. Por el contrario, concédete el derecho de tener esos temores y de tomarte el tiempo necesario para llegar a tu meta.

CONFLICTO EMOCIONAL DEL MIOMA UTERINO

Con gran frecuencia, los fibromas y miomas aparecen en el útero, sede de la maternidad, de mi feminidad y de mi sexualidad; por lo tanto, de todo lo que se refiere a mi hogar y mi familia, con relación a los cuales puedo haber vivido un golpe emocional (herida o abusos pasados). ¿Quizás me haya sentido herida por mi pareja y no supe expresarme para restablecer la armonía? ¿Me habitan sentimientos de culpabilidad, vergüenza o confusión interior reprimidos desde hace mucho tiempo y formaron esta masa de tejidos blandos? Esta última puede proceder de un golpe emocional ligado a mis primeras experiencias sexuales o a un paro de embarazo que me hubiese perturbado.

Soy consciente de que los tejidos blandos representan los patrones mentales inconscientes. Hay, pues, acumulación de estos esquemas de pensamiento mentales y actitudes negativas que ahora han cogido una forma sólida.

También es que estoy viviendo un conflicto emocional en el que vivo la posibilidad de quedarme embarazada como un peligro. El inconsciente ordena no embarazarse, y la manera de hacerlo es «llenar el útero».

¿Qué debo buscar en mi interior para liberar la causa?

He sentido que «hay un vacío en la casa y debo llenarlo, quiero tener un hijo, pero no puedo». Debajo de esto hay un resentir más profundo, que es no sentirme segura, sustentada o acompañada por el hombre que tengo al lado. Tal vez sienta que no es el hombre adecuado para ser padre de mis hijos.

Es tiempo para mí de comunicar con mi cónyuge o con cualquier otro miembro de mi familia y expresar lo que siento. En cuanto a la vergüenza, culpabilidad y confusión, acepto haber actuado como mejor sabía y según mi evolución de ese momento. Me perdono y me libero de esta carga. Me siento mucho más ligera y cada día que pasa me hace comprender que me acepto y que soy cada vez más feliz como mujer.

Miomas con hemorragias

En el caso de que además del mioma haya hemorragias, es mucho más fuerte el sentir respecto al hombre, y la mujer, inconscientemente, lo está echando de la casa, quisiera que se fuera o desapareciera de su vida.

Como en todo síntoma, debemos poner atención en la coherencia entre pensar, sentir y actuar. Este es un ejemplo muy claro de la falta de coherencia de la mujer que lo padece, que debido a la herencia transgeneracional o al mandato social, no se atreve a tomar por sí misma las riendas de su vida o a expresar su verdadero sentir.

El juicio, el silencio, el sufrimiento de soportar una situación que no se está viviendo con felicidad y plenitud repercute en la casa de nuestro interior como mujeres, el útero.

CONFLICTO EMOCIONAL DE LA MIOPATÍA

El término general de *miopatía* se refiere a todas las afecciones que tocan las fibras musculares. Desde el enfoque metafísico, los músculos están estrechamente vinculados con lo mental, con mi modo de pensar. Me desvalorizo constantemente. Quiero impedir que una situación progrese, quiero parar cualquier movimiento de cara a alguien o a algo que forma parte de mi vida en este momento; por eso mis músculos, que me permiten hacer movimientos y desplazarme, se van a deteriorar. Mirando la parte afectada de mi cuerpo y lo que esto me impide hacer, tendré una buena indicación de la naturaleza de los pensamientos que debo cambiar. Reconozco, sin embargo, que esto siempre se produce para ayudarme a crecer, a ampliar mi campo de consciencia, para permitirme vivir con más amor, libertad, sabiduría.

La miopía dificulta mi visión lejana. Mi inseguridad frente al porvenir me hace ver los acontecimientos más gordos y más inquietantes de lo que son de verdad. Es como si no estuviera listo para enfrentarles. Puedo ver lo que está cerca de mí, pero mi visión lejana es confusa a causa de los músculos oculares contraídos y tensos.

En suma, puedo tratar con mi realidad inmediata y mi vida diaria con gran facilidad. Pero me es difícil crear mi propia visión del futuro y ver las posibilidades frente a mí, ya que debo superar el miedo a lo que viene. Si soy miope, puedo tener tendencia a estar molesto y ser introvertido, lo cual puede resultar de experiencias de mi infancia que viví como pavorosas o abusivas —por ejemplo, la mirada hostil o rabiosa de uno de los padres—. Por ejemplo, si un maestro o un tío me pegaban, me volví miope porque tenía miedo de él y no quería verlo, porque con solo verlo me ponía nervioso e inquieto sabiendo lo que me esperaba. Habitualmente, a menos de haber vivido otro conflicto, mi visión cercana será mejor que la mediana porque sé, incluso inconscientemente, que es importante que vea bien lo que sucede cerca de mí para poder defenderme o para hacer los buenos gestos cuando esta amenaza esté cerca de mí y para que no me hiera.

La miopía indica, generalmente, una subjetividad excesiva. La expresión «no ver más lejos que su nariz» describe bien esta manera de ser. No querer ver a lo lejos por cansancio o pereza, o a fuerza de decepciones de la vida. «No creo mis ojos» ilustra bien cómo me siento. Compadecerme de mí mismo es a veces más fácil que actuar. Aceptar ver el mundo exterior me permite aprender sobre mí. Se ensanchará mi visión y se desarrollará mi espacio interior. Elijo nuevos caminos, me hago confianza.

CONFLICTO EMOCIONAL DE LA MONONUCLEOSIS

La mononucleosis es una infección caracterizada por el aumento de los linfocitos que forman parte de los leucocitos o glóbulos blancos de la sangre. Esta enfermedad se halla, sobre todo, en los adolescentes o en los jóvenes adultos. Se llama también la enfermedad del beso porque se puede transmitir por la saliva.

Si soy adulto y tengo esta enfermedad, intento ver lo que pudo afectarme, como si fuera un adolescente, o lo que esto me recuerda cuando era adolescente. Quiero vivir plenamente, siento un cambio en mi interior y tengo la sensación de deber luchar constantemente para lograr lo que quiero. Mi sistema de defensa se desarrolla para compensar los ataques y las limitaciones que tengo la sensación de recibir de la vida. Me siento solo frente a los obstáculos que se presentan frente a mí.

Desarrollo una mononucleosis cuando me siento culpable frente a una situación o cuando quiero más permiso, cuando critico a la gente o la vida en general. La mononucleosis tiene un nexo con los problemas del bazo porque hay un aumento del volumen de este.

Debo hacer limpieza en mi vida y poner más amor hacia mí y hacia los demás. Vuelvo a tener valor y confianza en mí, y entonces recobraré la energía y la alegría de vivir que me permitirán experimentar más amor.

CONFLICTO EMOCIONAL DE LA MUÑECA

La muñeca es la articulación que une el antebrazo a la mano. Los traumatismos al nivel de la muñeca son frecuentes y peligrosos para una articulación tan sensible y compleja. Los problemas más comunes son: dolor, esguince, fractura y el túnel carpiano bloqueado.

Cualquier articulación representa la flexibilidad de la persona, por lo que un problema en la muñeca denota una falta de flexibilidad en su forma de decidir para qué deben servir sus manos. Esta persona no se concede el derecho a utilizarlas para hacer algo que le plazca, por miedo a no estar a la altura o a equivocarse. Por lo tanto, las utiliza para hacer otras cosas, intentando probar su valor de este modo. Se exige demasiado y quizás piense que no se merece hacer un trabajo divertido; se siente culpable por ello. Suele ser una persona que trabaja con sus propios medios y haciendo grandes esfuerzos.

Tu muñeca te dice que tu forma de pensar es demasiado rígida. Si crees que lo que quieres hacer es demasiado para ti, que no estás a la altura de esa tarea, tu cuerpo te dice que no es cierto. Y, al contrario, si crees que alguien abusa de ti por medio de lo que haces, tu cuerpo te dice que no es cierto. Cualquier tarea debe ser hecha con amor, y no con miedo, culpabilidad o expectativas.

Además, si la muñeca derecha es la afectada, ello se relaciona con tu capacidad de dar; si es el lado izquierdo, con tu capacidad de recibir. El mensaje que recibes es que te sueltes y actúes con amor, aceptación y agradecimiento. También puedes permitirte obtener ayuda u orientación.

CONFLICTO EMOCIONAL DE LOS MÚSCULOS

Distrofia muscular

La palabra *distrofia* designa un trastorno en la nutrición de un órgano o de toda un área anatómica, cuyas modificaciones producen a menudo una atrofia (disminución notable de su volumen y su peso normal) o una hipertrofia (aumento de volumen).

Debido a que en esta enfermedad hay una pérdida de control muscular, ello indica que la persona que la padece está tan controlada por su pasado que ha llegado al límite. Es una persona con ideas autodestructivas inconscientes y a menudo interpreta el papel de víctima para llamar la atención. Sin embargo, ha procurado controlar y esconder este aspecto de sí misma. Se desvaloriza fácilmente y le resulta difícil alimentarse de pensamientos hermosos de amor hacia sí misma. Es por ello que, para su bienestar, se vuelve cada vez más dependiente de los demás.

Si sufres distrofia, el mensaje que recibes es importante y urgente: ha llegado el momento de que aprendas a amarte y dejes de esperar que los demás lo hagan. Hasta ahora has creído que enfermándote o teniendo problemas lograrás más atención y amor. Pero creer que un problema más grave te dará amor no es la solución ideal para ti. ¿Estás listo para pagar el precio de convertirte en totalmente dependiente de los demás y del sistema para lograr más atención? Sería más sensato que tomaras conciencia de todas tus capacidades y de tus talentos, que los hicieras valer y buscaras llamar la atención de esta manera, en lugar de recurrir a una enfermedad.

Fibromatosis

La fibromatosis procede de tumores fibrosos (fibroma) o del aumento de las fibras en un tejido (fibrosis), que trae rigidez al nivel de mis músculos y de mis tejidos fibrosos, lo cual provoca un dolor intenso.

Los tejidos blandos se refieren a mi modo de pensar. Los dolores que siento me advierten que vivo mucho estrés y tensión, de ahí un cansancio mental intenso. Me muestran que carezco de flexibilidad, que soy rígido y estoy angustiado, sobre todo en lo que a mis pensamientos y actitudes se refiere. Debido a mis propios conflictos interiores, impido que la energía circule libremente en mis músculos.

Tomo conciencia de estas tensiones: ¿de dónde vienen? Es un cansancio mental vinculado a lo que hago, a mi modo de ser y de expresarme. La parte de mi cuerpo afectada me ayuda a hallar la causa. Puede que deba cambiar de dirección.

Acepto estar abierto y sentiré cómo desaparecen los nudos de tensión. Estoy aquí para evolucionar. El hecho de ponerme rígido me causa todos estos dolores. Vivo el instante y aprendo a confiar.

Fibrosis quística

La fibrosis es un proceso que genera el endurecimiento de las fibras del tejido conjuntivo, alterado por una situación patológica. Los pulmones y el páncreas resultan afectados a menudo por esta enfermedad. Si este es el caso, véase su descripción.

La persona afectada por esta enfermedad se ha endurecido consigo misma, con los demás y, sobre todo, con la vida. Es más bien derrotista. Esta afección se manifiesta a menudo en quien asume una actitud de víctima, es decir, que utiliza su enfermedad para llamar la atención y se permite volverse dependiente de los demás.

Si estás enfermo de fibrosis quística, recibes el importante mensaje de que ha llegado el momento de hacerte responsable de tu vida y de reconocer el gran poder que tienes para hacerlo, en lugar de creer que no puedes lograrlo sin los demás. Esta actitud es totalmente contraria a tu plan de vida porque esta enfermedad puede dejarte inválido, te imposibilita para pasar a la acción. Tu alma grita: «¡Auxilio, quiero vivir!».

Miastenia

La miastenia es una afección crónica neurológica caracterizada por una fatigabilidad, es decir, un debilitamiento muscular. Incluso si es raro que viva tal enfermedad, cuando esto sucede es que estoy desanimado, carezco de motivación y estoy cansado de la vida.

Tengo la sensación de que jamás podré hacer lo que quiero o que jamás podré realizar mis sueños. Tomo conciencia de lo que me desanima, al punto de dejarme perecer cuando lo haya encontrado. Si no hallo la causa exacta de mi conflicto, puedo a pesar de todo buscar las fuentes de motivación que me llevarán eventualmente a hallar la solución a mi conflicto.

Miopatía

El término general de *miopatía* se refiere a todas las afecciones que tocan las fibras musculares. Desde el enfoque metafísico, los músculos están estrechamente vinculados con lo mental, con mi modo de pensar. Me desvalorizo constantemente. Quiero impedir que una situación progrese, quiero parar cualquier movimiento de cara a alguien o a algo que forma parte de mi vida en este momento; por eso mis músculos, que me permiten hacer movimientos y desplazarme, se van a deteriorar.

Mirando la parte afectada de mi cuerpo y lo que esto me impide hacer, tendré una buena indicación de la naturaleza de los pensamientos que debo cambiar. Reconozco, sin embargo, que esto siempre se produce para ayudarme a crecer, a ampliar mi campo de consciencia, para permitirme vivir con más amor, libertad, sabiduría.

Miositis

La miositis es una inflamación de los músculos que provocan una debilidad y una rigidez muscular, siendo vinculados los músculos con el esfuerzo. Procede del estrés frente a esfuerzos que debo hacer, ya sea frente a un trabajo físico, intelectual o emocional, que no necesariamente tengo el gusto de hacer, porque esto me pide mucha energía, pero frente a lo cual me siento «pillado». Tengo la sensación de que estoy obligado a hacerlo y realmente no tengo el gusto de hacer el esfuerzo, sintiendo muy poca motivación. Tomo mi tiempo, pido ayuda o me doy más tiempo para realizar mis tareas para hacer reposar mis músculos y rehacer mis energías.

Tétanos

Una persona afectada por el tétanos verá, en primer lugar, como los músculos de su mandíbula se contraen de forma muy dolorosa. Luego, son los músculos respiratorios y cardíacos los que se verán afectados. Esto demuestra una gran irritación interior provocada por pensamientos nocivos para mi bienestar. En vez de expresarlos, los reprimo y los ahogo en mí. Acepto dejar que el amor me purifique, dejo lugar a la armonización.

Trismus

El trismus se caracteriza por apretar involuntariamente las mandíbulas, que se debe a la contracción de los músculos. Generalmente, es el primer signo que me indica que estoy afectado por el tétanos. Esta situación puede producirse cuando siento agresividad. Al rehusar expresar mis sentimientos, tengo la sensación de guardar el control. Rehúso abrirme por temor a ser juzgado, rechazado, incomprendido. Al cerrarme, también cierro la puerta al amor. Tengo interés en confiar, en expresar claramente mis deseos y en dejar lugar al amor.

CONFLICTO EMOCIONAL DE LOS MUSLOS (GENERAL)

El muslo es un músculo que representa el movimiento y la fuerza para querer ir hacia delante.

Muslos fuertes y grandes indican una persona bien arraigada en el suelo, en la mayoría de ocasiones bastante materialistas, con grandes reservas energéticas utilizables para su autoridad y su escasa evolución espiritual. Estas reservas naturales indican también el estado mental. Así, al quedarme inactivo demasiado tiempo, corro el riesgo de acumular reservas inútiles.

Esto denota que tengo miedo de perder mi sitio, que encuentro injustas varias situaciones de juventud vividas, principalmente, con mis padres, que no acepté y frente a las cuales alimento mucho resentimiento interior. Para mí, ¡carecer de algo puede ser espantoso! Por lo tanto, hago reservas. Sigo transportando en mis muslos estos pensamientos inconscientes y a transportar todo este material excedente. Vivo cólera, resentimiento y frustración porque tengo la sensación de trabajar sin mucho éxito.

Teniendo muslos gordos, bien llenos —y muy apretados entre las piernas—, bloqueo inconscientemente la energía en este lugar y mi sexualidad corre el riesgo de cambiar porque la energía se mantiene estancada al nivel de la pelvis. Puede que haya una barrera de resistencias mentales que me impida expresar plenamente o encontrar mi dirección. Es tiempo de liberarme y dejar pasar esta energía de amor que solo desea expresarse.

Dejo fluir esta energía hacia abajo, hacia mis muslos y mis piernas, que la necesitan más, lo cual me ayudará a arraigarme a la tierra, a estar mejor conectado al mundo material, y así traerá un equilibrio mucho mejor entre mis facetas espiritual y física. Esto ayudará a expulsar la depresión que vivo. Mi cuerpo se equilibra y me quito rencor acumulado en mi juventud. Si bien a veces tengo la sensación de estar cerrado, miro mis bienes materiales y los acepto por lo que son en este mundo, es decir, servidores del universo.

CONFLICTO EMOCIONAL DE LAS NALGAS

La región de las nalgas incluye los músculos que intervienen de manera fundamental en el movimiento de las extremidades inferiores y en el ejercicio de caminar. La definición que sigue se refiere a un dolor general en las nalgas.

La persona a la que le duelen las nalgas siente emociones que surgen del hecho de no poder controlar una situación o a una persona. Sus problemas se relacionan con asuntos de orden físico como el dinero, el trabajo o los planes para el futuro. Es una persona que no acepta ser la protagonista de los acontecimientos. Quiere controlarlo todo.

Tu dolor en las nalgas te indica que debes ceder y que no puedes controlarlo todo, aun cuando tus ideas sean excelentes. Debes dejar que los demás tomen sus decisiones y, sobre todo, darles el derecho de no consultarte en su elección. No tienes por qué creer que debes proteger siempre a los demás.

Las nalgas son la parte carnosa del cuerpo sobre la cual me siento, tomo lugar, mi lugar (el poder). Cuando aprieto las nalgas o cuando ando con las nalgas apretadas, me siento amenazado, tengo miedo de perder el control, retengo. No deseo ser observado, porque esto podría llevarme a cambiar, a aceptar cosas, acontecimientos o situaciones que no estoy dispuesto a asumir. Incluso con las nalgas apretadas, puedo pretender que todo vaya bien y seguir sonriendo. En cambio, si ando con las nalgas muy sueltas, con un balanceo de las caderas muy pronunciado, tomo el lugar, el mío y el de los demás. Amo el poder, porque dirigiendo, me aseguro el control. No he de cambiar: ¡intento obligar a que cambien los demás!

Tomo conciencia de que estoy enganchado a mi pasado, a mis ideas, a mis viejas heridas y que incluso puedo vivir rencor o ira. Acepto soltar e ir hacia delante y abrirme a nuevas experiencias de la vida.

CONFLICTO EMOCIONAL DE LA NARCOLEPSIA O ENFERMEDAD DEL SUEÑO

Esta enfermedad, también llamada «mal del sueño», es una alteración de los procesos de regulación del sueño y la vigilia. Se manifiesta como un repentino ataque de sueño. Este sueño, en general muy breve, puede presentarse hasta un centenar de veces al día.

Este trastorno se manifiesta en una persona que tiene dificultad para reconocer sus necesidades de descanso y de trabajo. Cuando se supone que está descansando, sigue trabajando, aunque sea con el pensamiento, y cuando trabaja, sueña con descansar o con dejar de hacerlo. En general, es alguien a quien le resulta difícil dejar de trabajar y que da la impresión de estar siempre muy ocupado. Sus actividades no están bien equilibradas.

Si tienes este padecimiento, seguramente también tienes problemas para descansar y dormir profundamente durante la noche. El mensaje que te envía tu cuerpo es que dejes de creer que siempre debes estar activo para que te reconozcan como una buena persona o para que te quieran y te respeten. Ha llegado el momento de que, cuando decidas descansar, te permitas parar por completo sin sentirte culpable, lo cual seguramente será la parte más difícil. Con la práctica, lo lograrás.

La narcolepsia es una tendencia irresistible a dormirse. Me duermo repentinamente y esto puede durar desde algunos segundos a más de una hora. Si esto se acompaña de una disminución de mi tono muscular, también llamada catalepsia, entonces se habla del síndrome de Gelineau. El sueño se vuelve una escapatoria frente a miedos y resistencias. Digo no a la evolución y rehúso aceptar lo que sucede en mi vida. Entonces huiré porque ya no tengo el gusto de ver o sentir ciertas personas o ciertas situaciones. Sin saber cómo resolver esta situación, siendo incapaz de afirmarme, voy a retirarme en mi sueño, porque es la solución más fácil. En ese momento, tengo tendencia a actuar como víctima, sintiéndome impotente o pensando no tener los instrumentos necesarios para enfrentarme a lo que me asusta. Por lo tanto, tengo ventaja en asumirme y en apresurarme, aunque tenga que pedir ayuda a un amigo o un pariente, para estar en la acción y crear mi vida como quiero.

CONFLICTO EMOCIONAL DE LA NARIZ

La nariz tiene tres funciones principales:

1. La mucosa nasal asegura la humectación y el calentamiento del aire, lo cual es indispensable para que el intercambio gaseoso se efectúe normalmente.
2. También se encarga de la defensa de las vías respiratorias al filtrar las partículas extrañas.
3. Por último, la nariz es el órgano del olfato.

Los problemas más comunes son aquellos que impiden respirar con facilidad. Como la nariz es el primer órgano utilizado para inhalar el aire y, por lo tanto, la vida, todo problema de nariz tapada o cualquier otra dificultad para respirar tiene relación directa con la dificultad para sentir verdaderamente la vida. Este problema se manifiesta en la persona que bloquea sus sentimientos por miedo a sufrir o a sentir el sufrimiento de un ser querido, o también cuando no puede soportar a alguien, algo o una situación que se da en su vida.

También es posible que a la persona afectada le parezca que alguien o una situación «no huele bien». Es desconfiada y siente temores. Del mismo modo, es interesante señalar que los problemas en la nariz —como el catarro, por ejemplo— se manifiestan mucho más durante las temporadas en las que debemos convivir con la gente más de cerca, es decir, las temporadas en las que las personas están más en casa. Esto indica una dificultad de adaptación social.

Cuando te afecta este problema, hazte la siguiente pregunta: ¿a quién o qué no soporto en este momento? El hecho de creer que si no hueles evitarás tener que enfrentar lo que sucede no remedia nada. Averigua qué es lo que más te asusta de esta situación. Según mis observaciones, las personas que más se impiden oler son aquellas que temen la injusticia. Observa la situación presente con más amor, es decir, con más aceptación y compasión, en lugar de hacerlo por medio de tu ego, que critica y quisiera cambiar a los demás para tener la razón.

Si padeces a menudo este problema, seguramente eres una persona muy sensible que quiere bloquear esta sensibilidad por temor a experimentar demasiadas emociones. Te ayudaría utilizar bien tu capacidad de sentir y aceptar esta sensibilidad, lo que contribuirá a que desarrolles más tu capacidad de amar. También puede permitirte ayudar mejor a los que te rodean. Por otro lado, es importante que aprendas a no sentirte responsable de la felicidad de los demás y de los resultados de sus experiencias. Si comprendes la diferencia que existe entre sensibilidad y emociones, utilizarás mejor todo tu potencial y aspirarás la vida en su totalidad.

Hemorragia en la nariz

La definición que sigue se relaciona con una hemorragia nasal intermitente.

Cuando la nariz comienza a sangrar sin motivo aparente, la persona experimenta una pérdida de alegría temporal. Este sangrado representa a menudo el deseo de llorar en una persona que no se permite que salgan lágrimas de sus ojos. Necesita liberarse de una tensión emocional. El sangrado puede representar una falta de alegría en su actividad actual y se convierte en la excusa para interrumpir esta ocupación.

Tu cuerpo te dice que, en lugar de querer interrumpir lo que haces o de llamar la atención, te ayudaría ver el lado bueno de tu actividad. Además, permítete vivir situaciones estresantes y liberar esta tensión con llanto verdadero.

Pólipo de Killian

El pólipo de Killian es un tumor benigno que se desarrolla en un seno o en la fosa nasal correspondiente y que tiene por efecto obstruir más o menos totalmente el lado afectado. Como con los tumores en general, sufrí un golpe emocional frente a lo que experimenté. El dolor me hizo cerrarme y me lleva a sentir otra vez situaciones que podrían afectarme. Sitúo el pólipo, esta «bola de carne», y podré encontrar lo que pudo perturbarme: del lado izquierdo, el aspecto afectivo, emocional, y del lado derecho, el aspecto racional o ligado a las responsabilidades. Si debo hacerme quitar el pólipo, doy gracias a mi cuerpo por la información que me dio y acepto en mi corazón la toma de conciencia que tenía que hacer.

Sinusitis

Cuando estoy afectado de sinusitis, vivo un bloqueo en la nariz, y aquí se trata de los senos del rostro. Esta infección de los senos está vinculada a la impotencia frente a una persona o una situación: no puedo olerla o la mostaza me sube a la nariz. Imagino la sensación de tener mostaza fuerte en la nariz, esto me ahoga, me quema… También puede que olfatee anticipadamente un peligro o una amenaza que hace brotar un miedo dentro de mí. El peligro puede ser real o imaginario: el resultado será el mismo. Puedo tener la sensación de que algo no huele bien, que hay algo dudoso. También está relacionado a mi sexualidad: no puedo oler a mi presa. El mensaje que debo comprender es sentir el amor a mi alrededor e inspirar en lo más hondo de mí.

CONFLICTO EMOCIONAL DE LAS NÁUSEAS

La náusea es la sensación de aviso inminente de vómito. También se le conoce como ganas de vomitar o mareo. Esta enfermedad se siente, principalmente, en la garganta con una sensación muy incómoda y disgusto por los alimentos.

El mensaje que recibes con las náuseas es que debes cambiar tu forma de pensar con respecto a lo que sucede en tu vida en ese momento. En lugar de prepararte para rechazarte o rechazar a alguien o algo a causa de tu aversión, observa lo que te atemoriza de esa persona o de ese acontecimiento. Es posible que dramatices la situación o que no seas consciente de todas tus posibilidades y de tu capacidad para hacerle frente. Primero ámate. En lugar de sentir que la cabeza te da vueltas, gira de alegría.

CONFLICTO EMOCIONAL DE LOS NERVIOS

Los nervios son órganos que reciben y que dan informaciones a todo el cuerpo procedentes de sentimientos, pensamientos y sentidos. Las actividades conscientes están controladas por los nervios periféricos que toman su fuente en la espina y que es la morada del sistema nervioso. Las actividades inconscientes, por ejemplo, los latidos del corazón o la respiración están controlados por el sistema nervioso automático. Por la meditación o por una profunda relajación, puedo conseguir un control consciente sobre este sistema.

Puedo estar afectado de diversos modos porque el sistema nervioso cubre varias actividades funcionales. Los nervios son como el sistema eléctrico de mi cuerpo. Si mis circuitos están sobrecargados porque hay demasiada «tensión», esto afecta el funcionamiento de mi organismo. Esta tensión puede proceder del hecho de que tengo inquietudes frente al porvenir y que tengo miedo también de que los proyectos que quiero realizar no lleguen a término. Los nervios están, pues, en la base de la comunicación y si no funcionan adecuadamente, puedo preguntarme en cuál esfera de mi vida tendría interés en comunicar y recibir lo que los demás me han de decir. Si tengo una bola de nervios o los nervios a flor de piel, esto me recuerda mi gran sensibilidad, y aunque pueda haberme sentido herido en el pasado, puedo aprender a confiar en los demás y en la vida.

Ciático

En general, la persona que sufre de neuralgia en el nervio ciático se siente insegura ante su porvenir o vive un miedo inconsciente a carecer de dinero y de bienes materiales. Dije inconsciente porque he podido observar que este problema le ocurre generalmente a personas con posesiones, a las que, además, les resultaría muy difícil perder lo que tienen.

Este problema se sitúa, sobre todo, en el nivel del tener. La persona es inconsciente porque no se cree apegada a los bienes materiales. Se sentiría culpable porque aprendió que no está bien o no es espiritual amar los bienes terrestres. Esta culpabilidad le impide avanzar, le impide enfrentarse a la vida y arriesgarse más, con lo que esta se vuelve demasiado monótona. Un dolor en el nervio ciático indica también rencor, agresividad reprimida y un rechazo a someterse a una idea o a una persona, siempre en el terreno material.

Crisis de nervios o embolismo

La crisis de nervios también se llama embolismo. Se trata de una subida de energía, de vibración en mi interior que bloquea a nivel de la palabra, por carencia o incapacidad de comunicar mi punto de vista, o a nivel de una actividad, cuando me es imposible realizar, cumplir una acción. Entonces, el bloqueo se vuelve tan fuerte, tan gordo que no puedo liberar la energía en la armonía y hay explosión. Esto me lleva a decir palabras extremas o a hacer gestos extremos. Es bueno durante estos momentos de tensión pararme y tomar conciencia de ello mientras hago grandes respiraciones y me relajo profundamente. Debo aceptar la situación y tomo el tiempo de hacer bajar la tensión mientras vuelvo a equilibrar mis emociones.

Neuralgia

La neuralgia puede definirse como un mal contacto en el recorrido de un hilo eléctrico. Los hilos eléctricos representan todos nuestros nervios. Es un dolor vivo sobre un nervio causado por una tensión demasiado fuerte en su recorrido.

Si está cortado el nervio, es que la comunicación, la libre circulación de la energía en mí está cortada. El lugar en el cual el dolor está ubicado indica el género de emoción implicada. Un sentimiento de culpabilidad y el deseo de estar siempre en las normas establecidas por la sociedad, frecuentemente, serán la fuente de una neuralgia.

Si se sitúa en un brazo o en una mano, esto me indica que una presión —tal como un compromiso— u otra emoción —como impotencia— me impide tomar una decisión o una dirección armoniosa en mi vida.

Si la neuralgia está en una pierna, en una pantorrilla o en un pie es un paso más en una nueva dirección lo que bloquea la emoción y, en consecuencia, la libre circulación de las energías en mi vida.

Al tomar conciencia del aspecto de mi vida —por la parte del cuerpo afectada— que está afectado por la ansiedad o por la inseguridad, podré remediarlo más fácilmente y hallar las soluciones y todo el amor que la situación me pide.

Neuralgia del trigémino

La neuralgia del trigémino o tic doloroso es un trastorno neuropático del nervio trigémino que provoca episodios de intenso dolor en los ojos, labios, nariz, cuero cabelludo, frente y mandíbula.

Se vive un conflicto emocional en el que yo mismo me castigo por algo que hice y de lo cual siento culpa. Hay que revisar en mi historia momentos en los que yo haya cortado relación con alguien y me haya arrepentido. Situaciones en las que se haya separado de mí alguien muy querido y cuya partida me haya ofendido, es decir, que yo haya sentido esa partida —o la noticia— como ofensa —equivocadamente, claro— y, por lo tanto, haya perdido la comunicación. La neuralgia del trigémino es altamente común en personas que se sienten agredidas por alguna acción de un ser querido: la partida de un hijo por estudios, matrimonio o trabajo; la muerte de un hijo a causa de un accidente indignante o enfermedad indignante… Casi siempre son personas que siempre han vivido y crecido con el «deber ser».

Dejar la resistencia a soltar, entender que la vida, el pensamiento y las decisiones del otro son del otro. Dejar de creer que las cosas —o las personas— deben ser como yo quiero. La coherencia se aplica a uno mismo: cuando se es libre de actuar, pensar y sentir, inmediatamente dejamos que los demás lo sean. Todo lo que sucede a mi alrededor habla de mí mismo y de cómo creo que me afecta lo que los demás hacen o lo que la vida me presenta.

Neurosis

La neurosis es una afección nerviosa relacionada íntimamente con la vida psíquica del enfermo, pero que no altera tanto la personalidad. El sujeto, que se reconoce fóbico, tiene una consciencia aguda y dolorosa de ser presa de problemas que su propia voluntad es impotente para detener y pide ayuda con un deseo sincero de curarse.

La mayoría de las personas que sufren de neurosis también tienen un carácter obsesivo, por lo que dicho problema indica que hay una fisura en los cuerpos sutiles de la persona afectada. Tal fisura se crea, según numerosas observaciones realizadas hasta ahora, por un rencor no resuelto hacia uno de los padres o hacia los dos.

También son personas que tienen una enorme necesidad de atención y que sufren por no haberla tenido desde su infancia. No recibieron la atención que necesitaban. Esto no quiere decir que no la hayan tenido, sino que la que recibieron no satisfizo su gran necesidad. Por lo tanto, se vuelven muy dependientes y, a falta de alguien de quien depender, establecen otra dependencia hasta el punto de volverse obsesivos —por ejemplo, obsesión por la limpieza—.

Por medio de la neurosis tu cuerpo te indica que urge que revises todo tu sistema de creencias porque estas te perjudican mucho. Estas te hacen sentir impotente para detener los dolores psíquicos que sufres. El recurso más eficaz es volver a los buenos momentos del pasado, aceptando que tus padres o quienes hayan cumplido esa función actuaron con lo mejor de sus conocimientos. En esta vida necesitas aprender a ser autónomo y a creer más en tus capacidades y en tu poder para crear esa vida maravillosa que tanto deseas.

Cuando decidas buscar ayuda externa, no olvides que si dependes totalmente de ella para salir adelante, seguirás creyendo que no puedes lograrlo solo y alimentarás la gran dependencia que sientes en ese momento. Es importante que utilices esta ayuda como soporte o guía, recordando que puedes arreglártelas solo. En tu caso, el medio por excelencia es el perdón verdadero.

CONFLICTO EMOCIONAL DE LA NEURASTENIA

La neurastenia es un estado de fatigabilidad física y psíquica extrema. Sus síntomas se traducen por la dificultad para tomar decisiones y por la confusión. Aunque no tenga ningún trastorno orgánico, puedo tener dificultades para digerir, dolores físicos, una emotividad extrema y ser muy débil. La neurastenia se parece en muchos puntos a una depresión. Entonces, tendré tendencia a retirarme en la soledad y a alimentar ideas negativas. Es mi actitud negativa la que produce esta enfermedad. En vez de poner mi atención sobre todo lo que no va en mi vida, tengo interés en dar las gracias por lo que tengo.

Debo asumirme, hacer proyectos y aceptar que tengo todo el potencial para alcanzar todos los objetivos que me fijo. La alegría y la felicidad podrán entonces tomar aún mucho sitio en mi vida.

CONFLICTO EMOCIONAL DE LOS NÓDULOS

Un nódulo es una lesión cutánea o mucosa que está bien delimitada, casi esférica y palpable, y que puede ubicarse a diversas profundidades de la piel (dermis, epidermis o hipodermis). Este nódulo me ayuda a tomar conciencia de que vivo decepción, rencor frente a un proyecto que no pude realizar porque golpeé un nudo que me hizo apartar de mi objetivo o no me permitió alcanzarlo. Esto puede ser tanto en el plano profesional como en el afectivo. El nódulo suele aparecer en el lugar de mi cuerpo en que no quiero hacerme tocar, porque el hecho de hacerme tocar por alguien —incluso alguien a quien quiero o en quien tengo confianza, como por ejemplo un médico— me recuerda mi primer golpe, un suceso doloroso.

Tomo conciencia de lo que frenó mi impulso para poderlo superar. Lo importante es alcanzar el objetivo fijado, cualesquiera que sean los obstáculos y los retrasos que se hallan en mi camino. ¡Estaré entonces más orgulloso y contento de mí!

CONFLICTO EMOCIONAL DE LA NOSTALGIA

La nostalgia es una melancolía causada por un pesar. Habitualmente, cuando estoy nostálgico, esto implica que miro a través de una nube turbada por las emociones, fuera del tiempo presente, con el sentimiento de que me falta algo. Es un tipo de ensoñación. Sin embargo, este «sueño» no ha de ser una huida regular del momento actual. Esta nostalgia puede no hacerme daño, a condición de que solo la experimente algunas veces y sin exageración.

Debo aprender a saborear plenamente el momento presente para que cada segundo que pasa esté vivido como una experiencia única y rica en enseñanza.

CONFLICTO EMOCIONAL DE LA NUCA TIESA

La nuca es la región de mi cuerpo por donde todas las energías (ondas) deben pasar para ir a repartirse en todo mi cuerpo. La nuca está en la cumbre de mi columna vertebral. Mi columna es el soporte, la estructura de mi cuerpo. Mi nuca es, pues, el pivote de mi cabeza. Una nuca tiesa es una demostración de un rehúso o de una obstrucción de energía. La cabeza ya no puede girar en diversas direcciones. Puedo tener la sensación de carecer de apoyo y tengo tendencia a mostrarme obstinado y rígido en mi modo de pensar. Esto me lleva a estar pasivo, evitando poner cosas en marcha y ponerme a actuar. Debo dejar circular estos pensamientos diversos que bloquean mi cabeza y que solo piden estar puestas en práctica por mi cuerpo físico. Tengo la sensación de no tener todas las cualidades necesarias para la realización de mis deseos e ideas, que corren el riesgo de ser solo un «proyecto» o «sueño irrealizable». Por lo tanto, esta rigidez me dice que debo estar más flexible en mis pensamientos y mis emociones.

Debo aceptar las diferentes sensaciones que vienen a mí y dejarlas fluir libremente. La nuca permite a mi cabeza contemplar diferentes opciones de la vida o diferentes paisajes, sin crítica ni juicio, en toda libertad, como un río permite al agua correr en él en un vaivén perpetuo, sin coacción ni restricción. Ahora que acepto todas las riquezas que tengo en mi interior, ya no me tengo que preocupar de lo que los demás piensan de mí, porque estoy ahora plenamente consciente de todo el potencial que me habita.

CONFLICTO EMOCIONAL DE LA OBESIDAD

El exceso de grasa que mi cuerpo almacena entre mi ser interior y el medio exterior me indica que inconscientemente busco, quiero aislarme, o incluso que existe una emoción o un sentimiento preso, aislado en mi interior, y que ya no quiero ver.

Por mi obesidad, busco una forma de protección que acumulo continuamente en mis pensamientos interiores. Hay un vacío entre el mundo exterior y yo. Así escondo mi inseguridad al estar expuesto, al ser vulnerable, y así quiero evitar estar herido, bien por observaciones y críticas o bien por situaciones en las cuales estaría incómodo, en particular frente a mi sexualidad. Así, puedo interpretar mi exceso de peso como siendo el hecho de que lo quiero poseer todo. Mantengo emociones como el egoísmo y sentimientos que no quiero soltar. Esto puede ser un desequilibrio, una rebelión frente al entorno, una reacción a gestos, situaciones que ya no quiero ver o de las cuales ya no quiero acordarme. El alimento terrestre representa también un alimento emocional. Por lo tanto, como excesivamente para colmar un vacío interior o para compensar el éxito que me deja emocionalmente aislado.

Puedo vivir una gran inseguridad tanto a nivel afectivo como material, e inconscientemente necesito almacenar para evitar cualquier penuria o carencia que podría ocurrir. Esta falta puede haber sido vivida en la infancia y, frecuentemente, para con la madre, ya que era mi nexo directo con el alimento y la supervivencia (mamar). Frecuentemente, la obesidad se produce después de un gran golpe emocional o una pérdida importante, y el vacío vivido se vuelve muy difícil de soportar. Vivo un gran sentimiento de abandono, un vacío interior. Frecuentemente, me siento culpable de la marcha o de la pérdida de un ser querido. Busco un objetivo en mi vida, busco realizar algo bien. Tengo dificultad para tomar mi lugar con mis palabras y mis gestos. Lo hago, pues, tomando más sitio con mi cuerpo físico. Además, me desvalorizo con relación a mi aspecto físico: una ligera imperfección o algunos kilos ganados tendrán a mis ojos unas proporciones gigantescas y ya no puedo ver ni apreciar mis cualidades o mis atractivos físicos. Poniendo toda mi atención en lo que carece de gracia, mi cuerpo reaccionará a esto añadiendo aún más peso para hacerme comprender lo duro que soy hacia mí mismo y cuánto me autodestruyo, aunque solo fuera por mis pensamientos negativos. El hecho de efectuar ejercicios y seguir una dieta no será suficiente para adelgazar y debo tomar conciencia del verdadero origen de mi exceso de peso. También, si soy una persona que acumula pensamientos, emociones o cosas, mi cuerpo acumulará también, pero bajo forma de grasa.

Aprendo a expresar mis emociones, a reconocer mi valor y todas mis posibilidades. Sé ahora que cualquier vacío que me parece vivir en mi vida puede llenarse de amor y de sentimientos positivos hacia mí. Con mi aceptación de mí mismo y de los demás, con el amor que me rodea, me libero, pues, de esta pena y de esta necesidad de protección.

CONFLICTO EMOCIONAL DE LA OBSESIÓN

La obsesión es una enfermedad del pensamiento. Cuando estoy obsesionado por algo o por alguien, toda mi atención y toda mi energía están dirigidas hacia este. Estas ideas me vienen de modo repetitivo y amenazador. Sin embargo, me mantengo consciente del carácter irracional que tienen estas ideas. No cuenta nada más.

Si tengo una personalidad obsesiva, hay muchas probabilidades de que sea una persona llena de dudas, con mucha dificultad para tomar decisiones y de que viva una ambigüedad amor-odio, de cara a mí mismo o a los demás. Las obsesiones pueden tener formas muy diversas: puede tratarse de una fobia frente a algo o a alguien, pueden ser murmuraciones mentales sobre lo que se podría producir si…, la locura de la duda o una compulsión a cometer ciertos actos que pueden ser sin consecuencia o que pueden también ser criminales, incluso suicidas, pero que prácticamente nunca están seguidos del acto. La mayoría de veces, tengo un temor angustioso frente a algo que podría suceder por negligencia o por error personal y que se debe evitar. Mi prioridad es mantener mi obsesión, incluso inconscientemente. Mi sistema de pensamiento está paralizado. Estoy alimentado por el objeto de mi obsesión. Así lleno un vacío interior y una gran inseguridad. Para vivir obsesión, he de tener una especie de tensión interior, inquietud; entonces, sería oportuno para mí encontrar un punto de interés en mi vida que me traiga más calma y más paz interior. Así podré aprovechar más de lo que me trae la vida.

CONFLICTO EMOCIONAL DE LOS OÍDOS/OREJAS

Cualquier problema que impida oír bien es una indicación de que la persona juzga demasiado lo que oye y siente mucha ira interna. Busca taparse los oídos para no oír. Estas personas quieren oír razones inteligentes acerca de por qué actuar o no actuar de tal modo, en lugar de razones emotivas o mentales. También quieren oír palabras coherentes.

La vista y el oído me permiten situarme en el entorno. Puedo ver cosas sin que haya sonido, puedo oír sonidos sin ver necesariamente de dónde proceden. Ambos sentidos forman una especie de «tres dimensiones» de mi entorno. Así, las orejas (oídos) me permiten oír todos los sonidos que me rodean, tanto los que son armoniosos como los que no lo son. La sordera total o parcial puede darse cuando no puedo tratar o aceptar lo que oigo.

Dolor de oídos

Dolores de oídos se producen cuando vivo una pena, estoy irritado o me siento herido por cosas que oí. También puedo tener la sensación de que nadie escucha lo que he de decir o estoy decepcionado por lo que me gustaría que me digan y no dicen jamás (cumplidos, agradecimientos, etc.). Es como si quisiera encerrarme y ya no estar en contacto con lo que me rodea. El dolor de oídos se produce después de una crítica que ha llegado a mis oídos y que me estaba destinada o estaba destinada a otra persona. Lo que oigo me angustia y me duele, tanto física como emocionalmente. Si se trata de una infección en la oreja, probablemente oí palabras que me causan irritación, un trastorno emocional, un conflicto o desarmonía. Si tengo otitis, vivo mucha impotencia frente a lo que oí. Si un niño vive una dolencia de los oídos, esto puede expresar un conflicto vinculado con el entorno familiar o la escuela. Los dolores de los oídos son frecuentes en los niños que oyen todo lo que dicen las personas mayores, las peleas de sus padres, sin poder dar su punto de vista.

Aprendo a conservar mis oídos abiertos en cualquier momento, desarrollando al mismo tiempo mi capacidad de desapego frente a lo que oigo. Así mi corazón puede mantenerse abierto en todo instante.

Acúfeno

El acúfeno es el fenómeno que hace que oiga sonidos como silbidos, zumbidos, chisporroteos sin que esto tenga ninguna relación con mi entorno. Esto puede ser pasajero o permanente y puede producirse con intensidades sonoras diferentes. Cuando sucede esto debo tomar el tiempo de preguntarme si estuve a la escucha de mi voz interior. Es como si no estuviera perfectamente sintonizado con mi «aparato de radio interno». Cuando sintonizo un aparato de radio que está en ondas y que no emite música ni palabra, puedo oír el silencio. En cambio, si desplazo el receptor sobre una frecuencia en la cual no emite ninguna estación emisora, oigo un chisporroteo o silbidos, como si utilizase un puesto de onda corta. ¿Existieron emociones que reprimí por temor a perturbar mi equilibrio interior? Así, la vida me recuerda que he de estar a la escucha de mi voz interior, de mis necesidades y de mis deseos.

Debo asumirme para disminuir el nivel de ruido o las interferencias que puedan existir en mis pensamientos y mis emociones. Porque el hecho de oír silbidos o estos zumbidos me indica, quizás, que hay algo que ya no quiero oír y que estos sonidos van a «ahogar» para evitar que esto llegue a mis oídos. Acepto abrir más mis oídos interiores, situados a ocho o diez centímetros por detrás de mis orejas físicas, para poder captar mi voz interior. Puedo pedir también oír más conscientemente los sonidos de la naturaleza y las melodías celestes para beneficiarme de más paz y descanso. Puede que oiga también algo como el sonido de un riachuelo, un torrente, el tañido de campanas (pequeñas, medianas o gordas), gaita, viento en los árboles, zumbido de las abejas, miles de violines. Estos sonidos corresponden a sonidos que puedo oír en diferentes planos de realidades interiores y pueden permitirme determinar en cuál plano estoy sintonizado. Esto significa, entonces, que mi oído interno está abierto para oír más la realidad de estos mundos.

Otitis

La otitis es una inflamación en un oído o ambos oídos, y que tiene su causa en la incomodidad que puedo vivir frente a algo que oigo o que oí últimamente. La otitis es frecuente cuando soy niño, sobre todo debido a lo que se pueden decir mis padres entre sí o a lo que me dicen porque frecuentemente no soy capaz de expresar mi disgusto o mi frustración. Adulto o niño, si bien esta pena puede proceder de lo que oigo, puede proceder también de lo que no oigo, como, por ejemplo, «te quiero», «enhorabuena por lo que acabas de hacer», etc.

En general, cuando tengo una otitis, hay líquido que aparece detrás del tímpano. Lo que oigo debe entonces pasar a través de esta agua antes de ser oído. Esta situación es la misma que cuando era bebé en el vientre de mi madre. Por lo tanto, busco, incluso inconscientemente, con una otitis volver a este entorno privilegiado. Prefiero quizás hacerme el sordo, taparme los oídos, para ya no tener que oír. Para mis padres es un signo de que vivo un conflicto interior y es importante que me permitan expresar lo que vivo para aportar una rápida curación. Como adulto, la otitis me permite hacerme preguntas en cuanto a mi voz interior: «¿La oigo?», «¿Recibo mensajes que me molestan y me hacen enfadar con relación a lo que debo hacer o frente a lo que se me pide hacer?». Es por la escucha, tanto interior como exterior, que puedo progresar en la vida, permitiéndome estar centrado y evitar obstáculos inútiles.

Sordera

La sordera se manifiesta en una persona que tiene dificultad para oír a los demás; está demasiado ocupada pensando en lo que va a decir. En general, es una persona que con facilidad se siente acusada y vive a la defensiva. Oír una crítica, aunque sea constructiva, la aflige. Una persona terca, que se cierra a los consejos de los demás y solo obra a su antojo, también puede crearse el problema de oír menos o de no oír nada. Las personas que tienen miedo de desobedecer también tienen problemas de sordera. No se conceden el derecho de desviarse. Por otro lado, puede ser una persona tan sensible que no quiera oír los problemas de los demás por miedo a sentirse obligada a resolverlos y no tener tiempo para sí misma.

Si hay un dolor en el oído que no afecte la audición, el mensaje del cuerpo es hacerle saber a la persona que lo sufre que se siente culpable y quiere castigarse por lo que desea o no desea oír.

Si soy una persona sorda es que se ha instalado un proceso selectivo de informaciones y que quiero oír solo lo que me conviene y me corto de todo lo que se dice y lo que no me conviene. Este proceso selectivo es muy eficaz porque me permitirá reconocer, por ejemplo, la voz de mi hijo, que busco entre una muchedumbre. Del mismo modo, este proceso actuará a la inversa por lo que no quiero oír. De un modo indirecto, las orejas (oídos) permiten un mantenimiento del equilibrio cuerpo y mente evolucionando en el universo. Este equilibrio me aguanta de pie, en alerta, permitiéndome estar centrado y seguir mi vía.

«¡Más vale estar sordo que oír esto!». Elijo dejar de oír, decido aislarme de los demás. Sintiéndome fácilmente rechazado, me «tapo los oídos» porque ya no quiero ser molestado. Sin saber a veces qué contestar, me hago el sordo. Tengo miedo de estar manipulado y no acepto la crítica, no quiero entrar en razón. Por lo tanto, creando esta barrera, me aíslo cada vez más, me obstino a no oír. Sin embargo, lo quiera o no, el tiempo hace que los problemas no resueltos de mi vida vuelvan todos unos días, y deberé enfrentarme a ellos. Tendría interés en prestar el oído y escuchar mi voz interior, que es la mejor consejera de mi vida.

El acto más bello de amor que pueda hacer es abrir mi corazón. Acepto oír los mensajes y me abro a los demás.

Zumbido de oídos

Esta enfermedad consiste en la percepción auditiva de un silbido, tintineo o zumbido que no proviene de ningún estímulo exterior. Estos ruidos solo son perceptibles para la persona que dice escucharlos. No se trata de una alucinación. Este padecimiento está directamente relacionado con el centro del equilibrio.

Estas sensaciones las ocasiona un exceso de ruido mental. Es posible que dejes que tus pensamientos te perturben demasiado, impidiéndote escuchar bien lo que pasa en el exterior. Por otro lado, las personas que sufren este problema a menudo tienen miedo de perder el equilibrio y el control de sí mismas. Entonces, quieren dar la impresión de ser equilibradas y ocultan muy bien sus temores.

Este trastorno se puede manifestar en una persona que quiere decir o enseñar algo que ella misma no pone en práctica. Se acusa a sí misma de no ser veraz.

Es importante que te des cuenta de que tiendes a confundirte en tu intelecto y tu intuición. Eso que crees que es tu intuición es, en realidad, un truco de tu ego. Lo que escuchas es tu intelecto. Quieres mostrarte hasta tal punto valiente y equilibrado que te dejas llevar por tu percepción mental de las cualidades ligadas a la intuición. Esta no alcanza a traspasar la cacofonía de tus pensamientos, lo cual afecta a tu equilibrio interior. Acepta escuchar las críticas a tu persona. Después de escucharlas quedarás libre para hacer lo que quieras.

Escucha primero lo que viene de fuera: esto te permitirá utilizar mejor tu discernimiento. Además, tienes derecho a no poner en práctica siempre los buenos conceptos que aprendiste y que quieres transmitir a los demás. Sin embargo, si continúas deseándolo, finalmente encontrarás la manera de hacerlo.

CONFLICTO EMOCIONAL DE LAS OJERAS

Generalmente, ojos fuertemente marcados por ojeras son el signo de cansancio, frecuentemente causado por una alergia, la cual es el resultado de una dependencia hacia un producto. Mi cuerpo me indica así que debo ser más independiente y que mi felicidad debe depender de mí solo. La aprobación de los demás entonces se vuelve un plus en vez de ser una condición a mi bienestar.

CONFLICTO EMOCIONAL DE LOS OJOS

Mis ojos son el espejo de la mente. Me permiten ver al exterior y, gracias a ellos, puedo expresar todas las emociones y todos los sentimientos que vivo interiormente. Según su profundidad, es posible descubrir mis relaciones con el mundo exterior. El funcionamiento de mis ojos refleja el modo en que veo la vida y mi relación con esta.

Cada ojo representa un aspecto particular de mi ser. El ojo izquierdo representa el aspecto interior, emocional e intuitivo. Me sirve de vigía, permitiéndome quedar al acecho frente a todo lo que puede constituir un peligro y reaccionar prontamente. El ojo derecho trata racionalmente el universo y las situaciones exteriores. Es el ojo del reconocimiento que me permite moldear mi identidad.

Problemas en los ojos son la indicación de que existen cosas que rehúso ver y que vuelven a plantear frecuentemente mis principios fundamentales y mis nociones de justicia. Girando dentro de mí mi mirada antes de fijarla hacia el mundo, encontraré una nueva visión de conjunto y una mirada nueva sobre el camino de mi existencia. Mi mirada es auténtica y sin enjuiciamiento.

Astigmatismo

Este problema ocular es ocasionado por una variación en la curvatura de la superficie del ojo, lo que da como resultado una visión distorsionada.

El astigmatismo revela problemas entre la vida interior y la vida social. Este problema lo experimenta la persona que no ve las cosas de la misma manera para ella que para los demás. Tiene dificultad para ver las cosas de manera objetiva. El hecho de que su manera de pensar no esté de acuerdo con el entorno le ocasiona conflictos interiores. Le cuesta más trabajo aceptar un cambio proveniente de otro que uno surgido de sí mismo. Le resulta difícil ver que un cambio es adecuado y positivo —si este le es impuesto por otra persona—. Sin embargo, si este cambio es idea suya, se adaptará sin problemas. Suele ser una persona que se siente herida con mucha facilidad.

Esta malformación denota, generalmente, un miedo a mirarme de frente, tal como soy. Una mala coordinación de los ojos puede significar que mi modo de actuar y mis pensamientos están en desacuerdo con mi entorno, causando así conflictos interiores.

¿De qué tienes miedo? ¿Qué puede ocurrir si te permites ver las cosas de frente, de una manera más objetiva, con los ojos de los demás? Es posible que de niño decidieras no dejarte influir por los demás y te dijeras que en el futuro verías la vida siempre a tu modo. Esta decisión pudo haber sido benéfica para ti en ese momento de tu vida, pero en la actualidad no lo es, al menos no siempre. Concede a los demás el derecho de estar en desacuerdo contigo, sin que por ello pierdan valor ante tus propios ojos. Esto eliminará una gran cantidad de conflictos con quienes te rodean, lo cual mantendrá tu paz interior.

Cataratas

Las cataratas son una enfermedad en la que el cristalino (lentilla biconvexa del ojo) se vuelve progresivamente opaco, a tal punto que la visión se vela y se distorsiona, lo cual lleva a la ceguera (sinónimo de ciego o de pérdida de la vista) a más o menos largo plazo. Esta forma de incapacidad física llega en mi vida en el momento en que ya no deseo ver interiormente lo que sucede delante de mí, lo que seguirá o lo que amenaza con influenciar mi vida y las decisiones que debería tomar. Lo que vi o veo para el futuro me lleva a decirme: «No creo mis ojos». Mi visión disminuye porque la energía ya no baña este lugar. Pierde brillo y se oscurece, veo el futuro con un ojo oscuro y velado, sin alegría ni alegría del corazón.

Es posible que tenga una actitud egocéntrica y que quiera ver la vida solo a mi modo sin tener en cuenta la realidad ajena. Es una actitud egoísta que puede incluso hacerme creer que soy superior a los demás. Esta catarata me aparta del presente, me retira del universo que me rodea. Esto me disgusta a ciertos niveles y debo tomar conciencia de los aspectos exterior e interior de las cosas. La catarata aparece normalmente hacia el final de la vida, en el momento en que se instala el miedo de envejecer y volverme impotente o sin poder. Ya no quiero ver la futura imagen de mí si aún no está aquí, por temor a que me disguste demasiado. Pierdo mi flexibilidad mental y de acción. Me vuelvo menos tolerante y olvido frecuentemente los sucesos que acaban de sucederme. Entonces no tengo interés en ver el futuro, que puede parecerme muy oscuro; las cataratas son frecuentes en los países en vía de desarrollo. Sin embargo, puedo levantar el velo que me impide ver mi auténtica realidad poniendo mi atención en mi luz interior.

Acepto hacer el esfuerzo de mirar dentro de mí y veré toda la luz y la belleza que me rodean.

Conjuntivitis

La conjuntivitis es la inflamación de la membrana transparente que recubre el interior del párpado y el glóbulo ocular. Existe una relación directa entre la conjuntivitis y lo que veo. Inconscientemente, rehúso ver una situación o un suceso con el cual estoy en desacuerdo o que me hiere. Esto me lleva a vivir frustración, irritación y rebelión. «¡No puedo soportar lo que veo! ¡Me quema ver tal cosa!». Es como si mis ojos quisieran lavarse incesantemente la suciedad que veo en la situación que me hace enfadar. El resultado conlleva una hinchazón y un aturdimiento mental, así como un desmadre emocional similar a la acción de llorar. Prefiero estar temporalmente ciego porque lo que veo me hace sufrir.

Tomo el tiempo de pararme y acepto contemplar esta situación que me molesta y me pregunto por qué es así. Me mantengo abierto y receptivo; así me evito volver a vivir conjuntivitis.

Conmoción de la retina

En el plano físico, la conmoción se produce después de un golpe violento —directo o indirecto— en una parte de mi organismo que conlleva lesiones ocultas, necesitando un examen más profundo.

En el caso de una conmoción de la retina, rehúso ver lo que me salta a la vista porque tengo dificultad para cambiar mi visión de las cosas. Acepto liberarme, soltar mis antiguos pensamientos o mis antiguas maneras de ver y dejo sitio para nuevos pensamientos que ya están aquí. A partir de ahora, estoy a la escucha y me dejo guiar por mi intuición y por mis sentimientos. Me siento más libre y sereno.

Daltonismo (no percepción de los colores)

Ser daltónico es ver el mundo sin sus colores, grisáceo e indiferenciado. Dar a mi vida tonos de solo objetividad, sin emociones. Decido quitar las diferencias y no verlas.

Puede suceder que solo sean colores precisos los que no pueda ver. Entonces me puedo preguntar en cuál situación de mi vida conocí un inmenso estrés y qué hacía referencia a este color o a estos colores que no puedo discernir. Por ejemplo, si no puedo ver el rojo, quizás de joven estuve a punto de morir porque un auto rojo se dirigía contra mí. Ahora asociado a un alto nivel de estrés y simbolizando la muerte que me espera, inconscientemente ya no quisiera ver el rojo.

Si no puedo distinguir ningún color, se puede aplicar el mismo principio. También un día pude haber decidido no «soñar en colores» para evitar estar decepcionado. Ya que nuestros sueños de hoy crean la realidad de mañana, voy a dejar de ver los colores en mi vida diaria. A partir de ahora voy a decidir los colores, dejar sitio a mi imaginación. Imagino el rosa, el verde, el azul. Como un artista, decido la mezcla de colores. Me impregno de esta unidad que me ofrece el mundo.

Dejo libre curso a mi fantasía, expreso mi alegría de vivir de mil y un modos.

Desprendimiento de la retina

El desprendimiento de la retina es una afección del ojo causada por la separación de la retina y de la hoja subyacente, bajo el efecto del paso del líquido vítreo debajo de la retina. El desprendimiento de la retina procede de una situación en que vi algo que sucedía en mí y provocó un estrés inmenso. Tengo la sensación de que esta imagen de un acontecimiento que encuentro horrible se quedará impregnada en mi memoria toda mi vida. Es importante que haga frente a esta imagen en vez de querer esconderla en el fondo de una caja o negarla. Puedo pedir la ayuda de un terapeuta, que me ayudará a encontrar por qué debí ver este suceso perturbador e identificar la lección de vida que debo sacar. Una vez que este proceso esté hecho, voy a evitarme otras situaciones en las cuales podría desarrollar otro desprendimiento de la retina.

Estrabismo

El estrabismo (ojos bizcos) es la incapacidad de fijar un objeto con los dos ojos; estos funcionan de manera independiente y no en coordinación.

La expresión «bizquear sobre algo» significa echar miradas llenas de codicia o de envidia. ¿Te corresponde esta definición? ¿En qué área eres dado a envidiar a los demás?

También se ha observado que la persona con estrabismo tiene dificultad para hacer funcionar los dos hemisferios del cerebro al mismo tiempo, ya sea en su nivel emocional o en el racional. Por lo tanto, le cuesta trabajo ver las cosas como son. Quizás las vea de acuerdo con lo que siente, o incluso las interprete con su intelecto, el cual solo puede basarse en lo aprendido, en lo que está en la memoria.

Estos son los diferentes significados del estrabismo, según el ojo que bizquea y hacia el lado en que lo hace:

- El ojo izquierdo que bizquea hacia arriba: Denota una emotividad sentimental superior al promedio.
- El ojo derecho que bizquea hacia arriba: Denota una emotividad intelectual y un sujeto cuyo pensamiento divaga con facilidad.
- El ojo izquierdo que bizquea hacia afuera: Denota una actividad instintiva sin relación con la mente. La gran sensibilidad del sujeto es la que ordena la acción en detrimento de su palabra, sin que por esto haya mala voluntad por su parte.
- El ojo derecho que bizquea hacia afuera: Denota una relación torpe entre la mente y el objeto enfocado. Esto se traduce en un esfuerzo intelectual destinado a compensar el esfuerzo normal del ojo derecho. La mente da vueltas. Puede haber tendencia a la depresión.
- El ojo izquierdo que bizquea hacia dentro: Denota un complejo de inferioridad generado por el temor. Esta persona se basa demasiado en su parte sensible y se olvida de una gran parte de sí misma.
- El ojo derecho que bizquea hacia dentro: Denota una enorme sensibilidad; la mente y la atención del sujeto están demasiado dirigidas a su propia persona. Es un sujeto apto para ser batallador y rencoroso.
- El ojo izquierdo que bizquea hacia arriba y hacia afuera: Denota un sujeto irracional y soñador que no tiene noción del tiempo.
- El ojo derecho que bizquea hacia arriba y hacia afuera: Denota una mente irracional, indisciplinada e incluso amoral.

Como el estrabismo se desarrolla durante la niñez o la adolescencia, es fácil deducir que el bloqueo parte de ahí. Si se presenta en el lado derecho, es más probable que este problema tenga relación con los estudios y que, por lo tanto, esté influido por tu vida escolar o por la forma en la que quieren que aprendas en casa. Si es del lado izquierdo, el problema se relaciona más con tu vida afectiva, con tus padres o con la familia.

Es importante que revises las decisiones que tomaste durante tu infancia según lo escrito acerca de los bloqueos emocionales. Acepta la idea de que tú fuiste quien no quería ver las cosas o las personas tal como eran. Por otro lado, ahora que ya no eres como en la época en la que tomaste esa decisión, puedes optar por nuevas alternativas que te ayudarán a ver con más precisión lo que pasa en ti y a tu alrededor.

Glaucoma

El glaucoma es una afección en el ojo caracterizada por una hipertensión ocular que se acompaña de una degeneración más o menos tardía del nervio óptico, ocasionada por una compresión del mismo.

La persona que sufre de glaucoma es aquella que tiene dificultades para aceptar lo que ve y, sobre todo, lo que vio en el pasado con respecto a su vida afectiva. De hecho, esta enfermedad proviene de un sufrimiento emocional que produjo toda esta desconfianza vivida desde hace mucho tiempo y que ocasionó una gran represión. Esta provocó tensiones que se acumularon hasta que la persona llegó a su límite emocional. El ojo resulta afectado cuando la persona se niega a ver lo que esta vieja herida viene a despertar.

Este problema te indica que te ayudaría mucho liberarte del pasado, y el medio por excelencia para hacerlo es el perdón. Desarrolla en ti la capacidad de aceptar las diferencias que ves en quienes amas y te aman. Tu enorme sensibilidad está mal utilizada porque se ha vuelto emotividad negativa que te perjudica y te impide vivir relaciones hermosas y apacibles. El hecho de ver el sufrimiento y los límites de los demás te ayudará también a ver y a aceptar a los tuyos. Te ayudaría confiar más en quienes te rodean.

Hipermetropía

La hipermetropía es un trastorno ocular. El hipermétrope solo distingue los objetos a una distancia anormalmente grande porque los rayos luminosos paralelos se cruzan en la parte trasera de la retina.

La persona que sufre este trastorno visual tiene miedo de ver de cerca lo que sucede en su vida. Quiere tomarse bastante tiempo para reflexionar antes de intentar algo. También tiene dificultad para ver todos los detalles de una situación dada porque no confía en poder manejarlos.

El mensaje que te envían tus ojos por medio de este trastorno es que ha llegado el momento de que te acerques a la gente y a las situaciones sin miedo de no poder controlar lo que ocurra. Tus miedos te impiden vivir muchas experiencias que podrían ser enriquecedoras. Ves pasar la vida en lugar de vivirla realmente.

Miopía

La miopía dificulta mi visión lejana. Mi inseguridad frente al porvenir me hace ver los acontecimientos más gordos y más inquietantes de lo que son de verdad. Es como si no estuviera listo para enfrentarlos. Puedo ver lo que está cerca de mí, pero mi visión lejana es confusa a causa de los músculos oculares contraídos y tensos. En suma, puedo tratar con mi realidad inmediata y mi vida diaria con gran facilidad, pero me es difícil crear mi propia visión del futuro y ver las posibilidades frente a mí, ya que debo superar el miedo a lo que viene.

Si soy miope, puedo tener tendencia a estar molesto y ser introvertido, lo cual puede resultar de experiencias de mi infancia que viví como pavorosas o abusivas —por ejemplo, la mirada hostil o rabiosa de uno de los padres—. Por ejemplo, si un maestro o un tío me pegaban, me volví miope porque tenía miedo de él y no quería verlo, porque con solo verlo me ponía nervioso e inquieto sabiendo lo que me esperaba.

Habitualmente, a menos de haber vivido otro conflicto, mi visión cercana será mejor que la mediana porque sé, incluso inconscientemente, que es importante que vea bien lo que sucede cerca de mí para poder defenderme o para hacer los buenos gestos cuando esta amenaza esté cerca de mí y para que no me hiera. La miopía indica, generalmente, una subjetividad excesiva. La expresión «no ver más lejos que su nariz» describe bien esta manera de ser. No querer ver a lo lejos por cansancio o pereza, o a fuerza de decepciones de la vida. «No creo mis ojos» ilustra bien cómo me siento. Compadecerme de mí mismo es a veces más fácil que actuar. Aceptar ver el mundo exterior me permite aprender sobre mí. Se ensanchará mi visión y se desarrollará mi espacio interior. Elijo nuevos caminos, me hago confianza.

Presbicia

La presbicia es un estado que impide ver los objetos de cerca. Revela un miedo del presente. ¿Cuál es la cosa de mi vida, cerca de mí, que me niego a ver?

Puede tratarse de mi incapacidad a poner las cosas a punto y a ver con claridad lo que me es accesible. Pongo más interés en los demás, en mis relaciones personales y en los acontecimientos exteriores en vez de mirar en mí y desarrollar cada vez más mi yo interior. Este estado puede haber sido causado por un impacto o por un traumatismo que me hizo creer que el presente no era para mí. Volviéndome extravertido y mirando lejos, elijo ignorar lo que sucede cerca de mí, mis sueños están orientados hacia el futuro. Mis ojos se vuelven como un vigía que está continuamente al acecho de lo que sucede lejos. Vivo inquietud porque lo que me preocupa ahora me inquieta: envejezco, los niños dejan la casa, me vuelvo más triste. Así, mi visión se transforma en función de lo que quiero y de lo que no quiero ver.

En el caso de que solo uno de ambos ojos esté afectado, es importante que considere las situaciones vinculadas con el lado del cuerpo afectado (izquierdo, intuitivo; derecho, racional). Acepto ver la vida hoy, con todas sus bellezas, y sé que estoy seguro aquí y ahora.

CONFLICTO EMOCIONAL DEL OLOR CORPORAL

En general, todos los líquidos contenidos en el cuerpo humano representan mis emociones. En este caso, un olor corporal desagradable es el signo de que desbordan emociones nefastas y que las debo expresar, en vez de guardar todo dentro de mí. Esto puede ser irritabilidad, disgusto, odio, frustración, rencor, disgusto por una persona o una situación, etc. Esto también puede ser el signo de que se suelta una emoción intensa que está conectada a la parte del cuerpo a donde llega la transpiración.

Una persona que tenga un buen olor corporal, generalmente, tendrá bellos pensamientos y estará en armonía con su entorno. Ocurre que soy una persona que recibió una vida con una misión espiritual alta, que muero en «olor de santidad». Realmente se puede oler como si emanara del cuerpo un perfume de flor. También, si leo textos espirituales, estoy en un estado en que soy muy feliz, entonces puedo emanar un olor a clavel, rosa, sándalo y muchos otros perfumes. Las personas podrán oler o no el perfume que desprendo. Aunque esto es escaso, puedo ser una persona que es capaz de oler las enfermedades e incluso los sentimientos de otra persona. Así, cada enfermedad tiene un olor particular, al mismo título que las enfermedades tienen un color particular en el campo magnético, que se llama aura.

Si es abundante la transpiración, es señal de que vivo mucha nerviosidad interior, inseguridad o que tengo grandes angustias. Dejo salir por los poros de mi piel todo lo que reprimo y me mantengo preso dentro de mí. Debo aprender a afirmarme y expresar mis sentimientos tanto positivos como negativos para liberarme, dejar sitio para lo nuevo y que me nutran bellos pensamientos de amor.

CONFLICTO EMOCIONAL DEL OLVIDO (PÉRDIDA DE LAS COSAS)

El olvido se manifiesta por un fallo momentáneo o permanente de la memoria. Puede ser un signo de que me agarro a ciertos sucesos o a personas del pasado en general, y frente a los cuales debo desvincularme, porque vivo en el pasado en vez de disfrutar con el momento presente. También puede que esté inquieto por una o varias situaciones de mi vida, y esto me impide estar totalmente presente. Si olvido o pierdo mis llaves, mi cartera o mi bolso, entonces puede que esté buscando mi identidad. Puedo sentirme culpable por concederme algún descanso, ofrecerme dulces, reclamar atención —porque no es razonable—, y así me autocastigo perdiendo mis cosas.

Aprendo a dejar fluir las cosas y las personas, dejo el pasado en paz y me abro a todas las bellezas de la vida que están aquí y ahora.

CONFLICTO EMOCIONAL DEL OMBLIGO

El ombligo es la apertura de la pared abdominal del feto por la cual pasa el cordón umbilical. Poco tiempo después del nacimiento, se vuelve cicatriz y es comúnmente llamado ombligo. Un dolor a este nivel implica que me he de abrir más a los demás, en vez de quedarme centrado en mí. Puede que esté «cortando el cordón umbilical», es decir, mi dependencia hacia mi madre, mi medio familiar. Por el ombligo recibí todo el alimento esencial a mi crecimiento y mi supervivencia cuando era feto. Una anomalía o una dolencia en este nivel puede, pues, darme la indicación de algo que es de vital necesidad para mí y que no recibo, o, al contrario, algo que quisiera expulsar, evacuar porque está consumido o recibido en excesiva cantidad y puede que ya no sea beneficioso para mí.

Aprendo a reconocer mis cualidades con humildad, evitando así «tomarme por el ombligo del mundo» y permitiéndome ver toda la belleza que existe en cada ser y en cada cosa.

CONFLICTO EMOCIONAL DEL OMOPLATO

El omoplato es un hueso llano, largo y delgado que forma parte del esqueleto. Con la clavícula, el omoplato sirve para unir el brazo con el tronco. Sentir dolor en este lugar puede indicar una rebelión frente a la autoridad, porque me siento cogido o aplastado por esta. Las dificultades (fractura u otras) en el omoplato pueden proceder de una contrariedad entre lo que soy, representado por el tronco, y lo que quiero expresar, representado por mis brazos, que son la prolongación de la energía del corazón.

Acepto considerar que estoy y soy plenamente, para manifestar armonía en mi vida, en las acciones que hago.

CONFLICTO EMOCIONAL DE LA OPRESIÓN

Cuando me siento ahogado, tengo la sensación de un peso en el pecho, por lo tanto, al nivel de los pulmones. También puedo tener la sensación de ahogo. Pueden ser mis emociones, que me sobrecargan; mis inquietudes, que pesan mucho, o mi rebelión, que ruge. Puedo sentirme agobiado por la autoridad y el poder, que, en mi opinión, abusa de mí. Puedo sentir presión frente a una persona o una situación causada por una inseguridad interior profunda que hace que quisiera ver la situación resuelta rápidamente.

Recobro el poder que me pertenece. Tomo conciencia de la libertad que poseo. Libero mis sentimientos negativos para dejar sitio a la calma y al amor.

Opresión pulmonar

Tal estado demuestra que hay un desequilibrio entre la presión de mi interior y la del exterior. Es un sentimiento muy fuerte que bloquea la libre circulación de la vida en mí. Debo, pues, tomar conciencia y preguntarme si esta fuerte presión viene de mi interior y por qué este sentimiento, probablemente muy fundamental, me impide respirar regular y profundamente. Inspiro la luz que alumbra y el amor que purifica estas emociones, las cuales así estarán equilibradas.

CONFLICTO EMOCIONAL DEL ORGASMO (AUSENCIA DE)

La definición que sigue se relaciona con la persona que durante una relación sexual no logra llegar al orgasmo, el grado más alto de placer sexual.

Como el orgasmo representa la apertura de todos los centros de energía del cuerpo, la persona que sufre este bloqueo utiliza la ausencia de orgasmo para rechazar lo que proviene del otro. No se abre al regalo de la otra persona. Tiene dificultad para aceptar lo que proviene del sexo opuesto. Prefiere controlarse en lugar de abandonarse y gozar su presencia. En general, es una persona dominante. Por otro lado, puesto que el orgasmo físico es sinónimo de placer, a esta persona le resulta difícil autorizarse placeres en su vida cotidiana sin sentirse culpable.

Si crees castigar al otro bloqueando tu orgasmo, sigues el camino equivocado, pues eres tú quien se castiga. El orgasmo es el medio por excelencia para fusionarse con el sexo opuesto y, por lo tanto, para abrirte a la fusión interna de tus principios femenino y masculino. Además, una relación sexual es una experiencia muy energizante cuando se vive el amor y en el don de sí misma. El orgasmo físico existe para recordarte la gran fusión del alma y el espíritu a la que todos aspiramos.

Aprende a amarte más y acepta la idea de que mereces tener placeres en tu vida. Es tu responsabilidad crearte una vida agradable. Los demás no pueden darte lo que no puedes darte tú mismo (ley espiritual de causa y efecto). Te ayudaría aprender a relajarte, a abandonarte más, en lugar de creer que si no controlas, los demás te van a controlar.

CONFLICTO EMOCIONAL DE LA ORINA (INFECCIONES URINARIAS O CISTITIS)

La orina representa mis viejas emociones, las cuales ya no necesito y elimino de mi sistema.

Una inflamación de la vejiga o del conducto urinario (cistitis) provoca dolor cuando orino —incluso en pequeña cantidad—. Esto es más frecuente en las mujeres jóvenes, los diabéticos o las mujeres embarazadas. Tratándose de una infección, esto implica que esta dolencia se vincula, frecuentemente, a ira acumulada. También puede ser resentimiento, irritación o cualquier otro sentimiento ardiente que afecta nuevos aspectos de mí mismo o de mis relaciones personales.

Como en el caso de una vaginitis —o leucorrea—, puedo vivir un sentimiento de frustración con relación a mis relaciones sexuales. Al estar en comunicación mi sistema urinario y mi sistema reproductor, uno puede afectar al otro. Puede que mis relaciones sexuales funcionen admirablemente bien y que no entienda por qué viviría yo frustración. Precisamente porque todo va bien, puede que me pregunte: «¿Por qué esperé tantos años para tener relaciones sexuales satisfactorias?». De aquí pueden proceder mi frustración y mi enfado no expresados.

También, por ejemplo, una cistitis puede manifestarse después de una separación. Al no haber sido capaz de expresar mis emociones negativas, afloran miedos, así como conflictos interiores con relación a lo que será de mí. Teniendo grandes esperas por colmar, culpo a la gente que me rodea de este vacío y, la mayoría de las veces, a mi cónyuge en primer lugar. Paso de frustración en frustración porque dejo a los demás la responsabilidad de mi bienestar.

Es tiempo de asumirme, de aceptar la responsabilidad de mi vida. Tomo la decisión de seguir adelante, estoy renaciendo, independientemente de las relaciones presentes y anteriores.

CONFLICTO EMOCIONAL DEL ORZUELO

El orzuelo es un absceso en la glándula de la pestaña. Es una afección que tiene tendencia a reaparecer, sobre todo en las personas que presentan trastornos digestivos. Este absceso es muy doloroso y cuando revienta deja salir pus.

Los orzuelos son frecuentes en la persona muy emotiva con problemas para digerir lo que ve cerca de ella. Es el tipo de persona que quisiera ver solo lo que le interesa. Quiere controlar lo que sucede a su alrededor y siente enojo porque acusa a los demás de no ver las cosas como ella.

Tus orzuelos se presentan para ayudarte a desarrollar tu tolerancia con respecto a lo que ves a tu alrededor. Aun cuando no estés de acuerdo con lo que ves, date cuenta de que es imposible controlarlo todo en la vida: solo puedes tener dominio sobre ti mismo. Sin embargo, tienes el poder de ceder y mirar a los demás con los ojos de tu corazón, lo cual te ayudará a aceptar su diferencia y a volverte más amable con ellos.

CONFLICTO EMOCIONAL DE LOS OVARIOS

Los problemas de los ovarios indican un profundo conflicto en cuanto al hecho de ser mujer, a la expresión de mi feminidad o al hecho de ser madre. Puedo también haber dejado de lado el lado creativo que está presente en mí. Es como si me cortase de una parte de mí misma, porque los ovarios son el principio de la creación de la vida y se sitúan en la pelvis, que es la región en donde puedo dar a luz a un niño, pero también a nuevos aspectos de mí misma, ahí en donde puedo descubrirme otra vez. Puede, pues, existir un conflicto interior frente a la creación y al descubrimiento de mi propia vía.

Un quiste en los ovarios indica la acumulación de energía emocional o sentimientos contrarios, vinculados con la energía de los ovarios. En cuanto al cáncer de los ovarios, se puede desarrollar después de un acontecimiento en que viví la pérdida de un ser querido. El paralelo al cáncer de los ovarios en el hombre es el cáncer de los testículos. Frecuentemente, el ser querido es uno de mis hijos muerto en un accidente, después de una enfermedad o de un aborto. Puede tratarse de una persona con quien no tengo vínculos sanguíneos, pero que amo tanto como si fuera mi hijo. El sentimiento de pérdida puede vivirse con un elemento abstracto. Puede tratarse de la pérdida de un proyecto que amaba y que abortó. Y, de hecho, si era el instigador de dicho proyecto, cuando hablaba a los demás, se trataba de «mi bebé». Cualquiera que sea la situación, es importante que acepte todos los sentimientos que me habitan, que los exprese para que mi herida interior pueda curar y que pueda girarme hacia el futuro con una mirada más positiva y llena de proyectos por realizar.

Si yo estoy presentando algún síntoma en mis ovarios, estoy viviendo una situación en la que he perdido los lazos familiares básicos: porque mi familia es tóxica y yo me he alejado; porque mi padre es un violador y le he dejado de hablar; porque soy huérfana y desconozco mi pasado familiar; porque de niña fui maltratada y crecí sola.

Si padezco de mi ovario izquierdo, el conflicto tiene relación con mi reproducción. Si padezco de mi ovario derecho, el conflicto tiene relación con la atracción que ejerzo en un hombre. Si padezco ovarios poliquísticos, el conflicto tiene relación con la inmadurez de mi pareja, con mis celos, con mi carácter controlador y con mi exceso de responsabilidades en mi vida.

Los ovarios son glándulas que unen al cuerpo físico de la mujer con su chacra sagrado. Este chacra está relacionado con la energía del poder de crear de la mujer. Las dos funciones de los ovarios, la reproducción y la feminidad, resultan afectadas en la mujer que sufre en uno de ellos o ambos. Su cuerpo le dice que no establece un buen contacto con su capacidad de crear. Está demasiado en el «no soy capaz». Se preocupa fácilmente cuando llega el momento de crear algo por sí misma, sobre todo porque es mujer. Incluso puede tener problemas para comenzar algo.

Tus ovarios te dicen que es el momento de que comiences a creer en «yo puedo por mí misma». No porque seas mujer puedes menos. Aquella que se disminuye por serlo también tiene problemas de menstruación. A menudo intenta probarles a los hombres lo que puede hacer, mientras que por dentro no se cree tan capaz. No olvides que para crear un hijo se necesita a un hombre y una mujer. Lo mismo se aplica a ti: para crear tu vida se necesita el poder de tu hombre interno y el de tu mujer interna. Al saber que puedes confiar en el poder creador de tu hombre interior, podrás darle poder a tu mujer interior para que cree a su antojo. Para lograrlo debes confiar en los hombres con los que convives. Confía, sobre todo, en tus ideas y en tu intuición.

CONFLICTO EMOCIONAL DEL PÁNCREAS

En el páncreas es donde se mantiene el porcentaje de insulina que ayuda a la estabilización del nivel de azúcar en la sangre si está desequilibrado. El páncreas representa mi capacidad para expresar e integrar el amor dentro de mí y mi capacidad para transigir con los sentimientos opuestos —por ejemplo, la ira— sin crear dolor.

Frecuentemente, se tratará de una situación que pone en causa a otro miembro de la familia y cuyo reto consiste en adquirir más poder o dinero, por ejemplo, en el caso de una herencia. Conflicto enorme entre hermanos: «¡Eso me pertenecía a mí! ¡Me correspondía!». Por lo tanto, vivo una situación que me cuesta mucho tragar y que me parece innoble e injusta —desde mi percepción—.

El páncreas está relacionado con la alegría de vivir. ¡Vivo, literalmente, amargada! Debo tomar conciencia de mis necesidades y poner las cosas en marcha para ir a buscar lo que quiero. No necesito buscar estimulantes artificiales para «nutrirme» (drogas, alimento, sexualidad, etc.), solo he de aprender a amarme como soy.

Pancreatitis

La pancreatitis es un síndrome que puede ser peligroso y resulta de una inflamación del tejido pancreático y de los vasos. Está asociado al conflicto emocional de la diabetes, con la salvedad de que al bloqueo emocional es necesario agregar que esta enfermedad se manifiesta en alguien que dramatizó un acontecimiento vivido recientemente, el cual le hizo sentir emociones y enojo a causa de sus expectativas demasiado grandes. En general, la pancreatitis se manifiesta en alguien que se preocupa demasiado por su familia.

Vivo mucha rabia frente a la vida porque ya no me ofrece «dulces». Quiero rechazarla. En vez de esperar que vengan a mí los «dulces», he de brindármelos sabiendo que me los merezco.

CONFLICTO EMOCIONAL DEL PÁNICO

Este se produce desde la depresión no asumida, y mayormente con medicación de hace mucho tiempo.

Los pánicos esporádicos son el medio que una persona utiliza para no sentir presión, sobre todo afectiva. No puede más, ha llegado a su límite. La persona con tendencias depresivas tiene conflictos pendientes de resolver con su progenitor del género contrario. Esto explica que muy a menudo ataque a su cónyuge, en quien establece la transferencia. Lo que esta persona hace sentir a su pareja es lo que hubiera querido hacerle a su padre o a su madre, pero se contuvo. Al rechazar ayuda, la persona depresiva continúa alimentando su rencor o su ira hacia ese padre o esa madre, y se hunde en su dolor.

La gravedad del estado depresivo refleja la intensidad con la que se vivió la herida siendo niño. Las heridas pueden ser las siguientes: rechazo, abandono, humillación, traición o injusticia.

Para ocasionar un desequilibrio mental tan grande como la depresión y la psicosis maniaco-depresiva, el dolor tuvo que ser vivido en aislamiento. Esta persona no tuvo con quién hablar en su infancia, alguien que escuchara sus preguntas y sus angustias. Tampoco aprendió a confiar en los demás, bloqueó sus deseos y se replegó finalmente sobre sí misma, mientras aumentaba su sentimiento de rencor o de ira.

CONFLICTO EMOCIONAL DEL PAPILOMA HUMANO (VPH)

Los virus del papiloma humano (VPH) son un grupo de virus relacionados entre sí. Pueden causar verrugas en diferentes partes del cuerpo. Existen más de doscientos tipos. Cerca de cuarenta de ellos afectan a los genitales. Estos se propagan a través del contacto sexual con una persona infectada. Algunos de ellos pueden ponerle en riesgo. Existen dos categorías de VPH transmitidos por vía sexual. El VPH de bajo riesgo causa verrugas genitales.

Las infecciones por VPH son las infecciones de transmisión sexual más comunes. Cualquier persona que ha sido activa sexualmente puede contraer el VPH, pero usted está en mayor riesgo si ha tenido muchas parejas sexuales o si ha estado con alguien que ha tenido muchas parejas. Debido a que es muy común, la mayoría de las personas se contagian con VPH poco después de ser sexualmente activas por primera vez.

Algunas personas desarrollan verrugas genitales por infección con VPH, pero otras no muestran síntomas. La mayoría elimina las infecciones de VPH en dos o tres años. Sin embargo, algunas infecciones pueden persistir por muchos años. Estas infecciones pueden generar cambios en las células.

Cuando un virus ocasiona una enfermedad, ello es una indicación de que la persona se deja invadir por una forma-pensamiento (un elemental) que creó y que le impide ser ella misma. Para que el ser humano se deje invadir así en sus cuerpos emocional y mental debe existir algún fallo. Estos se producen solo cuando la persona mantiene algún rencor o ira. Por lo tanto, el virus se manifiesta para ayudarle a tomar conciencia de que ese rencor o ira la enferma. Es importante que averigües qué parte del cuerpo ha invadido el virus y que observes la utilidad de esta parte para determinar el área en la cual mantienes esos pensamientos negativos de la sexualidad.

CONFLICTO EMOCIONAL DE LA PANTORRILLA

La pantorrilla es la parte carnosa de la pierna situada entre el hueco poplíteo (la corva) y el tobillo.

Además del conflicto emocional del dolor de pierna, hay que agregar que esta parte de la pierna es la que le da fuerza y le permite avanzar con firmeza. Un problema en este lugar indica que la persona que lo sufre desea avanzar más rápido o de una manera más firme, pero se detiene a causa de sus propios temores. El miedo me impide avanzar.

CONFLICTO EMOCIONAL DE LAS PAPERAS

Las paperas, también conocidas como parotiditis, son una enfermedad infecciosa. La ocasiona un virus de la glándula salival. La caracteriza un dolor que se irradia hacia el oído, asociado con una inflamación que le da al rostro una forma de pera. También puede entorpecer la masticación.

Como esta enfermedad se relaciona con la saliva y se manifiesta, en general, en los niños, es una indicación de que este se siente escupido. Es posible que otro niño le escupiera, pero el problema es más frecuente cuando se siente escupido psicológicamente por alguien que le impide tener lo que quiere, que le haga reproches o que lo ignore. Por lo tanto, tiene deseos ocultos de escupir a esa persona, pero se reprime; se hace el sordo y la tensión acumulada en él produce esta inflamación.

Si eres adulto y padeces esta enfermedad, recibes el mensaje de que vives una situación que te recuerda algo que viviste en la niñez y que todavía te lastima. Sigues comportándote como el niño que fuiste. Esta situación se presenta para permitirte darte cuenta de que si tienes la sensación de que alguien te escupe, eres tú quien le dejas hacerlo. Puedes utilizar esta situación para afirmarte y dejar de sentirte inferior. Toma conciencia de que el otro tiene tanto miedo como tú. Reconoce el miedo en él, tenle compasión y confiésale lo que te pasa. El otro está ahí para mostrarte que, a causa de lo que crees de ti, tú mismo escupes lo que eres.

Si es un niño el que sufre esta enfermedad debo volver a aclarar que todo síntoma que un niño o niña tiene —hasta los veintiún años— es reflejo de una emoción inconsciente de la mamá, de un resentir, de algo nunca dicho, de una emoción atrapada en la vivencia de su niñez. Como los hijos son parte de los padres, heredan sus emociones y siguen sus patrones, y a veces es a la inversa. El vínculo es muy fuerte, son el espejo de la mamá, es decir, el conflicto es de mamá, y no hablamos de culpa, sino de experiencia. El niño es una extensión de la mamá, es una proyección de lo que vivió, y para que mamá lo corrija, el niño se lo muestra enfermándose y comportándose de manera diferente. La mamá lo trabaja y el niño sana.

CONFLICTO EMOCIONAL DE LA PARÁLISIS

La parálisis es una imposibilidad de actuar, un paro del funcionamiento de la actividad de uno o varios músculos. Esta enfermedad está vinculada con la huida: ¿intento evitar o resistir a una situación o a una persona? Frecuentemente, es el miedo que me paraliza. Lo que vivo puede parecer tan insostenible e insuperable que deseo «cortarme», volverme insensible, teniendo la sensación de que no hay solución posible, siendo incapaz de asumir plenamente mis responsabilidades. También puedo vivir o haber vivido un traumatismo profundo que me pide «dejar de vivir» porque esto es demasiado. Es posible también que un odio intenso o una falta de fe en mí sea tal que la única seguridad contra la mala acción sea la inacción total. También puedo estar muy rígido en cuanto a mi modo de pensar, y si todo no se traza como he previsto, mi reacción es retirarme, evadirme.

Es importante que tome conciencia de la presión que me obsesiona, de cara a lo que sucede o va a suceder, para controlarla y permitir a la parte paralizada empezar otra vez a vivir. Puedo sentirme paralizado en una situación en que no puedo moverme o que no me ofrece ninguna latitud frente a las elecciones o a las acciones por tomar. La parte del cuerpo afectada me da indicaciones suplementarias en cuanto al origen.

CONFLICTO EMOCIONAL DE LA PARANOIA

La paranoia es una enfermedad del pensamiento. Cuando estoy obsesionado por algo o por alguien, toda mi atención y toda mi energía están dirigidas hacia este. Estas ideas me vienen de modo repetitivo y amenazador. Sin embargo, me mantengo consciente del carácter irracional que tienen estas ideas. No cuenta nada más.

Si tengo una personalidad paranoica, hay muchas probabilidades de que sea una persona llena de dudas, con mucha dificultad para tomar decisiones y de que viva una ambigüedad amor-odio de cara a mí mismo o a los demás.

Las obsesiones pueden tener formas muy diversas: puede tratarse de una fobia frente a algo o a alguien, pueden ser murmuraciones mentales sobre lo que se podría producir si…, la locura de la duda o una compulsión a cometer ciertos actos que pueden ser sin consecuencia o que pueden también ser criminales, incluso suicidas, pero que prácticamente nunca están seguidos del acto. La mayoría de veces, tengo un temor angustioso frente a algo que podría suceder por negligencia o por error personal y que se debe evitar. Mi prioridad es mantener mi obsesión, incluso inconscientemente. Mi sistema de pensamiento está paralizado. Estoy alimentado por el objeto de mi obsesión. Así lleno un vacío interior y una gran inseguridad. Para vivir obsesión, he de tener una especie de tensión interior, inquietud; entonces, sería oportuno para mí encontrar un punto de interés en mi vida que me traiga más calma y más paz interior. Así podré aprovechar más de lo que me trae la vida.

CONFLICTO EMOCIONAL DE LOS PARÁSITOS

Los parásitos son organismos animales o vegetales que viven, de manera permanente o temporal a expensas de otra especie viviente, sin destruirlo. Se dice que la gran mayoría de los seres humanos tiene parásitos en diversos grados, de una manera más o menos dañina. Es interesante observar que llamamos parásito a un humano que vive a expensas de otro, cuando podría él mismo satisfacer sus necesidades. La persona que tiene parásitos se deja parasitar por los demás y, sobre todo, por sus pensamientos y su forma de vivir.

Los niños tienen muchos de ellos porque se dejan invadir demasiado por el mundo adulto. Se sienten obligados a esforzarse en no ser ellos mismos para que los adultos los quieran. También sucede con frecuencia que una persona atrapa parásitos durante un viaje a otro país. Cuantos más de estos organismos tiene una persona, más mensajes recibe de que les da demasiada importancia a los detalles que no la tienen y que la invaden y ocupan demasiado espacio.

Gracias a estos parásitos, tu cuerpo te dice que nadie puede «parasitarte» si tú no se lo permites. Solo tú puedes dejarte invadir. No necesitas esforzarte para ser otra persona, creyendo que así te querrán más. Tienes todo lo necesario para ser una persona digna de ser amada y aceptada. Respétate y los demás te respetarán. No dejes entrar ningún pensamiento o creencia inútil, del mismo modo que no dejarías entrar a cualquiera en tu casa.

CONFLICTO EMOCIONAL DEL PÁRKINSON

Los síntomas característicos de esta enfermedad se asocian en proporciones variables: temblor, rigidez y trastornos complejos de la motricidad voluntaria e involuntaria; el rostro está fijo, la cabeza permanece inclinada hacia delante, el habla se modifica, el timbre de voz se vuelve sordo y cada vez más débil; se altera la escritura y todos los actos de la vida común se realizan con lentitud. Los hombres son los más frecuentemente afectados.

En general, esta enfermedad se manifiesta en la persona que tiene miedo de no poder retener a alguien o algo; por esta razón, comienza en las manos. El enfermo es una persona rígida que desde mucho tiempo atrás se ha reprimido para ocultar su sensibilidad, su vulnerabilidad, su ansiedad y sus temores, sobre todo en sus momentos de indecisión. Su mayor deseo era controlarlo todo, y ahora su enfermedad le dice que ha llegado a su límite y que no puede hacerlo, ni para sí misma ni para los demás. Su sistema nervioso se ha cansado de mantener toda esa tensión interior que él creó para ocultar todo lo que sentía.

Por ser una enfermedad que evoluciona lentamente, la persona afectada tiene la oportunidad de revertir el proceso. Si este es tu caso, aprende a confiar más en el universo y en la gente. Revisa tus ideas con respecto a ceder ante los resultados que obtienes y los de los demás. Tu parte interna, aquella que cree que tú y los demás debería contenerlos para que todo sea perfecto, está exhausta. Date el derecho de no ser perfecto, de estar indeciso e incluso de equivocarte. De este modo, te será más fácil darles ese derecho a los demás. De la misma manera, acepta la idea de que es muy humano tener miedo y de que no puedes ser el hombre perfecto o la mujer perfecta que creíste que debías ser.

CONFLICTO EMOCIONAL DE LOS PÁRPADOS

Los párpados son los órganos móviles que protegen los ojos de las agresiones externas (basura, frío, luz, etc.). Estos pueden sufrir irritaciones o eczema.

El dolor en un párpado te indica que no te proteges bien de las agresiones externas, es decir, que te dejas influir mucho por lo que ves. Quizá seas una persona que no se concede el derecho de cerrar los párpados para descansar o acostarse. Quieres verlo todo.

Si tienes el párpado irritado, date cuenta de que lo que te irrita es tu percepción de los hechos, y no lo que sucede realmente. Si no puedes tolerar lo sucedido, date permiso para retirarte, para descansar. Esto te permitirá, una vez descansado, afirmarte más y hacer tus demandas sin querer controlar a los demás y sin esperar que consientan en ellas. Te beneficiaría ser más tolerante.

Los párpados cubren y protegen mis ojos. Párpados hinchados son el signo de que vivo tristeza que se expresa por lágrimas, pero quiero retenerme, guardar mi dolor en mi interior. Debo cerrar los ojos cuando quiero descansar o dormir, haciéndose este movimiento voluntariamente. Pero si mis párpados están permanentemente cerrados a medias, hay algo o alguien en mi vida de quien quiero huir o que no me atrevo a mirar de frente. Si, además, vivo una gran tensión, mis párpados tienen tendencia a parpadear más rápidamente. Cierro los ojos para centrarme mejor, interiorizarme, pero es también muy importante que los abra mucho para ver todas las bellezas del universo y ver todas las posibilidades que se me presentan.

Mis párpados tienen tendencia a parpadear más rápido cuando vivo estrés o una tensión más grande que de costumbre. Estoy en «sobrevoltaje» para con lo que veo. Traigo a mi vida momentos de calma y de descanso y aprendo a ver el lado positivo de todo.

CONFLICTO EMOCIONAL DEL PARTO

El parto es quizás una de las experiencias de transición más traumatizantes que exista para el niño que nace. Es un fenómeno natural; yo, como mujer, entrego al niño a quien llevo. Los dolores del parto pueden estar conectados a diversos miedos, sobre todo los de sufrir y dar a luz, al dolor acumulado con relación a mi propio niño interior. Las dolencias o los sufrimientos también pueden proceder del hecho de que el niño que va a nacer me recordará constantemente la realidad y la responsabilidad que quiero tener con relación a mi niño interior. Puedo alimentar inquietudes frente a esta parte mía compuesta de mi carne y de mi sangre de quien tomo la responsabilidad. En esta situación, como en muchas otras, el parto trae diversas creencias más o menos fundadas, por ejemplo, que hay que sufrir para parir (¡igual que para ser guapa!), lo cual no necesariamente es verdad, sobre todo en los planos de consciencia superiores.

Los dolores pueden traerme, sobre todo inconscientemente, el recuerdo doloroso de haber pasado del mundo de la luz al mundo más limitativo de la materia en un cuerpo físico. Varias preguntas pueden brotar también: «¿Qué pasará después del nacimiento de este hijo? ¿Seguiré siendo tan deseable para mi cónyuge? ¿Soy una buena madre? ¿Tiene mi hijo todo lo que necesita? ¿Es posible que no desee dar a luz porque estoy en un estado de felicidad, soy amada y estoy más mimada por mi cónyuge?».

De cualquier modo, dar a luz es una experiencia formidable. Permite mostrar realmente mi habilidad a enfrentarme a los momentos de transición y los cambios futuros. Tengo fe sabiendo que tengo toda la fuerza y la energía necesarias para traer a mi hijo al mundo y cuidar de él adecuadamente.

Tipos de parto

El tipo de parto por el cual nacemos es uno de los momentos claves para el tipo de vida o personalidad que presentaremos, y forma parte del proyecto sentido (proyecto de vida con el que nos programan nuestros padres).

El parto es la primera señal que mostramos de autonomía y, de hecho, es el bebé mismo el que determina su momento para nacer. El cómo se desarrolle dicho parto es la manera en que se marcarán patrones de conducta que mostraremos a lo largo de la vida. Nuestro tipo de nacimiento marcará el modo en que nos desarrollaremos en nuestra vida personal, emocional, laboral, etc.

Parto provocado

A partir del momento en el que se provoca un parto, estamos quitando la oportunidad al bebé de que sea él quien decida el momento en que está listo. Por lo tanto, todas las personas nacidas como resultado de un parto provocado tendrán dificultad para iniciar las cosas, para saber cuándo es el momento preciso de iniciar algo, y siempre esperarán a que otros tomen las decisiones por ellos.

Parto acelerado

Si la mujer se ha puesto de parto y el médico decide estimularla para que el parto se acelere, lo que resultará son personas con un alto grado de urgencia para toda circunstancia. Se crea en ellos un sentimiento de «no hay que esperar jamás el tiempo preciso, hay que acelerarlo todo».

Cesárea

El bebé puede experimentar un «síndrome de interrupción», puede nacer con el sentimiento de que ha sido desviado de su camino, su ritmo, o que ha sido expulsado de un medio en donde él se sentía seguro.

Cesárea de emergencia

El bebé no comprende, se ha interrumpido su proceso, algo ha surgido. El bebé queda imposibilitado para completar su proceso. Esto dará como resultado a personas que inician proyectos y se detienen de golpe. ¿Para qué seguir, si tal vez ocurra algo urgente que me distraiga de mi plan inicial?

Cesárea programada

El bebé no se considera listo para salir, no se decide a nacer, y es entonces cuando el médico decide sacarlo forzosamente, arrancarlo de su lugar seguro con el pretexto de que el bebé ya está listo. Fatal error, porque esto solo trae consigo que la persona se sienta totalmente impotente ante la vida, se sienta un perdedor, alguien que no es capaz de decidir ni planear.

Dificultad a la hora de terminar las cosas o de llegar hasta el final de algunas. Necesidad de ayuda externa, a veces divina, como un milagro que salva en el último instante. Puede ocasionar también miedo a la luz, a los objetos cortantes y culpabilidad por ser el causante de las «heridas» de su madre.

Nacimiento mientras la madre está inconsciente

Si la anestesia tiene una dosis elevada, el bebé llega dormido. Son personas que de repente ponen en marcha una acción y de repente hay como una especie de cansancio y se ponen a dormir.

Tienden a evadirse y a desconectarse de las emociones y los sufrimientos, bien espontáneamente o bien por medio de drogas. No consigue arreglar los problemas por él mismo. Si la madre muriera, al hijo le quedaría una culpabilidad que le acompañaría toda la vida, la felicidad le estaría prohibida por haber matado a la madre.

Nacimiento prematuro

Expresa la necesidad de nacer ya. Puede ser motivado por emociones de la madre, una madre con miedo, una madre ausente emocionalmente o por enfermedad de la madre en el embarazo. La madre está asustada por alguna razón y eso ocasiona que el bebé reciba la orden de venir ya, de no demorarse. Es como una orden de «o naces ya, o llegarás tarde».

Las personas nacidas prematuramente suelen presentar inquietud por la puntualidad, miedo a llegar tarde, ansiedad, miedo a hacer esperar a los demás. Impresión de fragilidad, debilidad y vulnerabilidad —que pueden ocultar con una personalidad de seguridad y fuerza—. Les importa mucho lo que opinen los demás.

Nacimiento tardío o prolongado

Ante una dificultad o conflicto, la madre quiere retener al niño porque no es el momento o no se siente preparada. La madre pretende seguir embarazada, seguir cerca de su hijo, quiere alargar el tiempo, aunque su hijo ya esté listo.

Por lo general, las personas así tienen dificultad para iniciar acciones, problemas para gestionar el tiempo, en el sentido de generar ciertos retrasos. Suelen ser personas impuntuales o para quienes no existe el tiempo.

Parto rápido

Son esos partos en que más demora la madre en decir «ya viene» que el bebé en salir «como expulsado». Esto tiene como consecuencia a personas apresuradas y nerviosas, siempre corriendo. Quieren todo con inmediatez y apresuran a todos. Mucha energía, hiperactivos. Buenos atletas. Sienten que logran el éxito con rapidez. Lo hacen todo muy rápido, tienen muchas ideas, y llevado al extremo pueden presentar patologías de tiroides, hipertiroidismo.

Parto lento

Esos partos que demoran horas y horas en dilatar. El parto ya ha iniciado, pero no hay dilatación aún y habremos de esperar.

Esto da como resultado a personas que no tienen ninguna prisa, lo hacen todo con lentitud, tienen la idea de que «nacer despacito me salvó la vida». Son personas perezosas, en algunos casos con sobrepeso, y pueden dar patologías de hipotiroidismo.

Nacimiento con fórceps o ventosas

¿Qué conflicto tiene la madre con el padre?

El bebé inicia el proceso de nacimiento, comienza el parto. Hay dilatación correcta, el bebé comienza a avanzar, pero en el momento de salir, todo se bloquea. Aquí utilizaremos los fórceps o ventosas para sacarlo. Esto tiene como consecuencia a personas con dificultad para llegar al final de las cosas en soledad, porque el nacimiento va a programar en nosotros un esquema de acción.

Estas personas, cuando actúan y hacen cosas importantes en su vida, ponen en marcha la acción con facilidad, la acción se hace, pero en el momento cumbre hay un bloqueo emocional, un sentimiento de «realmente no puedo solo». No les gusta que les controlen, temen el dolor, el contacto físico, necesitan ayuda exterior y se desconectan de sus emociones.

Son personas con dificultad para llegar al final de las cosas por sí solos, que tienen una forma de dependencia y en el trabajo siempre están buscando socios. Tienen que hacer las cosas en grupo, porque es lo que pasó, pues así se programó en el nacimiento.

Se sentirá manipulado por los demás y forzado, obligado a actuar. La ayuda que le llegue le hará siempre daño: cefaleas, migrañas, neuralgias…

Nacimiento con cordón umbilical enredado en el cuello

Puede haber una memoria transgeneracional relacionada con salvar la pareja, con ahogos, ahorcamientos… (memoria de cuello). El bebé pone en marcha el parto. El trabajo se hace, el cuello se dilata, el bebé se pone en el canal y el cordón hace como un elástico y se ahoga. El cerebro va a registrar que la autonomía es un peligro de muerte y serán personas que tienen dificultad en ganarse la vida y ser autónomos financieramente, porque en el momento del nacimiento, si sale del vientre, se muere, y si no sale, también. Pueden ser personas que están estudiando muchos años, pero no se atreven a solicitar empleo. Son personas que prefieren que no haya empleo, que prefieren vivir de asistencias sociales o, incluso, mantenidos por sus padres.

Son buenos en situaciones de crisis, porque viven con céntimos, se conforman con demasiado poco. Las relaciones sociales, emocionales o familiares los hacen sentirse ahogados. Puede rechazar la comunicación y la expresión, siempre expresan o presentan una sensación de asfixia.

Nacimiento de pies

Una persona que ha nacido en estas condiciones puede tener miedo a ir hacia delante en la vida. Asume que la vida es una lucha y él no es capaz de hacer bien las cosas. Sensación de ser inoportuno y culpa por las heridas o el dolor causados a la madre.

El bebé viene atravesado

Significa «no quiero salir» o se perdió al buscar la salida. Son personas con mucha confusión y oposición; en muchos momentos sentirán que para sobrevivir deben tomar una dirección equivocada.

Nacer de nalgas

«Debo demostrar quién soy», «Voy marcha atrás». Estas personas tienen miedo de ir hacia delante. Pueden presentar retraso escolar y repeticiones de curso. También es una manera de hacer mostrar su sexo, exhibirlo.

Aspiración de líquido amniótico

Produce mucha rabia, el niño lo vive como una traición por la falta de colaboración de su madre. Tienen sensaciones de ahogo y posibles ideas de suicidio.

Todo lo anterior es importante estudiarlo porque nos marcará indicios para las pistas del drama principal. Porque así como pueden ser historias personales de parto, pueden ser memorias heredadas de otras personas en el árbol y que hemos heredado.

CONFLICTO EMOCIONAL DE LOS PECHOS, QUISTE

El pecho es la parte del cuerpo que abarca de los hombros al abdomen y contiene el corazón y los pulmones. La definición que sigue se aplica únicamente a los dolores en esta zona.

El pecho representa la familia. Un dolor aquí ubicado puede denotar un dolor sentido después del deseo insatisfecho de acurrucarse en el pecho de uno de los padres. El mensaje también puede venir del hecho de que la persona que lo sufre evita dejar que alguien se acurruque contra el suyo. También es posible que sea una persona que hincha el pecho porque se cree indispensable en la familia y quiere demasiado para los demás. Además, cualquier dolor indica culpa y una acusación hacia sí mismo o hacia otra persona. Puede acusarse o acusar a alguien de no encargarse bien de otro miembro de la familia.

Con estos dolores en el pecho tu cuerpo te dice que te ames más y que te des el derecho de ser lo que eres, es decir, que te aceptes con tus defectos, tus debilidades y tus límites. No tienes que depender de los demás para tu felicidad.

Cuando siento dolores en los pechos, debo interrogarme para saber si adopto una actitud sobreprotectora o dominante hacia mis hijos o hacia mi cónyuge.

Un quiste puede producirse si me siento culpable frente a una maternidad o si sufrí un impacto emocional. Al querer proteger excesivamente a la gente a quien amo, les impido vivir, tomo las decisiones en su lugar, me vuelvo madre protectora. Necesito dejar que a quienes amo se vuelvan autónomos para que ellos también sean personas responsables.

CONFLICTO EMOCIONAL DE LA PELVIS

La pelvis es la apertura de la zona de la pelvis sostenida por las caderas y la columna. Los dolores en esta zona frecuentemente se perciben como punzadas. La palabra es muy adecuada porque esta comarca de la pelvis, soportada por las caderas, me ayuda a andar, a estar en movimiento, y por lo tanto a «lanzarme» en la vida o en un nuevo proyecto —como «punzado» por una lanza—. Este proyecto puede dar nacimiento a alguien, pero también a mí mismo, sobre todo en lo que se refiere a nuevas actitudes o nuevos comportamientos. Esto implica una comunicación tanto en el plano sexual como interpersonal. Es el recipiente que acoge las energías del poder que mantienen el ego.

Es importante que confíe en las decisiones por tomar frente a nuevas direcciones por elegir, que ponga cosas en marcha para descubrir toda la riqueza de mi mundo interior y todas las posibilidades que a mí se ofrecen.

Pelvis ancha

Si tengo una pelvis ancha o muy ancha —con nalgas gordas—, creo inconscientemente que la vida o las situaciones de mi vida limitan mi poder. Intento recogerlo. Intento compensar físicamente, bloqueando de un modo involuntario todas las energías en este lugar (miedo, inseguridad, cólera). Seguirá quizás un malestar o un conflicto en lo que se refiera a mi sexualidad. Es importante que las energías circulen más armoniosamente en mi cuerpo y que crea sinceramente que hice lo conveniente. Incluso si quiero coger poder, puedo tomar conciencia y aceptar con el corazón que no hay poder por coger, salvo el del plano mental.

Si quiero liberar todas estas energías y encontrar un mejor equilibrio energético, empiezo a amarme tal como soy, a manifestar mi alegría, confianza y fe en todo lo que hago. Vacío este recipiente de poder y dejo circular la vida. Por otra parte, si siento algunas dificultades al nivel de mi pelvis, es posible que aprecie la importancia de mis necesidades fundamentales, como la vivienda, la alimentación, la sexualidad.

Debo reconsiderar la importancia que debo atribuir a los diferentes aspectos de mi vida para que esté sentada en bases sólidas y sanas.

CONFLICTO EMOCIONAL DE LA PENA

La pena está vinculada a la forma de ansiedad, una inquietud o una tristeza que se manifiesta por llantos, sonidos de dolores, soledad. Pienso que mi corazón está herido y enfermo después de una experiencia pasada dolorosa. Mi pena puede ser larga o durar un instante, pero para mí es eterna. Busca la verdadera causa, generalmente profunda o inconsciente.

Después de años, varias heridas de infancia pueden volver a brotar, así como cierta toma de conciencia. Me mantengo abierto a lo que vivo e identifico rápidamente la verdadera fuente de mi pena para poder cambiarla. Acepto mi toma de conciencia y la integro. De este modo, vuelvo a encontrar mi alegría y salgo de esto crecido.

CONFLICTO EMOCIONAL DEL PENE

Es el órgano de cópula del hombre, es decir, el órgano que le permite unirse a la mujer y llegar al orgasmo. Los problemas más conocidos que pueden presentarse en el pene son: comezón, problemas de erección o de impotencia, eyaculación precoz, una malformación, un tumor o un quiste.

Los problemas que le impiden realizar el acto sexual a un hombre le recuerdan que desea hacerlo, pero él se bloquea inconscientemente. Puede ser que se sienta culpable o que algún miedo se lo impida. También es posible que sea un hombre que no cree merecer sentir placer, y no únicamente en el plano sexual. Como la energía sexual es la energía necesaria para crear un hijo, también es un símbolo de la capacidad de una persona para crear su vida. Este mensaje también puede indicarle a este hombre que siente miedo de llevar su vida como se le antoje o se siente culpable por ello.

Si tienes este problema, tu cuerpo te dice que te concedas el derecho de hacer el amor y de disfrutarlo. Deja de crearte miedos o culpas. Todo lo que hayas aprendido con respecto a la sexualidad no es necesariamente cierto para ti. El acto sexual es un maravilloso medio de comunicación y de expresión de tu amor hacia la persona amada. Aprende a utilizar tu pene con amor y retomará con placer sus funciones naturales.

Ha llegado el momento de que te aprecies más y te permitas sentir placer, no solo en la vida sexual, sino en todas las áreas. Tienes todo lo necesario para crear, se trata de que te decidas a hacerlo y te permitas utilizar tu poder creador.

CONFLICTO EMOCIONAL DE LA PEREZA

La pereza es una tendencia a evitar cualquier actividad, a rechazar cualquier esfuerzo. Está vinculada al cansancio frente a la vida en general, una dejadez, porque no tengo el gusto de hacer esfuerzos o de obligarme a hacer lo que debo hacer o, simplemente, lo que sea.

He de empezar a actuar ya para prevenir males mayores, a hacer cosas solo por y para mí, para volver a tener energía, entusiasmo, felicidad… Lo que es volver a tener alegría de vivir.

CONFLICTO EMOCIONAL DE LA PERFORACIÓN

Una perforación es la interrupción de una parte del cuerpo por la presencia de orificios pequeños que la atraviesan. La perforación se produce en la persona que se siente atravesada por una situación, un incidente u otra persona. Tiene la impresión de que alguien quiere quitarle un pedazo, una parte de sí misma.

Por medio de este mensaje, tu cuerpo te dice que veas la realidad con otros ojos y verifiques con quienes te rodean si lo que crees es realmente cierto. Seguramente, eres una persona muy sensible y tomas demasiado en serio las cosas y a las personas. No son los demás quienes te invaden: eres tú quien se deja invadir. Si cambias tu forma de pensar podrás comprobar que los demás no tienen necesariamente las intenciones que les atribuyes.

CONFLICTO EMOCIONAL DE LA PERITONITIS

La peritonitis es una inflamación del peritoneo, la membrana que tapiza la cavidad abdominal. Su síntoma es un dolor constante, muy intenso, incluso atroz, parecido al que produce un puñetazo. Aunque al principio está localizado, rápidamente se extiende por todo el abdomen. Puede estar acompañado de vómito, intestinos que no funcionan normalmente, pulso acelerado y fiebre. El examen físico muestra contracción abdominal.

Esta enfermedad indica una ira reprimida y un sentimiento de culpa. La persona que sufre este problema vive una situación como si fuese una agresión. Se guarda todo, sobre todo el enojo. Es una persona que, por su rigidez, se impide sentir. Quiere creer que todo se arreglará y no quiere demostrar que lo que sucede la altera. Quiere mostrarse valiente y animosa. Muchas veces, incluso no quiere saber que siente miedo. Su ira y su culpa se vuelven contra sí misma porque cree que no puede cambiar una situación que considera intolerable.

Con esta enfermedad recibes el importante mensaje de que seas más tolerante contigo mismo y aprendas a aceptar tus límites. Debes dejar de creer que mostrar o reconocer tus miedos significa que te consideren débil. Tu cuerpo te dice que ya es hora de que muestres tu vulnerabilidad y dejes de exigirte tanto. No necesitas castigarte y hacerte daño tratando de aparentar que eres una persona biónica que lo puede todo. Eres un ser humano y, al aceptar este estado, podrás obtener ayuda y pasar la situación que vives de una manera más fácil.

CONFLICTO EMOCIONAL DE LAS PESADILLAS

Las pesadillas son un sueño angustioso que generalmente termina o se interrumpe al despertar de manera violenta y que a veces deja un recuerdo difícilmente soportable.

La persona que tiene una pesadilla siente mucha angustia en su sueño, lo cual le indica que experimenta esa misma angustia en el estado de vigilia, pero no es consciente o no quiere ser consciente de ella por temor a tener que hacerle frente. El sueño es sencillamente una extensión de lo que se vive en el estado de vigilia, pero que suele ser rechazado. Cuando la persona llega a su límite, el sueño le permite dejar escapar lo que ha sido reprimido. El sueño siempre aparece para ayudar a la persona a ser más consciente, al igual que todo malestar o enfermedad.

Si tienes pesadillas frecuentemente, tu psiquismo quiere ayudarte a expresar tus deseos y, sobre todo, a que dejes de creer que no puedes realizarlos. Por ejemplo, si en una de ellas te persiguen y sientes mucho miedo, este sueño te indica que, cuando estás despierto, tienes la impresión de que alguien o algún pensamiento obsesivo te persiguen. Lo que quieres es hacerle frente utilizando tu poder de creer, pero hay una forma-pensamiento en ti que cree que no puedes lograrlo. Si en tu sueño consigues detenerte, enfrentar a la persona que te persigue y preguntarle qué es lo que quiere, esto te ayudará a hacerlo en el estado de vigilia. Cuanto más se repita una de ellas, más urgente será que te enfrentes a lo que te angustia para que finalmente consigas la paz espiritual.

CONFLICTO EMOCIONAL DE LOS PESARES

Si me alimento de pesares, alimento mi cuerpo de pena, tristeza, disgusto frente a lo que hubiese podido hacer o no, decir o pensar. Mis pesares me roen en el interior y bajan mi nivel de energía. Crean un terreno propicio a la enfermedad. Aprendo a tener una actitud positiva sabiendo que siempre hago lo mejor que sé.

Aprendo a partir de mi pasado y esto me permite mejorarme, tomar experiencia, volverme más sabio.

CONFLICTO EMOCIONAL DEL PESO (EXCESO)

Cuando para ti el peso es un conflicto, no es la comida lo que engorda.

Muchas personas preguntan acerca de cómo combatir el sobrepeso o la obesidad. Dicen vivir en una constante lucha entre regímenes alimentarios escasos e imposibles de seguir y programas de ejercicios muy difíciles de mantener. Y, lo peor, no consiguen resultados más que temporales. Pierden algunos kilos y, al menor descuido —o incluso sin descuido—, los recuperan. Nadie les dijo nunca que el sobrepeso o la obesidad no se combaten, porque estamos combatiendo al mensaje y no al problema. Es como romper la carta que trae malas noticias: no sirve para nada.

El sobrepeso no es la enfermedad. Ni siquiera es el resultado de una mala alimentación o de una vida sedentaria, como nos dicen siempre. Todos conocemos personas que comen poco y tienen sobrepeso y personas que comen mucho y no lo tienen. Y cuando hablo de poco o mucho es respecto al promedio normal, a esas personas que nos asombran por la manera en que comen (mucho o poco) cuando la relacionamos con su peso. Si fuera un exceso de alimentación, por ejemplo, la persona aumentaría su peso constantemente y nunca se estabilizaría.

Muchas veces escuchamos: «Me sobran x kilos y no los puedo eliminar». Nunca pensaron en buscar las causas profundas del sobrepeso, esas que hacen que el cuerpo considere necesaria esa cantidad de kilos extra. No saben que detrás de todo sobrepeso hay varios conflictos que hicieron que el cuerpo encuentre esa solución biológica. Desvalorización, abandono, carencias, silueta y algunos otros —cada uno en distintas proporciones— hacen el combo perfecto para llegar ahí.

No hay obeso que no los tenga. Algunos tienen varios hermanos y había que «pelear» por la comida, apurarse antes de que la terminase el otro. Solución biológica de supervivencia.

Otros vivieron carencia de comida o afectos. Engordan para hacer reservas de energía porque tal vez mañana no hay, o en la búsqueda del amor de la madre a través de la comida. Solución biológica de supervivencia.

Hay quienes tienen miedo de ser desplazados de su lugar o porque sienten que son ignorados. Cuanto más gordo, más difícil de desplazar o más fácil de ver. Solución biológica de supervivencia.

¿Y cuando sienten que sobran cinco, diez o veinte kilos concretamente? Están expresando una falta que se quiere reemplazar. Esa cantidad de kilos puede estar diciendo que hace cinco, diez o veinte años o cuando tenía esa edad, pasó algo en su vida que lo marcó para siempre. Una especie de señalador o un subrayado en el libro de su vida.

También están los adictos a la comida. Todas las adicciones remiten a mamá de una u otra manera. Comer es un placer y el primer placer es la teta de mamá. Si sentimos carencias afectivas, una de sus manifestaciones puede ser esa búsqueda de mamá a través de la comida.

Y están los sobrepesos genéticos, vienen de familia. Estas familias siempre han tenido los mismos conflictos emocionales (la familia siempre dijo «qué gordito y sanito»). Fidelidades familiares.

Y sigue la lista, que puede ser larga. Solo una cosa es concreta: no es la comida lo que engorda, sino los conflictos, que manifestamos a través del sobrepeso. Debemos sacar esos conflictos, hacerlos conscientes, y el mensaje que el cuerpo expresa pierde sentido. El sobrepeso deja de ser necesario y todo vuelve a donde corresponde. Y recuerda, tu mente va a medir lo que está bien y lo que está mal.

CONFLICTO EMOCIONAL DEL PESO (DELGADEZ)

Me estoy refiriendo a las personas que en extremo son muy delgadas y que por nada suben de peso, aun comiendo demasiado y hasta tomando complementos alimenticios. Suben de peso por un corto tiempo, que luego baja muy rápido, lo cual demuestra que la gula no sube de peso, como se cree, ya que su raíz es más profunda. La persona se rechaza a sí misma y se siente inferior a los demás; por consiguiente, tiene miedo de ser rechazada, a menudo quiere desaparecer, es de carácter apagado y delicado con los demás, tiende a depender de los demás.

Esta persona desde pequeño sintió un sentimiento de abandono y rechazo, por lo que vive en esa creencia. Estas personas deben ver si realmente sus padres los rechazaron o sintieron como si hubiera dicho rechazo, pero sin serlo. Por ejemplo, la intención positiva de todo padre es que su hijo aprenda y lo lleva al colegio para que se forme profesionalmente, pero el niño no entiende esto y se siente abandonado en el cole, así que cuando es adulto, aparte de ser muy delgado, buscará situaciones para abandonar, como, por ejemplo, los estudios, proyectos, a sus parejas, etc. Estar superdelgado es una forma de no ser visto, esconderse para que no sea atacado. Este tipo de personas deberán trabajar en su autoestima y sanar su pasado.

CONFLICTO EMOCIONAL DE LA PIEL

Acné

En el rostro, el acné se relaciona con la individualidad (cabeza = individualidad) y tiene relación con la armonía que vivo interiormente y lo que sucede exteriormente. El rostro es esta parte mía que da la cara a los demás en primer lugar, la que me permite ser aceptado o rechazado. El acné puede producirse cuando estoy emocional y mentalmente en conflicto con mi propia realidad.

Este conflicto está vinculado con la expresión de sí y mi propia naturaleza interior. Así, el acné es una expresión visible de irritación, resentimiento, rechazo, miedo, vergüenza o inseguridad frente a mí o a los demás y demuestra una no aceptación de mí mismo. ¡Me encuentro feo y a veces incluso asqueroso!

Estas expresiones están unidas a la afirmación de mi identidad, al amor y a mi aceptación incondicional de mí mismo.

El acné se manifiesta físicamente por lesiones cutáneas situadas en la epidermis. La comida rápida puede favorecer la aparición del acné y afectar el funcionamiento del hígado, sede de la ira. Como adolescente, el acné frecuentemente está relacionado con cambios interiores que vivo, en el momento en que debo elegir entre el miedo de abrirme a mí mismo y a los demás (resistencias, elecciones, decisiones) y así romper —de un modo frecuentemente inconsciente— todo contacto con los demás, o bien encararme con cambios en mi vida, con los ajustes relacionados con mi mundo interior y mi visión del mundo exterior. Al no ser un niño y aún no un adulto del todo, puedo sentirme en una posición incómoda con relación a mi propia imagen. Puede incluso que tenga miedo inconsciente de perder prestigio delante de lo que pueda pensar de mí mi entorno. Así, el acné se manifiesta por un miedo inconsciente de mi sexualidad, por una tentativa de exteriorización de lo que soy verdaderamente. Como adolescente, mi comportamiento es entrar en contacto con los demás, incluso si quiero ardientemente hacer lo contrario. Me pongo más feo para filtrar a la gente que no deseo en mi campo magnético o en mi entorno; establezco fronteras y solo dejo entrar a la gente con quien estoy verdaderamente bien; quiero estar en paz sin ser molestado por los demás, que aparto inconscientemente; me repliego sobre mí mismo y quiero mantenerme así. No consigo amarme suficientemente, y entonces los demás no pueden amarme, y sé que algo me molesta y crea negatividad debajo de mi piel. Me comparo a los demás y me encuentro todo tipo de defectos (demasiado gordo, demasiado alto, etc.). Me siento limitado en mi espacio vital y me rechazo. Me siento controlado y dirigido por mis padres de un modo excesivo. Me identifico con uno de mis padres para complacer a los demás, en vez de guardar mi propia identidad.

Acné rosáceo

Tiene que ver con la vergüenza. El acné rosáceo es una enfermedad benigna de la piel ocasionada por una dilatación o una distensión permanente de los pequeños vasos superficiales. Se observa, principalmente, en el rostro o en la espalda. En las piernas puede originar varices, agregando una ligera falta de alegría de vivir.

Las arterias son las vías que transportan la fuerza de la vida, tanto desde el punto de vista físico como simbólico. La persona con problemas en las arterias suele ser del tipo que no deja que la alegría circule suficientemente en su vida. Le falta circulación, comunicación en uno o varios aspectos de su vida. ¿Es la circulación social? ¿Es la circulación de pensamientos cargados de alegría? A esta persona le cuesta trabajo dejar hablar a su corazón y no se atreve a generar situaciones que le produzcan alegría y contento.

Ampollas

La ampolla es una acumulación de agua que se forma entre dos partes de la piel, o sea, la dermis y la epidermis, a causa de una fricción repetida en el mismo lugar. La acumulación de agua así formada actúa a título de protección natural del cuerpo. Pone en evidencia mi falta de protección, en particular, en el nivel emocional o mi falta de resistencia.

La ampolla es el recuerdo de una debilidad emocional, y el lugar en que se ubica da una indicación del nivel de la debilidad.

Una ampolla en los pies está relacionada con mi noción de seguridad, el suelo en el cual ando, la dirección que tomo. Si está detrás del tacón, está vinculada a mi madre, a mis propias cualidades maternas. Una ampolla en las manos me lleva a ver la irritación y la frustración en lo que hago o en el modo en que llevo mi vida. Así, mirando dónde está situada la ampolla, puedo preguntarme lo que me irrita en mi vida, lo que me causa una fricción y provoca en mí pena (agua), incluso inconsciente. La ampolla está aquí para aportarme más luz sobre lo que vivo.

Brote de granos

Una erupción de granos es la aparición de pequeñas zonas rojas acompañadas de excrecencias en la superficie de la piel. Mi piel es la primera parte de mí que entra en contacto con el universo. El color rojo está conectado con mis emociones y la comezón es el signo de mi contrariedad. Estoy irritado por retrasos y frustrado por una situación o por alguien. Este brote o erupción también puede estar vinculado con la vergüenza y la culpabilidad que siento.

En general, hay un estado de estrés intenso frente a mis emociones y esto es lo que hace aparecer los granos. Igual como la tierra manifiesta erupciones volcánicas porque se acumula una tensión demasiado fuerte debajo de la superficie de la costra terrestre, la piel manifiesta erupciones causadas por tensiones interiores que quieren liberarse. Si me hallo en una situación análoga en el futuro, mi cuerpo se acordará y brotará una nueva erupción. Interiormente, me siento contrariado, puedo sentirme amenazado, incluso puedo rechazarme como persona. Mi inseguridad me lleva a «retirarme» con la esperanza quizás de que nadie se me acerque. Inconscientemente, incluso puedo usar este medio para atraer la atención. La zona del cuerpo afectada me indica a qué nivel se sitúa mi contrariedad. Tomo conciencia de la causa y acepto expresar lo que siento. Esto me libera y mi piel otra vez se aclara.

Callosidades

La callosidad es una densificación y un endurecimiento de la piel, ligados a frotamientos repetidos y, por lo tanto, a actitudes y ciertos esquemas de pensamientos rígidos que transporto actualmente. Varias regiones del cuerpo pueden estar afectadas.

La piel se vincula a la energía mental y cuando se acumula o se cristaliza, en reacción de miedo con relación a una situación cualquiera, sobreviene entonces una inmovilidad o una inercia que impiden el desplazamiento de esta energía, sin flexibilidad en mis pensamientos. Me mantengo abierto, aunque tenga miedo. Este miedo me lleva a cerrarme y estrechar mi visión objetiva de la vida. Descubro la causa de mi miedo y, entonces, la energía bloqueada y acumulada en la epidermis empezará a difundirse en armonía conmigo. Mi piel se volverá blanda y joven. La región en la cual se manifiesta la callosidad puede darme informaciones suplementarias.

Comezón

La comezón está vinculada a la piel, el órgano sensorial más extenso del cuerpo humano. La comezón es una irritación, algo que «se resbala» debajo de la piel y que me afecta en un lugar particular o que me irrita interiormente.

Me siento preocupado por deseos insatisfechos y cierta impaciencia se instala y hace que me rasque y me rasque… Estos rascamientos me indican que las situaciones de mi vida no van según mis deseos. Las cosas no andan bastante rápidas para mí. La vida me empuja a realizar cambios rápidos. Vivo inseguridad y remordimientos a causa de todo esto. ¿Qué debo hacer para cambiar este estado? Identifico la causa de la irritación. ¿Está vinculada a mi padre, mi madre o alguien que amo? ¿Es una situación que quiero cambiar interiormente? Si está generalizada la irritación al conjunto del cuerpo, afecta todo mi ser de un modo muy intenso. Si está en un lugar particular, encuentro la respuesta según la parte del cuerpo afectada. Poco importa la respuesta, la acepto porque sé que es beneficiosa para mí.

Ya no tengo necesidad de huir o dejar lo que vivo para que desaparezcan las comezones. En cambio, si de alergias se trata, miro a qué o a quién soy alérgico. Ya no necesitaré sentirme mal para rascarme sin parar. ¡En mis adentros, sé que la apertura del corazón cura todos los males!

Dermatitis

La dermatitis es la inflamación de mi piel. Es la parte de mi ser que toma contacto primero con el universo y, por consiguiente, refleja varios de mis miedos y de mis inseguridades interiores. Una inflamación es una irritación reprimida que intenta expresarse. Este enfado puede ser hacia mí mismo y hacia los demás. La dermatitis es un modo de reaccionar si alguien «se resbala» debajo de mi piel, me trastorna, me molesta o si una situación me causa frustración. Pone en evidencia una necesidad de contacto físico —habitualmente, por el tacto— que pide estar colmada o la necesidad de evitar un contacto que me está impuesto y que rechazo. Teniendo la dificultad o no atreviéndome a decir a la otra persona que pare, mi piel «hierve» de ira o, al contrario, puedo tener dificultad en manifestar mi necesidad de contacto humano, caricias, etc. Lo importante es respetar mis necesidades, participarlas a las personas interesadas, y la dermatitis podrá desaparecer naturalmente.

Dermatitis atópica

La dermatitis atópica (eczema) es un trastorno que provoca enrojecimiento de la piel y picazón. Es frecuente en niños, pero puede manifestarse a cualquier edad. ¿Qué conflicto puedo estar viviendo?

- Separación mal vivida: ruptura de contacto físico con madre, familia.
- En la naturaleza, la ausencia de contacto significa la muerte.
- Miedo a ser separado, a quedarse solo.
- Falta de comunicación: separación simbólica por no poder llegar a la otra persona.
- Conflicto de ira y rabia en los contactos cercanos.
- Conflicto de protección en los contactos sucios.

La piel es el órgano que me permite el contacto con el otro y también el que me protege de las agresiones.

Dermis

Capa intermedia de la piel. Tiene función protectora y además nutre la epidermis y contiene las glándulas sudoríparas.

- Fase activa: aparece un melanoma compacto pigmentado (negro o azulado) o herpes.
- Fase de reparación: el melanoma es degradado por hongos o bacterias. Su color cambia a rojizo y se produce una infección micótica de la piel (onicomicosis, dermatomicosis o tiña), acné o lupus eritematoso.

Básicamente, esta capa cumple la función de protección y nace del mesodermo antiguo. Es hasta treinta veces más gruesa que la epidermis. También contiene los folículos pilosos y las glándulas sebáceas y sudoríparas (pelos y sudor), y se encarga de nutrir la epidermis. Tiene funciones de regulación térmica y funciones sensitivas.

Conflicto de protección. Conflicto de atentado a la integridad con mancha. Conflicto de protección en relación al padre.

Si hay dolor, indica un duelo no realizado por una separación. Si hay enrojecimiento, hablamos de un conflicto de ataque a la integridad, como el pudor de una chica joven.

Eczema

El eczema es una infección de la piel superpuesta con zonas rojas, que puede aparecer tanto en el adulto como en el niño.

Soy una persona hipersensible. No aprendí a amarme y, al temer estar herido, vivo mucho en función de lo que los demás esperan de mí. Tengo miedo de ser abandonado.

Si tengo eczema, ya viví una situación de separación muy intensa. En mi vida, tendré tendencia a volver a crear situaciones en que me sentiré separado, particularmente de la gente a quien amo. El eczema afectando la piel simboliza lo que a mí me falta, incluso inconscientemente, es el contacto, el tacto de la persona antes de la separación, que ahora perdí o que solo tengo raras veces. Es mi piel que hacía contacto con el otro y, al habérseme quitado este contacto, mi piel expresa con el eczema su necesidad de ser tocada. Esto me lleva a aislarme, a retirarme y a despreciarme. Me olvido constantemente en detrimento de los demás. Concedo mucha importancia a lo que la gente puede pensar de mí o al modo en que me perciben. La imagen que proyecto es muy importante. Tengo dificultad en ser yo. No saber a dónde me lleva mi destino me crea mucha inquietud y, entonces, me gana la ansiedad. Paso de la desesperación a la rebelión o a la ira. Esta desesperación que incuba irrumpirá por olas.

Todos estos factores reunidos me llevan a vivir una frustración e irritación. Si bien intento complacer a todo el mundo, olvido tener en consideración mis propias necesidades; todo esto para hacerme amar por los demás. Actúo en función de las esperas de los demás, en vez de hacer lo que a mí me gusta. Rechazo a quien soy yo. No me amo como soy y, por lo tanto, el hecho de que la piel, que es aparente y que toda la gente puede ver, esté en mal estado, incluso fea, confirmará en lo físico cómo me percibo interiormente. Cuanto más me rechazo, más atraigo gente a mi alrededor que me darán la sensación de rechazarme. ¡Mi miedo al rechazo se manifestará! Esto me lleva a emprender la retirada y a cortarme de la realidad exterior, aunque, para mis adentros, lo que deseo es acercarme a la gente. Así puedo estar irritada emocionalmente.

Con el eczema voy a erigir una barrera física entre los demás y yo para protegerme y evitar sentirme amenazado o herido. Sintiéndome aislado, manifestaré eczema para acercarme a los demás. Necesito amor y atención. Esta costra representa lo que debo soltar para por fin volverme yo, ese yo escondido desde hace tanto tiempo. Debo dejar ciertas actitudes, ciertos esquemas mentales para desprenderme de mi pasado y concentrarme sobre las acciones por tomar para realizar mi potencial.

Debo aceptarme tal como soy y amarme. Lo que a mí no me doy no puede serme dado, tal es la ley de la reciprocidad. Identifico, pues, mis necesidades reales y actúo en función de estas. Aprendo a vivir plenamente el instante presente, sabiendo que cada gesto que hago hoy forma mi mañana. Adelanto en la vida con confianza.

Esclerodermia

La esclerodermia se caracteriza por el endurecimiento de la piel, la pérdida de su movilidad y de su flexibilidad.

Siendo una persona afectada por esta enfermedad, soy una persona dura conmigo mismo y frecuentemente me siento herida. Viviendo una gran inseguridad, creo deber constantemente protegerme de la gente que me rodea. Para conseguirlo, me endurezco tanto que me vuelvo un bloque de hielo.

La curación se halla en la apertura con los demás. Así, acepto abrir mi corazón al amor, sentir el calor y el bienestar que se hallan a mi alrededor, este calor que desciende a lo más hondo de mí y hace derretir este bloque que me hiela.

Estrías

Las estrías son pequeñas marcas que arrugan la piel, en los lugares que estuvieron distendidas. Se presentan a menudo durante un embarazo o en la persona que aumentó mucho su peso.

Como las estrías son resultado de una ruptura del tejido elástico de la piel, el mensaje que recibe esta persona es que sea más flexible, menos rígida en sus relaciones con los demás. No necesita crearse una armadura de rigidez para protegerse. La mujer embarazada que ve aparecer estrías es aquella que se exige más por el hecho de estar concibiendo. Le ayudaría seguir siendo ella misma y permitirse tener sus debilidades.

Tus estrías se presentan para decirte que, en el momento en que aparecen, crees que tienes que mostrarte fuerte. Para ello, adoptas una máscara de rigidez, creyendo que es la solución. Tu cuerpo te dice que cedas más y que tu manera de pensar no es buena para ti. Es importante que observes para qué sirve la parte del cuerpo donde aparecen, a fin de que sepas en qué área vives esa rigidez.

Forúnculo

Un furúnculo se define como una inflamación de la piel causada por una bacteria, caracterizada por una masa blanca de tejido muerto.

Tengo la sensación de que alguien o algo envenena mi existencia y, al reprimir en el interior toda mi ira y mis angustias, estaré harto y el exceso se manifestará por uno o varios furúnculos. Ya que los furúnculos afectan la piel, la ira vivida suele ser la resultante de una situación en que estuve separado de alguien o de algo que apreciaba y con lo cual ya no puedo tener contacto físico (por el tacto).

El lugar de mi cuerpo en que se manifiesta el furúnculo me da una indicación referente al aspecto de mi vida que suscita en mí tanta ira y sobre el motivo por el cual esto hierve muy dentro de mí. Por ejemplo, un furúnculo sobre el hombro izquierdo me indica frustración con relación a mis responsabilidades familiares y las de mi pareja. Puedo tener la sensación de estar sobrecargado y de que mi cónyuge no hace lo bastante.

Debo expresar la ira que vivo y solicitar ayuda, si conviene, para evitar envenenarme con furúnculos.

Furúnculos vaginales

Cualquier furúnculo indica frustración no verbalizada. Si se manifiesta al nivel de mis órganos sexuales, ¿es posible que viva ira hacia mi cónyuge —o pareja sexual— y al modo en que la sexualidad está vivida? Por ejemplo, ¿puedo estar frustrado por la duración, la frecuencia y/o la intensidad de nuestras relaciones sexuales? Y si no tengo pareja en el momento en que aparecen los furúnculos, puedo vivir ira por el hecho de que no vivo mi sexualidad como quiero, por no tener cónyuge.

Cualquiera que sea mi situación, si tengo cónyuge, es importante que comunique mis necesidades, mi frustración, para que ambos aportemos los cambios necesarios a una sexualidad más completa. Si no tengo pareja, acepto mi situación presente como siendo la mejor de momento. Teniendo una actitud positiva, aumento mis probabilidades de encontrar a una persona con quien podré desarrollar una bella relación y que sabrá satisfacerme a todos los niveles.

Granos

La aparición ocasional de algunos granos denota impaciencia y también el hecho de que no se aceptan cambios en los planes, lo cual crea un poco de ira reprimida. Para saber en qué aspecto se vive esta impaciencia, es importante observar para qué sirve el lugar del cuerpo donde aparecen.

Los granos frecuentemente están relacionados con el acné. El acné suele estar localizado en ciertas partes del cuerpo (rostro, espalda, etc.), y los granos pueden hallarse en el conjunto del cuerpo. Son pequeñas bolsas encarnadas que pueden contener pus, según la infección. Tengo granos porque expreso impaciencia, quiero anticiparme a las cosas, y rápido.

Si se manifiesta la pus, estoy enfadado, hiervo en mi interior. Me siento contrariado y preocupado. Quizás vivo una pequeña tristeza interior y, en el caso de granos en el conjunto del cuerpo, un desánimo generalizado. Los granos en el rostro se vinculan a la individualidad. Es el mismo significado que el acné del rostro. Me rechazo, filtro las personas que pasan mis «barreras», quiero la paz sin que se me acerquen. ¡Tomo el tiempo antes de decir o hacer algo, recordándome que soy plenamente guiado!

Grieta

Las grietas son cortaduras dolorosas que se suelen encontrar en las manos y los pies. Vivo, probablemente, irritación pronunciada frente a alguien, algo o una situación.

Las grietas salen, sobre todo, en invierno, siendo causadas por el frío. Puedo tener la sensación de haber sido quemado vivo por una persona o situación, porque el frío intenso puede quemar tanto como el fuego. Si se trata de grietas en las manos, esto afecta más mi vida diaria; en cambio, si están en los pies, puede que tema lo que será de mí en el futuro.

Ictiosis o piel seca

La ictiosis o piel seca se caracteriza por un estado permanente de sequedad y piel que se desprende.

Toda forma de piel seca se relaciona con una actitud demasiado severa, no muy suave. La piel, que representa la personalidad que dejamos ver, nos da una buena indicación de lo que una persona quiere que los demás vean de ella. No quiere exponer su vulnerabilidad, su parte blanda.

Si sufres de ictiosis o piel seca, date cuenta de que tu cuerpo te dice que ahora puedes permitirte ser más amable contigo mismo y con los demás. No tienes que exhibir una cierta personalidad, obligándote con ello a controlarte en todo momento. Encuentra a alguien a quien admires, que se atreva a mostrar su dulzura, y observa que esta persona no se engaña ni engaña a los demás. Así te volverás menos rígido y te sentirás más vivo.

Impétigo

El impétigo es una enfermedad de la piel, de origen infeccioso. Se caracteriza por una costra amarillenta, poco adherida, con un aspecto parecido a la miel. Afecta a menudo a sujetos cuyas defensas orgánicas son débiles.

El impétigo afecta, sobre todo, a la persona que no se deja tocar mucho por los demás en el sentido afectivo. Quiere protegerse porque tiene miedo de que influyan demasiado en ella. Se vuelve rígida para evitar sentir.

Esta afección dérmica te indica que no tienes que protegerte de los demás y que puedes concederte el derecho de necesitarlos. Dejarte influenciar o tocar por los demás, es mejor para ti que cerrarte a ellos. No tienes por qué creer que la sensibilidad es un signo de debilidad y que eres incapaz de defenderte cuando sea necesario.

Lupus

El lupus es una enfermedad de la piel que afecta, principalmente, a las mujeres. Se caracteriza por manchas rojas que se escaman, localizadas, sobre todo, en la región del rostro. Es una afección tenaz y recurrente.

El lupus diseminado es más grave y puede afectar a cualquier órgano de manera periódica, con alternancias de actividad y remisión. A menudo se acompaña de fiebre, malestares, fatiga, anorexia y adelgazamiento. El lupus diseminado indica que la persona que lo padece se está autodestruyendo. No tiene razón para vivir. En lo más profundo de sí misma quiere vivir y tener una buena razón para hacerlo. Con frecuencia se deja dominar y no se afirma lo suficiente.

La palabra *lupus* significa 'lobo' en latín. ¿Es posible que te creas un lobo, es decir, una persona feroz para tus seres queridos y que te odies por ser así? Para tener una actitud tal de autodestrucción, debes haber tenido un inicio difícil en la vida, pero nunca es demasiado tarde para retractarte de tu decisión de que la vida no merece ser vivida.

Toma tiempo para dilucidar lo que quieres realmente y decídete a lograrlo. Un paso a la vez puede llevarte lejos. Si te diriges hacia lo que quieres, aun cuando sea despacio, encontrarás la razón de ser que buscas.

Manchas

La descripción corresponde a las manchas rojas en la piel que no crean problemas especiales, es decir, manchas que no duelen ni producen comezón.

Estas manchas pueden ser una indicación de que la persona se controla para mostrar una cierta personalidad, hasta el punto de sentirse atrapada en ese rol. Se esfuerza porque teme avergonzarse de no ser el ideal que creó. Pero llega un momento en el que es necesario salir de eso. Se debe observar sobre qué parte del cuerpo se sitúan estas manchas, averiguar su utilidad para saber en qué área se controla la persona.

En el caso de las personas que se ruborizan fácilmente en el cuello y la cara, la causa suele ser un sentimiento de miedo vivido repentinamente. Se trata, principalmente, del miedo a no responder a las expectativas de los demás, es decir, a no tener la personalidad deseada. A este tipo de persona le resulta difícil aceptarse tal como es.

Tu cuerpo te dice que te des cuenta de que creas un ideal difícil de alcanzar y que los demás, seguramente, no tienen tantas expectativas con respecto a ti. Te sugiero que lo compruebes con esas personas.

Melanoma maligno

El melanoma maligno también se llama cáncer de lunar. Se trata de un tumor, muy frecuentemente maligno, al nivel de la piel y que procede de las células que están encargadas de pigmentar esta (melanocitos).

El melanoma aparece en el lugar de mi cuerpo que puedo relacionar con un suceso en que me sentí ensuciado, manchado. Vuelvo a plantear mi integridad física. También puedo haber vivido un suceso en que me sentí arrancado de alguien o de algo que apreciaba mucho; las enfermedades de la piel frecuentemente están relacionadas con una separación. Aprendo a volver a poner amor en la situación que es la fuente de este melanoma. Aunque pudo ser muy difícil en el momento en que viví esto, acepto ver cuál elemento positivo o cuál sabiduría resultó de él.

Moretones

Los moretones llevan también el nombre de contusiones. Se trata de un cardenal de color rojo, azulado o negro, que se produce cuando me pego con un objeto duro que aplasta la piel. Esta contusión está relacionada con una expresión reprimida, un dolor mental o una angustia profunda que no verbalizo. Pueden sobrevenir en los momentos de gran fatiga cuando estoy descentrado. Me siento culpable por alguna razón, quiero castigarme, adopto la actitud de una víctima, carezco de resistencia a los acontecimientos de la vida (predisposición a las contusiones).

La vida me avisa, pues, instantáneamente de que golpeando este objeto, no me dirijo en la buena dirección (poco importa esta). Habitualmente, el objeto es inmóvil, aunque lo golpeo yendo hacia él en vez de lo contrario. Por lo tanto, me autocastigo. ¿Miro a dónde voy? ¿Me muevo con dulzura en la vida o tengo tendencia a actuar bruscamente? ¿Estoy bastante atento para seguir o demasiado débil y cansado por mis contusiones y heridas internas, que se manifiestan ahora en mi físico? ¿Tengo bastante calma interior?

Debo revisar mis posiciones para ser capaz de evitar los obstáculos que se presentan en mi camino. Debo tomar el control de mi vida. Es muy importante que elija y que asuma decisiones que están en armonía conmigo mismo y mi evolución.

Puntos negros

Los puntos negros son pequeñas protuberancias en la superficie de la piel, negras en su cumbre y causadas por una hipersecreción de sebo, una forma de grasa, en parte triglicéridos, que se forma, sobre todo, en la superficie de la epidermis. Son la expresión exterior de mi sentimiento interior de estar sucio, no limpio, y de no valer gran cosa, e indica que me desprecio.

Aprendo a amarme tal como soy y a estar orgulloso de mí; entonces, la tez de mi rostro —en donde suelen hallarse los puntos negros— se volverá brillante.

Psoriasis

La psoriasis consiste en una superproducción de células cutáneas, creando un amontonamiento de células muertas, una piel más espesa, placas rojas gruesas o en gotas y que están cubiertas de fragmentos de sustancias córneas blanquinosas.

Suelo ser hipersensible y tengo una gran necesidad de amor y cariño que no está colmada, recordándome quizás otro período difícil de mi vida. En ese momento, tengo probablemente un gran sentimiento de abandono o de estar separado de alguien o de algo que quería mucho. Porque la psoriasis implica que hubo doble separación, es decir, frecuentemente frente a dos personas diferentes. Podría ser que me hayan separado de mis dos padres cuando era niño. La piel está afectada porque, para mí, siendo niño, lo que más necesito es el contacto físico con mis padres o con cualquier otra persona a quien amo y con quien me siento próximo. La doble separación puede ser con mi madre y con uno de mis hermanos o hermanas, o con mi cónyuge y un proyecto de trabajo («mi bebé»), o cualquier otra combinación que implique una separación con dos personas o dos situaciones que amo. El hecho de estar o de sentirme separado me impide tener este contacto, sobre todo con relación al tacto y, por lo tanto, mi piel, esas personas a quienes amo. Habrá aparición de la psoriasis. Ahora, tengo tanto miedo de estar herido que quiero guardar cierta distancia entre los demás y yo.

La psoriasis es una manera que tiene mi cuerpo de protegerse contra un exceso de acercamiento físico y de protegerse contra mi vulnerabilidad. Vivo un conflicto interior entre mis necesidades de acercamiento y mi miedo, el cual me hace poner distancias.

Debo, pues, liberarme de ciertos patrones mentales (esquema de pensamiento que hace que se repitan acontecimientos en mi vida) y actitudes que se han acumulado y que ahora ya no tienen razón de ser.

Queratosis

En la queratosis, la capa superficial de la piel se vuelve más espesa. En la piel, esto puede representar una superficie rojiza, rugosa, pudiendo formar costra. La piel es la unión entre el mundo exterior y el interior; por lo tanto, puedo tener tantos miedos que, en mi entorno, siento la necesidad de protegerme formando una barrera más espesa. El color rojizo me indica frustración reprimida frente a lo que vivo. El lugar en donde se forma la queratosis, los brazos, los muslos, el rostro, las manos o la cabeza, me indica cuál aspecto de mi vida necesito proteger. Puedo mandar pensamientos de amor en mi cuerpo en el lugar donde se forma la queratosis para integrar la toma de conciencia que debo hacer. La confianza frente a la vida aumentará en mí y podré hallar la flexibilidad.

Tú tienes el poder de sanarte, busca la emoción oculta en sesión.

Sabañones

Los sabañones son zonas rojas causadas por el frío que se hallan en las extremidades, tales como las orejas, las manos, los pies. Estas zonas rojo morado son gruesas, frías y a veces muy dolorosas. Los sabañones constituyen a veces pequeñas ampollas de agua en la superficie de la piel. La vida me quema, y helé mis reacciones.

Cuando el sabañón se halla en las manos y en los talones, esto me permite moverme más despacio. Me impido experimentar. Por otra parte, me engancho a situaciones y no veo nada más. Físicamente, doy la sensación de ser un atrevido cuando, interiormente, me siento vacío, agotado. Ya no tengo gusto de adelantar y se para o inmoviliza mi gusto de vivir. Incluso me pregunto por qué vivo. En vez de solo ver los aspectos negativos de mis experiencias, acepto soltar el pasado y abrirme a la vida. Cuando me abro a la vida, estoy otra vez en medida de ver todo el amor que me rodea y vivir en armonía con lo que soy y con mi entorno.

Sarna

La sarna es una enfermedad cutánea causada por parásitos, caracterizada por comezones. ¿Qué es lo que me come al punto de suscitar tanta impaciencia e irritación? ¿Hay una situación en mi vida que deseo ver cambiar desde hace algún tiempo sin que nada ocurra? Quizás las cosas no suceden tal y como deseo y a la velocidad que quiero. Me dejo molestar, infectar por una persona, una cosa o situación y me interesa soltar y no querer controlarlo todo en mi vida. Mira dónde se sitúa la sarna, en qué parte del cuerpo, para descubrir la fuente de mi dolencia.

Debo dejar la vida fluir y decirme que hay un momento para todo. Tengo fe en que todo está en su lugar y en armonía.

Urticaria

La urticaria se caracteriza por la aparición de placas rojas en diferentes partes del cuerpo. Estas, ligeramente bombeadas, provocan comezones vivas. La urticaria procede, según el caso, de una intoxicación alimentaria, vinculada con la toma de ciertos medicamentos u otras sustancias, pero este estado puede agravarse con el estrés y las tensiones.

Si padezco urticaria, soy una persona que vivo mucho rechazo. No me gusta el ser que soy y mi temor de estar herido es tan fuerte que, para ser amado, hago las cosas en función de lo que la gente espera de mí. Mi miedo de ser rechazado se concretiza, ya que me rechazo a mí mismo. Mi piel estropeada por estas placas rojas me hace sentir feo e indeseable. Soy como una bestia marcada con hierro incandescente; soy dependiente de mi propietario. Ya que vivo en función de los demás, me impido hacer cosas para mí, no me atrevo a realizar nuevos proyectos, lo cual aumenta mi sentimiento de impotencia.

Elijo ser el dueño de mi vida, me vuelvo la persona más importante para mí. Adelanto y me hago confianza.

Verrugas

Una verruga es un tumor cutáneo benigno que se presenta en forma de excrecencia saliente. Debido al hecho de que la verruga se presenta en el exterior del cuerpo y disminuye su belleza, la persona afectada cree en la fealdad. Se considera fea en el área ligada a la parte del cuerpo donde aparece la verruga. También es el tipo de persona que se abalanza hacia alguien o hacia algo para defenderse o protegerse.

Las verrugas son una infección viral de la piel que causa un exceso en la producción de células, creando una masa dura e indolora (tumor benigno). Esta masa es el cúmulo de barreras que erijo en mi camino. Barreras de penas, rencores, vinculados a ciertas facetas mías que me parecen feas y detestables, provocando un sentimiento de culpabilidad. Si, por ejemplo, tengo verrugas en el dorso de mis manos, me juzgo muy severamente con relación a mi letra y a la de los demás. La aparición de verrugas colma un vacío afectivo. Considero que no merezco nada mejor que esta cosa fea. Si pienso que soy feo, mi cuerpo se volverá feo, simplemente es el reflejo de mis actitudes interiores. Si tengo vergüenza de lo que hago, o bien si deseo algo, pero creo que no me lo merezco, es posible que aparezcan verrugas. Es importante ir a ver en qué parte del cuerpo ha nacido la verruga, para conocer el aspecto de mi cuerpo o de mi vida que está afectado.

Aceptando lo que soy, un ser digno de amor, ya no necesitaré verrugas para recordármelo, y desaparecerán.

Vitiligo

Es una despigmentación de la piel, la cual se considera como la más frecuente. Así, mi piel se vuelve blanca en ciertos lugares de mi cuerpo y por placas. Esto puede producirse en cualquier parte del cuerpo, incluidos el rostro y las manos. Puedo estar afectado si no me siento relacionado con las cosas o las personas que me rodean. Tengo la sensación de no tener identidad. No tengo el sentimiento de pertenecer a mi familia, a mi comunidad, a mis compañeros de trabajo o a mi barrio, pueblo, ciudad, etc. Tendré la sensación de haber sido manchado, lo cual puede representar un sentimiento de impureza; querré que esta mancha desaparezca y, en vez de una mancha oscura, me encontraré con una mancha blanca. Esto puede estar vinculado a un sentimiento de querer desaparecer o volverme transparente para pasar desapercibido.

Puedo haber vivido una o diversas experiencias sexuales en las cuales desta-cara este sentimiento de mancha. Así, puedo tener la sensación de que se me ha separado de uno o de varios seres queridos, y esto me parece feo. Puedo haber tenido la sensación de haber sido incapaz de parar o impedir esta separación. Por lo tanto, voy a culpabilizar y desvalorizarme, sintiéndome manchado, sucio con relación a esta situación. El lugar particular del cuerpo que está afectado me indica qué aspecto de mí está relacionado. Tomo conciencia de la importancia de mi vida.

CONFLICTO EMOCIONAL DE LAS PIERNAS

La pierna es el segmento de la extremidad inferior comprendido entre la rodilla y el tobillo. El dolor se manifiesta, generalmente, durante la marcha o estando en pie.

Las piernas me transportan hacia delante o hacia atrás, me dan una dirección propia, estabilidad, solidez y una base firme. Representan, pues, mi capacidad de adelantar en la vida, de ir hacia delante. Mis piernas me permiten ir o no ir al encuentro de la gente, acercarme o apartarme de ella. Mis piernas reflejan, pues, todos los sentimientos que puedo vivir con relación al movimiento y a la dirección por tomar, y representan así todo el campo de las relaciones con mi entorno.

Piernas débiles me indican que hay poca energía que circula en estas, lo cual denota en mí una falta de seguridad, una incapacidad para quedarme de pie y a estar fuerte delante de cierta situación o cierta persona. Entonces, tengo tendencia a ser dependiente de los demás. Busco mi apoyo y mi motivación en los demás, en vez de hallarlos en mi interior. El grosor de las piernas me da también informaciones: si tengo piernas pequeñas, tengo más dificultad para conectar con el mundo físico, material, y me gustaría más delegar las responsabilidades que están vinculadas a ello en vez de asumirlas; al contrario, si tengo piernas gordas, estas soportan un peso excesivo, las responsabilidades que decidí tomar —sobre todo, en el plano material—, y no solo las mías, sino las de los demás, que a veces acepté por obligación.

Es evidente que sin piernas es imposible impulsarnos hacia delante para caminar o para correr. El dolor en la pierna tiene una relación directa con nuestra forma de hacer frente al futuro, con nuestra capacidad de impulsarnos y avanzar en la vida. Indica los temores que se experimentan en este aspecto, el miedo a arriesgarse a algo nuevo o a realizar acciones que nos lleven hacia la meta actual. Puede estar relacionado con un nuevo trabajo o con el ser amado.

Por otro lado, si la pierna duele, sobre todo, en posición de reposo, el mensaje indica que esta persona no se permite detenerse el tiempo suficiente como para prepararse para un nuevo destino.

Si la pierna te duele durante el movimiento, el mensaje es preciso: tu cuerpo te dice que reflexionar demasiado antes de avanzar no te beneficia. Esta reflexión prolongada o tu indecisión provienen de tus temores. Estos últimos, aunque pretendan ayudarte a no cometer errores, te impiden vivir una o algunas experiencias que necesitas en este momento. Desarrolla más confianza en ti y en el universo, lo cual te dará el aliento necesario para pasar a la acción.

Si, por el contrario, el dolor de pierna se produce solo en estado de reposo, eres del tipo de persona que quiere ir demasiado rápido y hacer mucho. Tu cuerpo te dice que dejes de creer que si descansas un momento serás considerado perezoso o ingrato.

Parte inferior

La parte inferior de mis piernas se halla al nivel de la pantorrilla, la cual está sostenida por los huesos de la tibia y del peroné. Las pantorrillas me permiten avanzar. Representan una protección relacionada con mi pasado mientras adelanto en la vida. Si me duele o si tengo rampas en las pantorrillas, debo frenar mi ritmo. ¿Quiero parar ciertos acontecimientos que me esperan o me dan miedo? ¿Tengo la sensación de que se atropellan los acontecimientos, que todo va demasiado deprisa? Mi cuerpo me dice que puedo tener confianza en el porvenir y que la vida se cuida de mí.

Parte superior

La parte superior de mis piernas, a la altura del muslo, que está llevado por el hueso del fémur, refleja mi tendencia a retener cosas, más frecuentemente vinculadas a mi pasado. Si vuelvo a vivir constantemente el pasado o si vivo culpabilidad frente a ciertos acontecimientos, esto tendrá por efecto que se irá almacenando en mis muslos, y estos engordarán. También puedo haber guardado rencor o amargura. Es como si mi pasado me retuviese hacia atrás y me impidiera ir hacia delante. Mis heridas y mis traumatismos me hacen «arrastrar la pierna». Piernas gordas pueden significar que almaceno demasiado —en el plano material, emocional e intelectual—, que guardo cosas para «el caso en que…», por inseguridad, por miedo a carecer de algo o de alguien. Hago reservas en previsión de una hambruna posible, pero frecuentemente sin fundamento. Es bueno que haga limpieza para guardar solo lo que es beneficioso para mí.

CONFLICTO EMOCIONAL DE LOS PIES

Gracias a mis pies, me desplazo en el camino de la vida. Mi cerebro es la central de mando de mis pies. La reflexología nos informa que todo nuestro cuerpo está repartido en la superficie de nuestros pies. Por lo tanto, todos los problemas que puedo vincular a mis pies me permiten saber cuál lugar de mi cuerpo me está hablando. Un problema vinculado con mis pies me indica un conflicto entre la dirección y el movimiento que tomo, y manifiesta mi necesidad de más estabilidad y seguridad en mi vida. El futuro y todos sus imprevistos me dan miedo. Cuando me duelen los pies, debo ralentizar el paso. ¿Se debe al aburrimiento o al desánimo frente a todas las responsabilidades y frente a todas las cosas que debo hacer y que me parecen imposibles de realizar? O, al contrario, ¿puede que vaya a trescientos kilómetros por hora y mi cuerpo me pide ir más despacio antes de «tener un accidente»? Una rampa en el pie izquierdo o en el pie derecho me indica a qué nivel se sitúa la duda o el rechazo de adelantar, o bien cuál es la dirección que me asusta coger. ¿El bloqueo está dentro de mí o fuera? Debo tomar posición en una situación dada y puedo tener miedo de «perder pie» y no saber «en qué pie he de bailar». Este problema también puede indicar que la persona tiene la impresión de estar parada siempre en el mismo lugar, de no avanzar. Además, puede ser una persona a la que le gustaría huir y no está suficientemente arraigada en la tierra o en el mundo físico. Se aísla de la realidad material a causa de sus temores. También puede producirse dolor en el pie en una persona que tiene miedo de que la pongan de patitas en la calle, es decir, que la cesen en sus funciones.

Si los pies duelen más durante el reposo que en la actividad, indica que la persona no se permite detenerse a descansar. Quiere ir demasiado rápido o hacer demasiado para lograr sus metas. Se valora mucho por sus acciones.

Tener problemas en ellos significa que la persona no encuentra los medios necesarios para avanzar, ya sea que sienta demasiados miedos, que se deje detener por los demás o que sienta que la detienen. No está segura con respecto a la dirección a seguir.

Los pies son la parte de tu cuerpo que está en contacto directo con la tierra, y, simbólicamente, esta representa a nuestra madre. Todo problema en los pies te dice que te mantengas bien arraigado a la realidad del aquí y ahora, teniendo más confianza en el universo y en tu intuición. Corre, vuela, no dudes en tomar los medios que consideres necesarios para avanzar. No te dejes pisar por nadie. Esto te dará la ocasión de vivir experiencias diferentes y de descubrir tus talentos ocultos. Siéntete sostenido y la vida te sostendrá.

Los problemas en los pies son numerosos. Un pie llano me indica una columna vertebral muy recta, muy rígida, y, por lo tanto, tengo una estructura menos flexible. Ya que no hay ningún espacio entre todo mi pie y la tierra en la cual ando, esto demuestra que mis fronteras personales están mal dibujadas. Me siento, pues, vulnerable y, para protegerme, «sobrevolaré» la superficie de las cosas en vez de crear un contacto más profundo y agarrar raíz adecuadamente, tanto en una relación afectiva como en un trabajo o en cualquier otro campo. Esto también tiene por consecuencia que mi trabajo estará entremezclado con mi vida privada, ambas solapándose, poco importa lo que suceda y en detrimento del resto de mis relaciones.

Al contrario, si tengo el puente del pie alto, esto me revela que tengo un desplazamiento más pesado y una columna vertebral muy cargada. Esto revela también que claramente separé mi vida pública de mi vida privada. Esto me lleva a estar apartado y silencioso, teniendo dificultad en iniciar una comunicación y anticiparme a los demás. Un freno a mis emociones frente a la dirección que he de tomar en mi vida se traducirá en unos pies hinchados, y el exceso de estas emociones que se liberan se traducirá en transpiración. Los pies fríos me llevan a cuestionarme sobre mis relaciones con mi madre y ver lo que puede llevarme a tener los pies fríos, incluso helados. Muy sencillamente, puede tratarse de mis relaciones con ella, que encuentro distantes y frías. Por lo tanto, debo amar mis pies porque son ellos los que llevan todo mi ser en el camino de la vida. Cuanto más los amo y los acepto, más fácil será el trabajo que cumplan.

- Dedo gordo del pie: Lo que quiero, en contra o a pesar de mi madre real/dedo derecho, madre simbólica, autoridad femenina/dedo izquierdo.
- Dedo 2: Conflicto con la autoridad que tengo sobre mi vida. ¿Qué relación tengo con mis colaterales? ¿Qué siento que me impiden hacer?
- Dedo 3: Necesidad de obtener placer, amor, contención.
- Dedo 4: Rencor y dolor relacionado con la madre real o simbólica. «Nunca me sentí realmente unido a…». «Debo protegerme de…».
- Dedo 5: Necesidad de escucharme a mí mismo. Tengo un problema en mi territorio.

Si el problema son callosidades, el conflicto será de protección sobre el significado que tenga cada dedo.

Callosidades o callos en los pies

Voy hacia delante con mis pies, pero algo me dice que hay algo que rasca un poco… Es la callosidad, este pequeño bulto que me indica una actitud de aprensión en mi vida presente. Es el temor a andar hacia lo desconocido con confianza porque no consigo quedar natural, haciendo las cosas simplemente. A mí me cuesta ir hacia delante. Me lanzo hacia el futuro, pero dudo y empujo demasiado o quizás no lo suficiente. Busco primero la causa. ¿Qué es lo que me hace vivir esto? ¿La tristeza y la pena, el temor a no tener éxito? Naturalmente, puedo reducir el grosor de mis callos, pero es insuficiente si no trabajo con la verdadera causa.

Acepto ver lo que me molesta a este punto y me impide ir hacia delante. Así estaré más de acuerdo con la vida. Mi confianza en el porvenir solo será mayor.

Juanetes

El origen emocional del *hallux valgus*, juanete o callo está relacionado con la imposición de la madre, las obligaciones que se tienen con la madre o que esta impone.

El sentido de esta reacción del cuerpo es brindar una protección en la zona; en este caso, los pies o dedos de los pies. «Me protejo de…». Indican emociones de rechazo hacia la madre, ya sea porque esta impone su fuerza, desvaloriza, obliga o porque no quiero parecerme a ella. «Quiero alejarme de mamá, pero no puedo».

Las personas con juanetes se sienten bajo el control de la madre o bien se obligan como madres. Hay que recordar que puede ser con relación a la madre biológica, a mi función como madre (no quiero ser madre, lo sería por obligación) o a una madre simbólica (abuela, niñera).

También puede estar relacionado con querer alejarse de algo (trabajo, pareja, amigos, situación…), pero se impone quedarse, muchas veces por no dejar la zona de confort. Esto último ocurre porque esas personas viven muy separadas de la fuente de la vida, de la propia esencia del ser, prácticamente no son nada espirituales. Si soy una persona que tengo juanetes, debo ser consciente de que le doy más prioridad a una vida materialista, a una vida de reconocimiento, actúo desde el ego y no desde la bondad, desde el altruismo, desde el amor.

Micosis o pie de atleta

La micosis aparece bajo forma de comezón. Una piel con costra y hendida indica que mi mental está irritado o contrariado, que me siento limitado o incapaz de andar del modo que quisiera y con relación a lo que me espera en el porvenir. Tengo dificultad para aceptarme tal como soy y quisiera tener la aceptación y la adoración de la gente que me rodea, igual que el atleta que tiene éxito y es adorado.

Esto me produce estrés y un dolor interno. La irritación de los dedos de los pies está vinculada con los detalles y las direcciones de mi vida futura, con lo abstracto y los conceptos energéticos. Son miedos y una falta de comprensión. Puedo visualizarme en un camino en el cual es agradable andar y en el cual me siento en total seguridad. Esto me ayudará a soltar los miedos y me aportará más armonía en la vida.

CONFLICTO EMOCIONAL DE LOS PIOJOS

Los piojos son parásitos que invaden. Reflejan la percepción de creernos invadidos por la familia, desprotegidos.

Los parásitos son organismos animales o vegetales que viven, de manera permanente o temporal, a expensas de otra especie viviente, sin destruirlo. Se dice que la gran mayoría de los seres humanos tienen parásitos en diversos grados, de una manera más o menos dañina. Es interesante observar que llamamos parásito a un humano que vive a expensas de otro, cuando podría él mismo satisfacer sus necesidades. La persona que tiene parásitos se deja parasitar por los demás y, sobre todo, por sus pensamientos y su forma de vivir.

Los niños tienen muchos de ellos porque se dejan invadir demasiado por el mundo adulto. Se sienten obligados a esforzarse en no ser ellos mismos para que los adultos los quieran. También sucede con frecuencia que una persona atrapa parásitos durante un viaje a otro país. Cuantos más de estos organismos tiene una persona, más mensajes recibe de que les da demasiada importancia a los detalles que no la tienen y que la invaden y ocupan demasiado espacio.

Gracias a estos parásitos, tu cuerpo te dice que nadie puede «parasitarte» si tú no se lo permites. Solo tú puedes dejarte invadir. No necesitas esforzarte para ser otra persona, creyendo que así te querrán más. Tienes todo lo necesario para ser una persona digna de ser amada y aceptada. Respétate y los demás te respetarán. No dejes entrar ningún pensamiento o creencia inútil, del mismo modo que no dejarías entrar a cualquiera en tu casa.

CONFLICTO EMOCIONAL DE LA PIORREA

La piorrea es una enfermedad periodontal que también recibe el nombre de periodontitis. Tiene su origen en la placa bacteriana que se va acumulando entre los dientes y destruyendo la encía.

Las encías sirven de soporte a los dientes, a la solidez de estos, y su estado depende mucho del estado de las encías. Un dolor en las encías puede estar vinculado a una decisión que hubiese tenido que tomar hace ya mucho tiempo y que aplacé para más tarde, teniendo miedo de las consecuencias que esta decisión pudiese tener en mi vida, o bien se trata de una decisión que ya he tomado pero que no ejecuto. Estoy en un estado pasivo de miedo, inseguridad, incertidumbre frente a mi porvenir. Si, además, sangran mis encías, tengo una pérdida de alegría con relación a estas decisiones frente a las cuales me siento estirado, atormentado. Unas encías sensibles manifiestan mi gran sensibilidad emocional y mi vulnerabilidad porque necesito mucho amor y tengo la sensación de no recibirlo, o bien tengo miedo de perderlo. Necesito afirmarme y tener más confianza en mí, porque las encías soportan los dientes y estas se refieren a las decisiones. Aprendo a confiar en las decisiones que tomo y confiar también en la vida, que me trae todo lo que necesito. Así me vuelvo más yo mismo y aprendo a afirmarme libremente.

CONFLICTO EMOCIONAL DE LA PITUITARIA (PROBLEMAS EN LA GLÁNDULA)

La glándula pituitaria es una glándula endocrina situada debajo del cerebro, por debajo del hipotálamo, y que, secretando las estimulinas que actúan sobre otras glándulas endocrinas, juega un papel mayor en la regulación de las secreciones hormonales. Actúa, pues, como gran maestra con relación a las demás glándulas del cuerpo. Juega un papel de jefe de orquesta. Su buen funcionamiento ayuda al equilibrio de mis facetas racional e intuitiva. Si se manifiesta un desequilibrio o si se «sobrecalienta» mi lado racional sin que deje lugar a mis aspectos intuitivo, creativo y emocional, también mi lado intuitivo, mis dones psíquicos se «sobrecalientan» a su vez, porque quiero ir demasiado deprisa, tomando clases, leyendo todo tipo de libros, ensayando todo tipo de técnicas, etc., y creo un desequilibrio porque mi cuerpo físico no puede soportar todos los cambios interiores que se producen.

Ya que la glándula pituitaria controla el buen funcionamiento de mi organismo, me aseguro de que mi cuerpo y mi mente están en equilibrio, evitando los excesos, y me aseguro del dominio de mis pensamientos y de mis emociones. Si mi hipófisis está afectada por un tumor, puedo vivir un sentimiento profundo de impotencia, teniendo la impresión de no ser capaz de alcanzar los objetivos que me había fijado. En sentido figurado, es como si alargase el brazo para alcanzar la manzana que está en el árbol, pero no lo consigo. El obstáculo puede ser físico o emocional. Tengo la sensación de ser demasiado pequeño —en sentido literal o figurado— para alcanzar el objetivo y puedo tener miedo de los medios que deba utilizar para conseguir mis propósitos. ¿Cómo puedo alzarme hasta la cumbre?

Tomo conciencia de que los objetivos que me he fijado quizás son demasiado altos. Aprendo a ser comprensivo y paciente hacia mí mismo, sabiendo que hago siempre lo posible y que quiero lo que está mejor para mí y para los demás. Siendo verdadero, siempre estaré orgulloso de mí, cualesquiera que sean mis realizaciones.

CONFLICTO EMOCIONAL DE LOS PÓLIPOS

El pólipo es un tumor benigno que se desarrolla a partir de una mucosa, por ejemplo, una mucosa bucal, nasal, vesícula intestinal y uterina. La excrecencia que resulta es un signo físico para revelarme que hay una persona o una situación en mi vida que me molesta y que quisiera evitar o huir, pero me resulta imposible. Al contrario, me siento agarrado, pillado y no puedo sustraerme. Tengo emociones que se solidifican en mí.

Para mí, sería ventajoso aceptar que algo o alguien me molesta y preguntarme: «¿Qué es lo que debo aprender en todo esto? ¿De qué modo quisiera sentirme más libre?». Debo enfrentarme a mis responsabilidades, porque lo que pienso los forma.

CONFLICTO EMOCIONAL DE PROCRASTINAR
O POSTERGAR

Es un trastorno del comportamiento que se origina inconscientemente de un miedo al cambio, miedo a romper la rutina, miedo a cambiar lo que nos gusta hacer, miedo a alterar los horarios. Terror a salir de nuestra zona de confort. Automáticamente, se produce en el inconsciente una desmotivación, una falta de voluntad absoluta, y somos capaces de inventar todo tipo de pretextos para no hacer lo que debemos hacer, aun sabiendo que finalmente lo haremos. Lo peligroso de postergar, evadir o procrastinar es que comúnmente nos lleva a tomar adicciones que justifiquen nuestra falta de tiempo para hacer lo que debemos hacer: ver la televisión como autómata, navegar horas y horas en Facebook o YouTube, llamar a quien sea y entretenernos hablando de tonterías… Todo lo que pueda servirnos para postergar es bienvenido por nuestra mente evasiva para poder decir «no tuve tiempo», «no pude hacerlo», «se me olvidó». Procrastinar no es un problema de salud como tal, sí lo es de comportamiento, de falta de fuerza, valor y autoestima; claramente, generado por una educación, un ambiente familiar y una vida social determinados.

¿Qué puedo hacer para dejar de postergar?

Tener una conversación honesta con nosotros mismos. El primer paso consiste en contestarnos por escrito las siguientes preguntas cada vez que sintamos que estamos procrastinando: «¿En qué consiste la tarea? ¿Tengo ganas de hacerla? ¿Qué sentimientos me produce? ¿Qué preferiría hacer? ¿Qué es lo peor que puede pasar? ¿Qué error puedo cometer? ¿Beneficios por hacer la tarea? ¿Riesgos por no hacerla? ¿Tareas parciales? ¿Delegable?».

Es notable cómo este sencillo método, que no suele quitarnos más de unos minutos, hace que nos sea posible comenzar a hacer lo que veníamos posponiendo desde hace tiempo. Para no olvidarnos estas preguntas y tenerlas siempre a mano, se recomienda anotarlas en una tarjeta y guardarlas en la cartera, ponerlas en la nevera, en cualquier lugar que podamos ver con asiduidad. De otro modo, la acción de ir a buscar las preguntas será objeto de procrastinación. Al dorso de la nota, sugiero poner otra pregunta más: «¿Cómo me siento luego de haber hecho la tarea?». Contestar esto nos permitirá ver la diferencia de estados de ánimo antes y después. Muchas veces constataremos que las emociones que teníamos antes de la tarea eran exageradas o injustificadas.

Este método es el primer paso contra la procrastinación, que suele ser el más difícil. Funciona y es sencillo de aplicar, incluso para los procrastinadores más duros, debido a que nos permite conectar mejor nuestras emociones con nuestra razón y podemos pasar luego a la acción con menos esfuerzo y sufrimiento.

CONFLICTO EMOCIONAL DEL PROLAPSO

El prolapso indica un desplazamiento patológico de un órgano hacia abajo, vinculado con la soltura de los elementos que lo mantenían en su sitio. Es frecuente en el caso de la próstata, útero, vagina, recto, uréter o vejiga. Vivo, entonces, una gran dejadez, un abandono, una falta de control. ¿Los músculos se debilitan porque mi nivel de energía es tan bajo que no puede mantener la elasticidad del órgano? Estoy cansado, vivo una desesperación interior inmensa, siendo vinculada esta, más particularmente, al aspecto de mi vida que está representado por el órgano afectado.

Es importante que encuentre los medios de retomar mi vida y que esté activo. Puedo buscar lo que amo verdaderamente, bien sea el arte, el deporte o un pasatiempo, para volver a darme vitalidad y el gusto de vivir.

CONFLICTO EMOCIONAL DE LA PRÓSTATA

La próstata es una glándula anexa al aparato genital del hombre, que se encuentra situada alrededor de la uretra y debajo de la vejiga. Esta secreta un líquido que constituye la mayor parte del esperma. Su función es diluir el líquido espermático muy espeso, nutrir y proteger a los espermatozoides y asegurar su activación.

Esta glándula es el enlace entre el cuerpo humano y el centro de energía sacro, la energía del poder de crear. Los problemas de la próstata son mucho más frecuentes después de los cincuenta años. Le indican a quien los sufre que deja que le moleste una situación en la cual siente impotencia, una situación que no puede controlar a su antojo. Se cansa de la vida. Estos problemas le indican que no puede controlarlo todo en la vida y que a veces el universo nos envía situaciones que nos ayudan a soltarnos con el fin de crear otra cosa mejor. Cuando el hombre experimenta un sentimiento de impotencia, al mismo tiempo su libido disminuye. Esta disminución es simplemente un reflejo de lo que sucede en su interior.

Tu problema de próstata tiene como finalidad ayudarte a restablecer contacto con tu poder de crear tu vida. Deja de creer que porque envejeces eres menos poderoso y menos capaz de crear. Es cierto que el cuerpo se deteriora con el tiempo y ello es natural. Sin embargo, esta es la ocasión ideal para que utilices todas las fuerzas emocionales y mentales que has adquirido con el paso de los años y crees otra cosa, permitiendo que los más jóvenes te ayuden físicamente. Debes dejar de creer que porque decides delegar, pierdes valor. Al contrario, eso se llama sabiduría.

CONFLICTO EMOCIONAL DEL PUBIS

El pubis es una pieza ósea que forma la parte anterior del hueso iliaco, el hueso ancho y llano que forma la pelvis. Sirve para proteger naturalmente los órganos genitales. Varios músculos del abdomen y del muslo se insertan en este lugar, y a veces se puede producir tendinitis que representa un disgusto vinculado con mi sexualidad, y entre lo que quiero y lo que vivo. Una fractura a este nivel implica un miedo mayor o culpabilidad en las acciones que hago, o no hago, referente a mi sexualidad. Puedo tener la sensación de que mi resultado óptimo deja que desear. Acepto aprender a reconocer mis verdaderas necesidades sexuales para permitirme desarrollarme más en lo que soy.

CONFLICTO EMOCIONAL DE LA PSICOSIS

La psicosis es una afección mental que perturba gravemente la personalidad y que se caracteriza por síntomas que revelan trastornos de conducta importantes. El sujeto psicótico es prisionero de un universo accesible solo a él y sufre un estado más o menos acentuado de despersonalización. Pueden acompañar a las psicosis diferentes tipos de alucinaciones o delirios.

Esta afección mental se produce en una persona que no está en contacto con su «yo soy». He podido observar que muchas personas que padecen diferentes formas de psicosis sienten ira hacia su progenitor del sexo opuesto. Sufren desde su infancia al no haber sido reconocidos por ese padre o esa madre por lo que eran, e intentan ser otra persona para que se les reconozca. La psicosis se produce cuando la persona llega a su límite mental por no ser ella misma. Desea tanto ser otras personas que pierde por completo el contacto con su ser. En general, la persona psicótica rechaza la ayuda porque prefiere hacer a los demás responsables de su desgracia, en especial a personas del sexo opuesto.

Si padeces psicosis o tienes tendencias psicóticas, debes darte cuenta de una vez por todas de que tú eres el único que puede restablecer el contacto con lo que eres. Cualesquiera que sean los sufrimientos vividos durante tu infancia, nunca es demasiado tarde para librarse de ellos.

Si lees esta descripción para otra persona, debes saber que no puedes resolver este problema por ella, aunque tengas las mejores intenciones del mundo. Puedes sugerirle que lea este texto, pero sin insistir. Por otro lado, puede ser muy beneficioso que le hables del amor y la animes a participar en Bioterapia El Despertar para resolver el conflicto. Es preferible que quien ayude a la persona psicótica sea una persona del mismo sexo, sobre todo si se trata de un caso avanzado.

Cada caso es único, no basta con conocer cuál es la emoción inconsciente que genera el problema. Hay que realizar un trabajo interior serio y profundo. En la sesión de bioterapia, se realizan preguntas puntuales sobre tu historia y así se encuentra la raíz del conflicto, de lo que originó lo que vives actualmente.

Bipolaridad

Trastorno bipolar. Médicamente decimos que es la psicosis maníaco depresiva. Se trata de una sucesión de impulsos maníacos que alternan con impulsos depresivos, intercalando períodos de normalidad. El paciente no tiene consciencia del carácter patológico de su comportamiento y va entrando de a poco en una alteración del contacto con la realidad.

- Los momentos depresivos tienen algunas características como sentimiento de tristeza, melancolía «de no sé qué», fuerte culpabilidad, ideas de incurabilidad, pensamientos suicidas. La persona se recluye, se mete en la cama, no quiere salir y a veces ni comer, está a oscuras y a veces ni se baña.

- Los momentos de manía se caracterizan por gran euforia, exaltación del humor, hiperactividad, vuelve el apetito casi voraz, insomnio. La persona genera encuentros y salidas solo o con amigos o amigas, parece que vive como si en serio fuera el fin del mundo o el último día de su vida, a *full*.

Si presento un trastorno maníaco depresivo, quiere decir que estoy viviendo simultáneamente dos problemas emocionales muy graves que necesariamente me ponen en conflicto.

En muchas ocasiones, se ha comprobado que los padres de estos niños suelen ser demasiado pasivos, fieles, tranquilos, y la mamá muy dura, fuerte, dominante. Por lo que el padre siempre es visto más como amigo o hermano que como padre. Con falta de límites, llegan a ser muy agresivos, al punto de internación, de ahí el diagnóstico, bipolar.

En la niñez se produce el patrón «mamá dice una cosa y papá otra», que luego se proyectará en un doble conflicto que lo dispara. Ejemplos: mis padres se divorcian, los quiero por igual, pero debo elegir entre mi padre o mi madre; mi padre murió hoy en un grave accidente y hoy perdí a mi bebé; mi marido me abandonó y yo le iba a decir que tengo cáncer terminal.

Paranoia

El comportamiento paranoico puede considerarse como un síndrome que nace de un sentimiento de inferioridad, teniendo el valor de una protesta, compensación, revancha o castigo. La paranoia se define como una psicosis caracterizada por la sobreestima de sí, la desconfianza, la susceptibilidad, la rigidez psíquica, la agresividad y provoca un delirio de persecución.

Sin embargo, si soy paranoico, sigo conservando mis capacidades intelectuales. La persona afectada de paranoia tiene obsesiones, ideas fijas, en las cuales se concentra toda su atención. Si estoy afectado de paranoia, me siento víctima de todo lo que me sucede y estoy constantemente a la defensiva. Mis heridas emocionales, mi gran sensibilidad, los miedos que me habitan y mis pesares, particularmente frente a mis experiencias, que juzgo como fracasos, al no haber recibido todo el éxito que había esperado, todo esto me lleva a huir y cortarme de una realidad con la cual me es difícil transigir.

Debo tomar conciencia de que mis pensamientos negativos obsesivos son nefastos para mí y que tengo interés en asumir cada vez más mis responsabilidades frente a mi vida, siendo capaz de crear esta como lo deseo.

CONFLICTO EMOCIONAL DE LA PTOSIS

La ptosis es una anomalía en la posición de un órgano, el cual se encuentra más bajo de lo que debería estar normalmente. Esta definición es válida solo si esta posición crea un problema físico. Si dicha posición es de nacimiento y no ocasiona ningún inconveniente, ello quiere decir que es la posición natural del órgano en esa persona, aunque la medicina la considere anormal.

El mensaje del cuerpo variará según el órgano afectado de ptosis. Si tomamos el ejemplo de una mujer que tiene los senos caídos, esto le indica que, como madre, se siente más debajo de lo que desearía estar. A cada persona le corresponde determinar lo que para ella significa estar abajo. Puede querer decir no estar o no sentirse a la altura de las expectativas de los demás o no actuar suficientemente según su propio ideal, etc.

Si es otro órgano, relaciónalo con su utilidad y averigua su significado. En general, todo descenso se produce en una persona dependiente que necesita la atención de los demás para sentirse querida e importante.

Este mensaje se presenta para ayudarte a tomar conciencia de tu valor y, sobre todo, para que dejes de compararte con los demás o con un ideal que te creaste, exigiéndote demasiado. Date el derecho de tener límites y, si no logras ver tu valor, no dudes en pedir a los demás que te ayuden a reconocerlo. Por otro lado, tu cuerpo te indica que solo tú tienes poder para aumentar tu autoestima. Si pides ayuda a los demás, lo único que pueden hacer es aconsejarte; el trabajo profundo no pueden hacerlo por ti. No olvides que tu cuerpo te muestra de manera física lo que crees mentalmente.

CONFLICTO EMOCIONAL DE LA PUBALGIA

La pubalgia, pubalgia atlética, hernia del deportista o hernia del deporte, ingle de Gilmore o dolor de ingle, es el dolor de pubis. El término recubre varios procesos patológicos diferentes que se localizan al nivel del pubis.

Se trata de una tendinitis de alguno de los numerosos músculos abdominales que terminan en una lámina fibrosa o del muslo, que se introducen en la zona iliopubiana. Esta inflamación se debe a una activación repetida y traumatizante del tendón involucrado.

La tendinitis es una inflamación de un tendón, ligamento formado de tejido conjuntivo a través del cual el músculo se une al hueso correspondiente. La persona que sufre tendinitis siente o ha sentido un enojo reprimido. Es alguien que se impide hacer algo por miedo a una ruptura. El lugar del cuerpo afectado indica el área en la que se sitúa el miedo. En este caso, se relaciona con la sexualidad. Puedo no estar conforme con la calidez o cantidad de mis relaciones sexuales. El hecho de no compartir esta idea con mi pareja también genera culpa o resentir, emociones que van a desarrollar un dolor o conflicto en el pubis.

Además, como la cadera te mantiene en pie y permite moverte, la pubalgia expresa un conflicto con respecto a dónde voy. El mensaje que recibes con esta tendinitis es que no creas que puedes permitirte hacer lo que quieres solo cuando ello complazca a los demás o a alguien en especial. Es posible que tu temor a la ruptura sea solo fruto de tu imaginación. Es aconsejable que verifiques con la persona adecuada si lo que crees es cierto o no. Además, debes comunicarle a esa persona lo que quieres y decirle qué es lo que respondería a tus necesidades.

Tampoco olvides que si sientes tanto enojo hacia ti mismo es porque no escuchas tus verdaderas necesidades. El enojo parece provenir de una causa externa, pero cuando dedicamos tiempo a comprobarla vemos que la realidad es otra: uno termina por darse cuenta de que es hacia uno mismo.

CONFLICTO EMOCIONAL DE LOS PULMONES

Los pulmones son los principales órganos de la respiración, puesto que en ellos se realiza el intercambio gaseoso entre el aire y la sangre (transformación de sangre venosa en sangre arterial). Por lo tanto, proporcionan oxígeno al organismo, mandan combustible a las células y eliminan el gas carbónico desechado por la combustión celular. Las dificultades que pueden surgir en los pulmones son numerosas y abarcan todos los problemas respiratorios.

Los pulmones tienen una relación directa con la vida, con el deseo de vivir y con la capacidad de vivir bien, ya que aportan oxígeno a las células y, por lo tanto, vida al cuerpo humano. Todo problema en los pulmones indica que a la persona que lo sufre le duele vivir en ese momento. Se siente triste, ya sea que sienta desesperación o desánimo y no desee vivir, o que sienta que la asfixia una situación o una persona, lo cual le impide aspirar la vida a su gusto.

Puede sentir que no tiene el espacio necesario para moverse y librarse de una situación determinada. El miedo a morir o a ver morir a otra persona, a sufrir o ver sufrir a alguien también afecta a los pulmones. Una persona que empieza a pensar que estaría mejor muerta que viva pierde sus deseos, que son el carburante esencial del cuerpo emocional. La persona que tiene miedo a morir también tiene miedo a morir en algo y se impide pasar a lo nuevo. Cualquier cambio radical puede ahogarla e impedirle el entusiasmo necesario para pasar a otra cosa.

Como los pulmones están entre los órganos vitales más importantes del organismo, el problema que vives es un mensaje importante. Cuanto más grave sea el problema en el plano físico, más urgente es el mensaje para ti. Tu cuerpo te dice que aspires la vida a pleno pulmón, que vuelvas a sentir deseos y aprecies más la vida. Debes darte cuenta de que únicamente tú posees el poder de enfermarte, de ahogarte o de dejar que te ahogue lo que te rodea.

En lugar de dramatizar una situación, dedica un momento a ver el lado bueno de tu vida y todas las posibilidades de felicidad que pueden surgir de ella. Solo tú puedes crear esa felicidad y esa alegría de vivir, cambiando tu actitud ante la vida. Restablece el contacto con una vida social más activa. Dedica tiempo a practicar muchas respiraciones profundas todos los días, preferentemente al aire libre; ello te ayudará a aspirar mejor la vida en los planos emocional y mental.

Dolencias / afecciones

Las afecciones del pulmón, tales como neumonía, bronquitis, asma, fibrosis, etc., son el signo de que tengo un miedo muy profundo de ahogarme o de morir. Me siento tan ansioso que me limito a vivir en un territorio muy limitado que también parece incierto. Puedo tener la sensación de que perdí mi territorio o de que lo estoy tomando (mi cónyuge, mi familia, mis amigos, mi trabajo, mi casa, mis ideas, etc.). Si lo pierdo, es como si muriese, ¡ya no sería nada! Siento, pues, cierta dificultad para hallar mi lugar y administrar mis relaciones con el mundo que me rodea. Los pulmones sirven a mi respiración, y un mal funcionamiento de estos trae una dificultad en lo que se refiere a la transferencia de oxígeno del aire hacia la sangre, función vital para mi supervivencia. Este mal funcionamiento solo pone de manifiesto esta muerte que me asusta y que debo amansar.

Si tengo un dolor o una dificultad respiratoria, debo preguntarme si tengo la sensación de sentirme ahogado u oprimido en mi vida. ¿Tengo la sensación de que me falta el aire, sobre todo en mis relaciones con los miembros de mi familia? ¿Me siento limitado o tengo la sensación de que no me merezco ser feliz? Me siento triste y deprimido y debo aprender a reconocer mi valor personal y a hacer las cosas que me gustan. En vez de tener gusto en entretener viejos recuerdos que me hacen melancólico y que pueden ampliar mi sentimiento de soledad y aislamiento, tengo interés en mirar todo lo que tengo y toda la abundancia presente en mi vida. Tomo conciencia de que soy constantemente protegido y guiado. Tengo el derecho de tener un territorio, un lugar bien mío que me es personal y que no pertenece a nadie más, igual como los demás tienen cada uno su territorio. Es así como puede existir la armonía y puedo desarrollarme plenamente. Vuelvo a tomar el poder que me pertenece y respiro la vida ¡con todos mis pulmones!

Cáncer de pulmón

Al estar los pulmones directamente vinculados a mi capacidad de vivir, el cáncer de los pulmones me indica mi miedo de morir. En efecto, hay una situación en mi vida que me roe por dentro y me da la sensación de que me muero. Quizás es después de una separación o de un divorcio, de la muerte de un ser querido, de la pérdida de un empleo que es muy importante para mí. De hecho, toda situación que para mí representa, consciente o inconscientemente, mi razón de vivir. Cuando desaparece mi razón de vivir o si tengo miedo de que desaparezca, esto pone en evidencia que la otra posibilidad que a mí se me presenta es, en cierto modo, la muerte. Entonces, ¿qué hay de la relación que se hace entre los fumadores y el cáncer de los pulmones? Puedo preguntarme si es el humo de cigarrillo el que me trae el cáncer de los pulmones o si es el miedo a morir el que me hace fumar cigarrillos y, en consecuencia, me hace desarrollar el cáncer de los pulmones. Cuando fumo, pongo un velo sobre emociones que me molestan y que me impiden vivir. Al no resolver el conflicto, este puede crecer en mí hasta el punto de hacerme desarrollar un cáncer de pulmones.

Debo aceptar la vida y pensar que cada inspiración y espiración es la vida, que circula en mí mediante el aire que respiro. Decido que quiero vivir más allá de mis miedos y que la vida merece ser vivida, que merezco vivir.

Enfisema pulmonar (EPOC)

Destrucción progresiva de los alvéolos pulmonares, que se traduce en una dificultad en respirar, a veces invalidante. Es en los alvéolos pulmonares donde se produce el intercambio gaseoso para cargar de oxígeno la sangre. Los bronquios también pueden encerrarse provocando que la inspiración y la espiración se dificulten.

La asociación del enfisema a una bronquitis produce un EPOC, que significa Enfermedad Pulmonar Obstructiva. Cuando soy un feto y cuando se forman mis pulmones, se crea un compromiso de estar aquí, es aquí donde hago mi acuerdo con la vida, cuando inicia mi primera inspiración de aire (vida). Si tengo miedo de la vida o si quiero que alguien más se ocupe de mi propia vida, mis pulmones podrán tener algunas dificultades. Respirando superficialmente, me protejo contra el hecho de tener que tratar con mi realidad.

Si vivo en un estado de ansiedad y tengo miedo porque me siento amenazado, mis pulmones se dilatan y se contraen y esto demuestra mi poca capacidad para tomar las oportunidades que me da la vida; entonces me contraigo, me aíslo, me retiro de la vida. Estar afectado de enfisema pulmonar significa que tengo dificultad de respirar, desplazarme en la vida, y que me siento oprimido por el esfuerzo, me siento incapaz de vivirla como una vitalidad, fuerza, vivir las situaciones difíciles como retos.

Gracias a la respiración, aspiro, tomo la vida. Entonces, debo preguntarme: ¿por qué tengo dificultad en tomar la vida? ¿Ya no me interesa la vida? ¿Ya no tengo interés? Tengo grandes miedos, y uno de ellos es afirmarme y tomar mi lugar.

Hay que tomar conciencia: ¿de qué quiero huir? ¿Por qué la vida perdió todo su sentido para mí? Me siento arrinconado, asfixiado. No he aprendido a ser yo mismo y a tomar el lugar que me corresponde; vivo en función de los demás. Mis frustraciones y mis sentimientos me ahogan. Tengo la sensación de que no merezco vivir. Creo en el sufrimiento y me dio lástima mamá, creí que sufría… Aprendí que el amor es sufrimiento. Siento impotencia por no poder hacer nada.

Es recomendable tomar conciencia de que cada cual tiene su propio lugar y que debo tomar el mío. Debo aceptar y manifestar mis necesidades; en una palabra, debo de ser yo. Cuando veo y tomo otra vez todas las posibilidades que me ofrece la vida y vuelvo a saborear la felicidad, la opresión que sentía en mis pulmones desaparece, dando paso al aire, que significa vida. Hay que realizar un trabajo interior serio y profundo.

Neumonía

La neumonía es una enfermedad pulmonar de origen infeccioso o viral. Se caracteriza por un inicio brusco con temperatura alta, un malestar general, mucha fatiga, dolores musculares, dolores de cabeza, tos y dolores torácicos. Debió producirse un acontecimiento brusco en la vida de la persona afectada, alguna cosa que afectó a su espacio.

Pleuresía

La pleuresía es una inflamación aguda o crónica de la pleura, la envoltura serosa que recubre los pulmones. Se manifiesta por medio de un dolor torácico como una punzada en el costado, una tos seca y dolorosa, dificultad para respirar, fiebre y aceleración de los latidos del corazón. La persona que ha desarrollado esta enfermedad tiene un gran descontento y emociones reprimidas. La persona enferma se beneficiaría si se permitiera llorar y mostrar sus emociones.

CONFLICTO EMOCIONAL DE LAS QUEMADURAS

La quemadura, por diferentes fuentes físicas (calor, frío, etc.), provoca una lesión en la piel. La piel es el límite entre el interior y el exterior, la frontera entre mi universo interior y el mundo alrededor de mí. Hay algo que me quema en el interior: un profundo dolor, emociones profundas y violentas inhibidas (ira, pena, desesperanza), de tal modo que giro todo esto contra mí bajo forma de culpabilidad y de autocastigo (quemadura).

Una quemadura puede implicar varios niveles del cuerpo: carne, tejido blando, líquidos del cuerpo y, a veces, los huesos. Una quemadura emocional o mental se manifiesta físicamente de un modo muy fuerte y agresivo. Compruebo la parte del cuerpo quemada.

En las manos es, probablemente, porque me siento muy culpable de realizar algo que está vinculado con una situación en el presente.

En los pies se refieren al porvenir y la orientación próxima de mis acciones. Puede que viva un miedo a conocer una nueva persona o una nueva situación porque estoy consumido por el deseo de conocer a esta persona o esta situación.

Quizás tema que mis proyectos se vayan en humo. También puedo tener un deseo ardiente de hallarme con una persona a quien amo.

También puedo comprobar el tipo de quemadura. Los líquidos (agua hirviente, gas) pueden estar vinculados con una reacción emocional violenta; en cambio, una quemadura con una sustancia más sólida (brasa, metales, etc.) implica más una quemadura (combustión) en los planos mental o espiritual.

Existen diferentes tipos de quemaduras que se clasifican en función de su profundidad. Así, todo lo que ha sido dicho anteriormente es válido para lo que sigue, con más o menos intensidad, según la profundidad de la quemadura.

- Las quemaduras de primer grado, que tocan la parte superficial de la piel, tal como una insolación, pueden implicar la contrariedad en las situaciones de mi vida.
- Las de segundo grado se refieren más a una pena relacionada con uno o diversos aspectos de mi vida que juzgo importantes.
- Las quemaduras de tercer grado, que afectan la piel en toda su profundidad, pueden atacar un músculo, un tendón o un órgano. Dichas quemaduras corresponden a una ira y una agresividad intensas que perforan mis protecciones naturales, tanto físicas como psíquicas.

No se puede volver físicamente atrás en los casos de quemaduras graves. Sin embargo, todas las calidades divinas (amor, ternura, respeto, etc.) pueden manifestarse para permitirme integrar la experiencia de una quemadura importante. En vez de solo ver las dificultades y los problemas en mi vida, acepto ver ahora el amor en cada situación de mi vida. El amor está por todas partes y quedo abierto al sacar las lecciones de las experiencias que vivo. Es el proceso normal de integración en el nivel del corazón.

CONFLICTO EMOCIONAL DEL QUISTE

Se conoce como quiste una formación redondeada, formada por una cubierta que encierra una sustancia líquida blanda —raramente, sólida—, sin comunicación con el exterior y cuya pared no tiene conexiones vasculares con el contenido.

La bola que forma el quiste representa un pesar, una pena acumulada durante mucho tiempo; son comunes para amortiguar los golpes recibidos por nuestro ego. La persona con uno o varios quistes mantiene un dolor del pasado que todavía no se decide a resolver. Si se tiene en cuenta la utilidad de la parte del cuerpo afectada, se puede saber en qué área se acumuló este pesar. Por ejemplo, los quistes en el hígado tienen un nexo con el lado materno de la persona.

Este quiste es una advertencia de que es el momento de cambiar, en lugar de alimentar esa vieja herida. Te indica que lo que guardas dentro de ti te perjudica. Quizás crees que alguien te hizo daño o que todavía lo hace, pero es, sobre todo, tu actitud interior la que te perjudica. Este padecimiento te indica que no necesitas crearte una protección contra los golpes y solo quiere ser un recordatorio de la necesidad de comprender a los demás y a ti mismo.

CONFLICTO EMOCIONAL DE LA RAMPA O CALAMBRE

Una rampa es la contracción involuntaria, dolorosa y pasajera de un músculo o de un grupo muscular. Las rampas indican una gran tensión interior —a veces excesiva—. Retengo la energía divina e impido que circule en mí porque estoy arrinconado, limitado. Algunos de mis patrones mentales necesitan integrarse mejor (esquema de pensamiento que hace que se repitan acontecimientos en mi vida).

Actualmente, vivo mucha presión y tensión que pueden estar acompañadas por un sentimiento de impotencia frente a algo o a una situación. Me pregunto qué hacer y cuál es la mejor solución para mí. Tengo miedo y me agarro, me sujeto a ideas fijas. Aprehendo la vida desde el punto en que bloqueo radicalmente («cierro con cerrojo») la energía en un lugar preciso. Según el lugar de la rampa, tengo un indicio de lo que debo cambiar: una rampa en el pie, la dirección que tomo; una rampa en la pierna, mi modo de andar por la vida; una rampa en la mano, mis acciones y mis empresas. Soy consciente de los dolores interiores que me asedian y comprendo que puedo cambiar esto. Acepto soltar y quedarme abierto a la energía divina. Tomo el tiempo de pararme y reflexionar. Este instante de pausa me permite volver a iniciar más despacio y de un modo diferente, de estar mejor en mi piel.

CONFLICTO EMOCIONAL DE LOS RASGOS CAÍDOS, BLANDOS

Mis rasgos están caídos, blandos cuando tengo el sentimiento de que todo y que toda la gente me deja caer. Mi piel se vuelve fofa, sin vida. Mis párpados caídos revelan la tristeza de mis ojos. Me dejo ir. Culpo a la vida. Carezco de firmeza en mis decisiones.

Tengo necesidad de levantar la moral, recobrar el gusto por la vida. Me doy el permiso de disfrutar de cada instante de mi vida, dejo sitio al niño que está en mí.

CONFLICTO EMOCIONAL DE LA ENFERMEDAD DE RAYNAUD

La enfermedad de Raynaud está caracterizada por una circulación constrictiva, brutal y dolorosa de las pequeñas arterias de las manos, los pies, las orejas y la nariz, pero sobre todo los dedos, creando palidez, miembros dormidos que pueden volverse azules o púrpura. La sangre no circula bien en las extremidades.

Las emociones que deberían circular en la sangre están estancadas. Cuando está afectado uno o varios de mis dedos puedo intentar hallar el significado del o de los dedos en cuestión, lo cual me alumbrará más sobre el aspecto de mi vida referido. Los miembros afectados se sienten abandonados y «viven» un sentimiento de pérdida. Entonces debo preguntarme lo siguiente: en mi vida, ¿estoy yo viviendo un rechazo? ¿Tengo miedo de expresarme y de tomar mi lugar? ¿Acabé con una relación a la cual me sigo enganchando? En cierta medida, estoy cortado del universo que me rodea y necesito hallar mi lugar y tengo necesidad de reintegrar este universo en el cual juego un papel importante. Si voy a su encuentro, mis extremidades estarán otra vez alimentadas de amor y de comprensión.

CONFLICTO EMOCIONAL DEL RESFRIADO

El resfriado es una afección que provoca tos y pérdidas nasales. Da también agujetas, cansancio, y la nariz se obstruye. Es muy frecuente y contagiosa. Ya que un germen o un virus está afectando mi organismo, esto revela un fallo de mi sistema inmunitario. Esto puede proceder de la confusión de mis pensamientos, del hecho de que «ya no sé por dónde empezar». Entonces me pregunto cómo hacer. El resfriado me aporta un tiempo de respiro en el cual puedo protegerme de la gente durante cierto tiempo y conservar mis distancias. Ya que hay liberación de secreciones, vivo probablemente una situación emocional particular que me afecta y frente a la cual vivo lleno de emociones que solo quieren ser liberadas. ¿Hay algo sobre lo cual realmente quiero llorar sin admitirlo? Ya que mi nariz está obstruida, ¿hay una persona o una situación que «me huele mal» y que quiero evitar oler? El resfriado puede afectar tanto el pecho (cuerpo) como la cabeza (mente), y tal vez haya un desequilibrio porque pongo toda mi atención en uno ignorando el otro.

Necesito un tiempo de pausa para permitirme ver claro en mi vida. Necesito recuperar fuerzas. Adopto nuevas actitudes y nuevos comportamientos. Hago la limpieza en mi vida y dejo de dejarme influenciar por las creencias populares («¡El resfriado golpea fuerte este invierno!» o «Siempre tengo un resfriado cuando llega el mes de diciembre»). La armonía puede instalarse y me vuelvo dueño de mi vida.

CONFLICTO EMOCIONAL DE LA RESPIRACIÓN

Los pulmones son como las alas que se pliegan y se despliegan al ritmo de la respiración.

Permite tomar conciencia de tu divinidad, expande tus alas, despliégalas, llénate de oxígeno, utiliza toda tu capacidad, permite volar en consciencia como esas alas que contienen tu biología.

Respira profundo, suelta, sostén ese ritmo, suelta tus pensamientos, planea en ese vuelo apacible, relaja y suelta tus preocupaciones, llénate de ese oxígeno, esa calma, esa tranquilidad. Vive el ahora.

Mis dificultades en el plano respiratorio denotan un conflicto entre el lugar que ocupo en la vida y el que me gustaría ocupar. Esto puede ser también un conflicto entre mis deseos materiales y espirituales o un conflicto entre mi deseo de vivir y el de dejarlo todo. Puedo sentirme ahogado por las cosas que me obligo a hacer o por las personas que me siento obligado a encontrar. Además, si mis dificultades respiratorias son cíclicas, debo preguntarme cuál es el acontecimiento o cuál es la persona que activa estas. ¿Qué es lo que me corta el aliento a menos de que desee que me dejen respirar? Puedo volverme tan exasperado que mis problemas respiratorios podrán volverse, frecuente e inconscientemente, un modo de manipular mi entorno para tener lo que deseo. Puedo sentirme limitado. Así tendré dificultad para respirar si dudo en dar, compartir cosas o sentimientos. Tengo miedo de tomar, absorber o fusionar en mí nuevas cosas o quizás la misma vida con todas las alegrías que puede traer. Debo aprender a dejar ir las resistencias, a dejar fluir y a abandonarme confiando en la vida. Entonces estaré más en condiciones de hallar el lugar que tengo en el universo.

La respiración es una función que preside a los intercambios gaseosos entre yo, como ser vivo, y el medio exterior. Se trata, pues, de una vía de acceso para la vida, para que penetre en el interior de mí. Si puedo respirar profundamente, esto representa mi destreza en dar vida y fuerza a mis emociones. Una respiración superficial me indica un miedo o una resistencia con relación a la vida, particularmente en momentos de inmediatez o de pánico, y me indica que tengo tendencia a reprimir mis emociones. Vivo mi vida del modo en que respiro, lo cual puede ser un modo superficial, privado de sentido, o bien que puedo vivir al ritmo de las estaciones. El ritmo entre tomar (inspirar) y dar (espirar) se hará en armonía; las vías de comunicación entre el mundo exterior y yo estarán abiertas y libres.

¿Sabes respirar?

¡La respiración sana! En el mundo físico, la nariz tiene dos lados, un lado derecho y un lado izquierdo; generalmente, usamos ambos lados para respirar. En la realidad física/espiritual, ambos lados son muy diferentes y, por consiguiente, tienen funciones diferentes:

- El derecho representa el sol.
- El izquierdo representa la luna.

Durante un dolor de cabeza, prueba a cerrar la fosa nasal derecha y utiliza la izquierda para respirar. Dentro de unos cinco minutos, aproximadamente, el dolor de cabeza debe desaparecer.

Si te sientes cansado (estresado), haz lo contrario: cierra la fosa nasal izquierda y respira por la derecha. Con este ejercicio, en unos momentos, tu mente se sentirá aliviada.

El lado nasal derecho pertenece al calor, que simboliza al sol, de modo que se calienta más rápidamente. El lado nasal izquierdo es el que pertenece al frío, que simboliza a la luna.

La mayoría de las mujeres respiran por el lado izquierdo de la nariz, luego se enfrían más rápidamente. La mayoría de los hombres respiran por la fosa nasal derecha y eso les influye, definitivamente, en su forma de vida.

Presta atención en el momento de despertar, ¿de qué lado respiras mejor, del lado derecho o del izquierdo? Si es por la izquierda, te sentirás cansado. A continuación, cierra la fosa nasal izquierda y utiliza la derecha para respirar, te sentirás aliviado rápidamente.

Esto puede y debe ser enseñado a los niños, pero es más eficaz si se es practicado por los adultos. Esta terapia alternativa natural y sin medicamentos es algo en lo que ya hay experiencia comprobada.

Asfixia

La asfixia es un trastorno respiratorio manifestado por el paro de la respiración o la obstrucción —consciente o no— de las vías que traen oxígeno a los pulmones y que permiten la respiración. Este estado muy espontáneo está vinculado a una desconfianza frente a la vida, a su desarrollo y frente a ciertos miedos profundos manifestados durante la infancia. Este estado puede proceder de la inseguridad en quedarse arrinconado o fijado como si me sintiera fijo *(fixo,* asfixia) en una situación en que me ahogo como si fuera incapaz de moverme. Incluso es posible que la asfixia esté vinculada a una fijación mental con relación a la sexualidad, porque en estado de asfixia, frecuentemente, es la garganta la que manifiesta el bloqueo; está vinculada a la expresión de sí, a la creatividad y a la sexualidad.

Ahora estoy preparado para ver otra cosa, para moverme, ¡para dejar de estar fijado y tener confianza en la vida! Debo tomar mis responsabilidades y cesar de poner una atención fija en las frustraciones de la infancia. Son presentes y hago lo necesario para integrarlas.

Ahogo

El ahogo indica que me siento pillado, que me falta aire y espacio. La garganta corresponde al centro de energía vinculado a la verdad, a la expresión de sí, a la creatividad e, indirectamente, a la sexualidad. Puedo sentirme cogido a la garganta; una idea pasó de través; me siento altamente criticado. Reprimí tanto mis emociones que hay un exceso. Sin embargo, estas emociones están muy presentes en mi vida diaria e, inconscientemente, las alimento hasta que me ahoguen.

Es posible que ciertas situaciones estén tan difíciles de tragar que me ahogan también. ¿Por qué tengo tanto miedo de ser yo y de expresarme? ¿Sería por miedo del rechazo porque creo que no puedo ser amado siendo yo? Debo soltar absolutamente y aceptar dejar subir en mí todo lo que está dentro. La solución es aprender a comunicar y expresar mis necesidades. ¡Cuánto alivio siento ya! Y comprendo que los demás no son adivinos y que nuestras necesidades respectivas siempre pueden estar satisfechas en el respeto del otro y en la armonía.

CONFLICTO EMOCIONAL DE LA RETENCIÓN DEL AGUA/LÍQUIDO

La retención del agua o líquido, como se dice frecuentemente, está causada por un mal funcionamiento de los riñones. Mi cuerpo «hace reservas», y esto pone a la luz el hecho de que pueda almacenar cosas o emociones porque tengo horror de perder algo o a alguien. Tengo tendencia también a criticarme o a criticar a los demás. Esto deriva de mi dificultad para afirmarme o, al contrario, de mi ego, que es demasiado grande y que me hace tomar mi lugar, así como el de los demás. Escondo así mis angustias. Mi relación frente a la autoridad será también muy caótica porque frecuentemente me siento víctima de injusticia. Debo tomar la responsabilidad de mi vida y aprender más el respeto y la humildad. Aprendo a tomar el lugar que me corresponde por derecho divino, sabiendo con confianza que todo está disponible, siempre y cuando haga la petición.

Retención de líquidos tiene que ver con el pensamiento de no poder tener dinero o creer que me va a faltar, así que retengo. Líquido está relacionado con liquidez. La parte afectada de hinchazón consecuente nos dirá más específico qué trabajar.

CONFLICTO EMOCIONAL DEL REUMA

El reuma se define por una afección dolorosa, aguda y generalmente crónica que molesta el buen funcionamiento del aparato locomotor. Tendré rigidez en las articulaciones, haciendo los movimientos más difíciles. Esto manifiesta mi rigidez, mi inflexibilidad y mi obstinación frente a ciertas personas o ciertas situaciones. Temo que me hieran, por lo tanto, voy a enseñar una imagen diciendo que estoy «encima de todo», que todo va bien, aunque en mi interior no es el caso. En mi mundo, me consideraré como la víctima de las injusticias que me suceden. Pensaré sin parar en mis pequeñas desgracias, esto llevando a crítica, bien hacia mí mismo o hacia los demás. No me doy ninguna probabilidad; soy exigente y me parece que la vida que pruebo tiene un sabor amargo. Debo preguntarme si estoy atormentado con relación a una situación en la cual vivo ambigüedad. Mi estima propia está en su más bajo nivel porque me desvalorizo sin cesar. Estoy preocupado por los demás, sobre todo cuando se trata de mis hijos. Me apoyo en ellos porque frecuentemente son mi razón de vivir y el motivo que me hace andar. Si están heridos, si caen, tengo miedo de que no puedan levantarse y me pregunto: «¿Qué más hubiese tenido que hacer o de qué otra forma?». La culpabilidad y la responsabilidad son grandes, y la desvalorización, también. Tomo conciencia de mi gran necesidad de amor.

Aprendo a tener cuidado de mí y a asumir mis emociones, porque todas son positivas y me permiten conocerme mejor. Me pongo al volante de mi vida y, de víctima que era, paso a ser creador de mi vida. Sé que todo es posible. Basta con tener paciencia y aceptar andar al propio ritmo, evitando ponerme en tensión o apresurarme.

CONFLICTO EMOCIONAL DE LA RIGIDEZ (ARTICULAR, MUSCULAR)

La rigidez articular es una disminución de la movilidad de las articulaciones, que puede ocasionar su anquilosamiento. La persona que sufre este padecimiento manifiesta falta de flexibilidad, que es demasiado rígida, sobre todo hacia sí misma. Para saber en qué área vive esta inflexibilidad, debe consultar la utilidad de la parte del cuerpo en la que se presenta la rigidez.

La rigidez muscular, causada por la acumulación de ácido láctico, implica un cúmulo de energía mental rígida y bloqueada. Manifiesto así esquemas de pensamientos rígidos y testarudez, así como un rechazo o una incapacidad para rendirme. Resisto al movimiento. Esto puede ser también de cara a la autoridad.

Debo comprobar mis actitudes mentales con relación a la parte del cuerpo que conoce la rigidez. Si son las articulaciones las que son rígidas, bien al nivel de mis miembros o bien al nivel de mi columna vertebral, hay una resistencia profunda manifestada por el hueso, demostrando una rigidez profunda y un rechazo de ir hacia delante.

CONFLICTO EMOCIONAL DE LA RINITIS

Como la nariz es el primer órgano utilizado para inhalar el aire y, por lo tanto, la vida, todo problema de nariz tapada o cualquier otra dificultad para respirar tiene relación directa con la dificultad para sentir verdaderamente la vida. Este problema se manifiesta en la persona que bloquea sus sentimientos por miedo a sufrir o a sentir el sufrimiento de un ser querido, o también cuando no puede soportar a alguien, algo o una situación que se da en su vida. Mucha ira reprimida.

También es posible que a la persona afectada le parezca que alguien o una situación «no huele bien». Es desconfiada y siente temores. Del mismo modo, es interesante señalar que los problemas en la nariz —como el catarro, por ejemplo— se manifiestan mucho más durante las temporadas en las que debemos convivir con la gente más de cerca, es decir, las temporadas en las que las personas están más en casa. Esto indica una dificultad de adaptación social. Cuando te afecta este problema, hazte la siguiente pregunta: ¿a quién o a qué no soporto en este momento? El hecho de creer que si no hueles evitarás tener que enfrentar lo que sucede no remedia nada. Averigua qué es lo que más te asusta de esta situación. Según mis observaciones, las personas que más se impiden oler son aquellas que temen la injusticia. Observa la situación presente con más amor, es decir, con más aceptación y compasión, en lugar de hacerlo por medio de tu ego, que critica y quisiera cambiar a los demás para tener la razón. También tiene que ver con conflictos en la sexualidad real o simbólica. ¿Tengo buen sexo? ¿Quiero tener? Simboliza que no puedo oler a mi presa. Cada caso es único y según cada historia.

Si padeces a menudo este problema, seguramente eres una persona muy sensible que quiere bloquear esta sensibilidad por temor a experimentar demasiadas emociones. Te ayudaría utilizar bien tu capacidad de sentir y aceptar esta sensibilidad, lo que contribuirá a que desarrolles más tu capacidad de amar.

CONFLICTO EMOCIONAL DE LOS RIÑONES

Se identifican con liquidez, dinero, padre. Los riñones son los órganos cuya función es eliminar los desechos nitrogenados de la sangre (urea, ácido úrico, pigmentos biliares, etc.) y participar activamente en la evacuación de sustancias extrañas introducidas en el organismo —sobre todo, medicamentos y sustancias tóxicas—. Además, gracias a estos órganos y por medio de ellos, se efectúa la regulación del volumen y de la presión osmótica de los líquidos corporales. La estructura renal es compleja y los problemas en los riñones son muy variados.

El riñón ayuda a mantener el equilibrio del volumen y la presión de los líquidos corporales, por lo cual uno de sus mensajes señala una falta de equilibrio en el plano emocional. La persona que tiene un problema en el riñón demuestra una falta de discernimiento o una incapacidad para tomar decisiones ante sus necesidades. A menudo se trata de una persona demasiado emotiva que se preocupa mucho por los demás.

Todo riñón enfermo indica que la persona no se siente capaz, se siente incluso impotente, ya sea en lo que se propone o con relación a otra persona. Con frecuencia siente injusticia ante situaciones difíciles. También es posible que se deje influir demasiado por las creencias de los demás y que, al querer ayudarles, le falte discernimiento para sí misma, que no sepa distinguir lo que es bueno para ella de lo que no lo es.

Tiene tendencia a idealizar una situación o a una persona y se frustra cuando sus expectativas no son satisfechas. Critica fácilmente a los demás o las situaciones, acusándolos de injustos. A la larga puede convertirse en víctima de la vida, teniendo cada vez más expectativas con respecto a los demás.

Anuria

La anuria es el paro de la producción de orina por los riñones. Si padezco anuria, puedo sentirme desnudo («nu-do») y sin protección frente a la vida. Mi riesgo de pasar miedo aumenta más que de costumbre (riñón = sede del miedo) y tengo tendencia a agarrarme a mis viejas creencias. Además, la orina representa viejas emociones que han de eliminarse del cuerpo. Si me agarro a mis viejas posesiones, a mis creencias, a mis temores, a mis dudas o a mis manías, manifiesto anuria, es decir, la supresión de la secreción urinaria; se dice comúnmente que los riñones están bloqueados. La angustia puede ser tan grande que es como si debiera «retenerme», por temor a dejar ir mis emociones de pena, que frecuentemente están representadas por el líquido que se tiene que dejar fluir. La intensidad de este paro me dará una buena indicación sobre lo viejo que debo soltar para abrirme a nuevos pensamientos.

Hago limpieza y me libero de cualquier emoción, relación que no me es beneficiosa, y las sustituyo por algo nuevo, positivo. Tengo confianza en la vida, que se cuida de suministrarme todo lo que necesito.

Nefritis

El término *nefritis* designa de modo general el conjunto de enfermedades de los riñones. Sin embargo, se usa también este término para designar una inflamación de los riñones. Esto corresponde al miedo y las grandes angustias frente a la vida. Son frustraciones o decepciones que no han sido canalizadas, sino reprimidas en el fondo de mí. Me vuelvo exageradamente reaccio o sobreexcitado frente a algo que me preocupa y frente a lo cual puedo sentirme impotente, sin saber qué lección de vida he de sacar. Debo confiar en la vida.

CONFLICTO EMOCIONAL DE LAS RODILLAS

Un dolor en la rodilla o un problema que perjudique una de sus funciones es señal de una falta de flexibilidad en la forma de enfocar el porvenir. Dicho dolor se manifiesta en la persona que es orgullosa o testaruda y que no quiere doblegarse ante las ideas o los consejos de los demás. Esta persona se ocasiona más perjuicio que beneficio con esta actitud inflexible, porque se impide encontrar medios más fáciles para hacer frente a su futuro.

Este dolor te dice que dejes de creer que eres flexible. Recuerda que tu cuerpo siempre quiere advertirte de algo de lo que no eres consciente. No tienes por qué tener miedo de perder el control si aceptas las ideas nuevas de los demás y si permites enfocar tu porvenir o el de aquellos a quienes amas de otra manera. No tienes que seguir creyendo que doblegarte quiere decir arrodillarte ante los demás o ser una persona sumisa. Tu inflexibilidad puede provenir del miedo a ser como uno de tus progenitores. Date cuenta de que eres un ser distinto a tus padres y que, aun cuando existan similitudes, tú puedes dirigir tu vida a tu modo. Por otro lado, todos necesitamos pedir ayuda algunas veces.

Son conflictos de obediencia, de sumisión a la autoridad real o simbólica. Situaciones de imposibilidad de actuar según los propios deseos, resistencia de someterse a la ley del padre. Indica problemas en la adolescencia relacionados, sobre todo, con la sumisión al padre, la obligada obediencia y el deseo de no ceder.

Hay que valorar según los matices del tejido afectado:

- Si hay inflamación, la situación se vive con rabia.
- Si además aumenta el líquido sinovial, hay que tener en cuenta los referentes.
- La distorsión de ligamentos alude a una situación que debilita, algo relacionado con el futuro.
- Fractura frecuente que afecta a la meseta tibiar: esta zona de la tibia, que forma la parte inferior de la articulación de la rodilla, tiene el aspecto de una balanza, símbolo de justicia. También podemos valorar asociación de la tibia con la madre.
- La cara interna de la rodilla tiene un matiz de oposición iracunda.
- La cara externa (sobre la cabeza del peroné) tiene el matiz de rencor ante una situación a la cual no quiero someterme.
- La zona posterior (el hueco poplíteo) simboliza sumisión con relación al territorio.
- La cara anterior de la rodilla significa no querer rendirse.

CONFLICTO EMOCIONAL DE LA RONQUERA

Cuando mi timbre de voz se vuelve sordo, ronco, es cuando tengo la voz enronquecida. El enronquecimiento significa que padezco de agotamiento mental y físico. Algo impide que mis «ruedas» giren sin tropiezos. Vivo un bloqueo emocional, una emoción viva, y detengo mi agresividad. La garganta se relaciona con el centro de energía de la verdad, de la comunicación y de la expresión de sí, puedo sentirme cogido por la verdad que tengo dificultad en asimilar y por mis convicciones personales. Recurro a ciertos paliativos o ciertos estimulantes, tales como café, alcohol, cigarrillos, etc.

Tomo conciencia de que necesito un tiempo de paro y acepto darme el reposo y el tiempo necesarios para regenerarme. Estando descansado, las situaciones y los acontecimientos recuperan su tamaño real, soy mucho más objetivo y estoy más lúcido para tomar las decisiones que se imponen.

CONFLICTO EMOCIONAL DE LOS RONQUIDOS

El ruido que emito al respirar durante mi sueño y que procede de un obstáculo entre mis vías nasales y la laringe se llama ronquido. Si ronco, debo preguntarme: ¿me agarro a mis viejas ideas, actitudes, bienes materiales? ¿Me obstino a mantenerme en una situación o en algunas situaciones que no me son beneficiosas? ¿Estoy cansado? ¿Están repletos mis senos? ¿Cuál es la cosa que respiro difícilmente y que me sigue incluso durante la noche (por ejemplo, olor de mi cónyuge, de un perfume, etc.)? O quizás quiero agarrar a mi cónyuge, que duerme cerca de mí, y quitar la distancia que nos separa tanto física como emocionalmente. Busco, pues, acercarme a él.

Debo aprender a soltar y dejar sitio a lo nuevo. Actúo de modo que mis comunicaciones sean claras y libres de cualquier malentendido o cualquier ambigüedad.

CONFLICTO EMOCIONAL DEL ROSTRO

El rostro, también llamado faz, es la parte anterior de la cabeza. Generalmente, es la primera parte del ser humano que vemos. Es lo que identifica a la persona. Los problemas en el rostro son numerosos y van de simples espinillas hasta la desfiguración total por una enfermedad o un accidente.

Por lo general, los problemas faciales se relacionan con una de las expresiones siguientes: «tener buena cara» (buen semblante); «mostrar una buena cara a alguien» (ser amable, incluso si hay hostilidad); «escupir en la cara» (manifestar desprecio); «perder la cara» (perder el prestigio tolerando una ofensa al honor, a la reputación); «salvar la cara» (salvaguardar el prestigio, la dignidad); «darle la cara a alguien o a una situación» (actuar de manera eficaz en presencia de una dificultad).

La persona más susceptible de tener problemas en el rostro es aquella que se avergüenza fácilmente, que se siente humillada por el menor motivo. Las personas que se sienten culpables fácilmente y que se esfuerzan por ser lo que los demás esperan de ellas también tienen miedo de perder la cara. Se esfuerzan por mostrar una buena cara.

Este problema que afecta a tu rostro se manifiesta para ayudarte a tomar conciencia de que te preocupa mucho lo que los demás piensan de ti y lo que ven de ti. Esto te impide ser tú mismo. Recibes el mensaje de que todas las creencias que tienes con respecto a ti mismo no te benefician. Es momento de que recuperes tu verdadero rostro, es decir, que seas tú mismo.

CONFLICTO EMOCIONAL DE LA RÓTULA

La rótula es un hueso de forma triangular que permite los movimientos de flexión y extensión de la articulación de la rodilla. La expresión «estar sobre las rótulas» significa que estoy agotado. Si siento dolor o que mi rótula está deformada, puedo sentir ira, decepción e irritación con relación a mis sueños, que me parecen estar fuera de alcance o irrealizables. Flexiono las rodillas, me siento vencido. Ha llegado el momento de tomar tiempo para mí, levantarme (ponerme en pie) y tomar iniciativas para realizar mis sueños más queridos. Creyendo en ellos podrán tener forma.

CONFLICTO EMOCIONAL DE LA SALMONELOSIS

La salmonelosis es una infección procedente de una bacteria que se alberga en el tubo digestivo. Esta bacteria normalmente es transportada por el alimento.

Los síntomas de la enfermedad son diversos: vómitos, diarrea, infecciones. Puedo preguntarme lo que me lleva a vivir tanta irritabilidad. Aunque fuese fácil para mí pensar que no soy responsable de lo que me ocurre, porque el alimento era lo que estaba infectado y, por lo tanto, se debe a una causa exterior, debo recordarme que la casualidad no existe y que los elementos exteriores solo existen para ayudarme a activar la dolencia que vivo actualmente en mi vida con relación a una situación que no digiero y que me provoca un enfado. Cuanto más pronto vuelva a poner armonía en esta situación que pude identificar, más pronto mi salud se hallará mejorada.

Me enriqueceré con una experiencia que me ayuda a desarrollar más sabiduría.

CONFLICTO EMOCIONAL DE LA SALIVA

Las glándulas salivales secretan saliva, cuyas funciones son múltiples e importantes: humecta las paredes de la boca, embebe los alimentos, lo cual ayuda a tragarlos y a formar el bolo alimenticio, e inicia la digestión de los almidones. Los problemas más comunes en las glándulas salivales son la hipersalivación (demasiada saliva), la hiposalivación (no se produce la saliva suficiente) y las paperas.

La expresión *salivar* significa hacerse la boca agua, es decir, tener un deseo ardiente de algo. Por lo tanto, la persona que saliva demasiado tiene demasiados deseos. Siente la impaciencia porque quiere ir demasiado aprisa para tragar ideas nuevas; no se da el tiempo suficiente para verificar si realmente las necesita. Quiere demasiado, a menudo para complacer a los demás o para tenerlos contentos.

También puede ser una persona que produce bastante saliva para escupir a alguien. Desearía hacerlo, pero se contiene y esta saliva se acumula en su boca.

El fenómeno de no salivar lo suficiente se produce en la persona que es muy suspicaz y no traga a los demás. Tiene miedo de que se aprovechen de ella, de que la engañen, y por ello se priva de muchas experiencias nuevas. Esta persona suele tener una actitud seca que la hace parecer más indiferente de lo que es en realidad. Es posible que también suprima sus propios deseos.

Si tu problema es que salivas demasiado, tu cuerpo te dice que dejes de creer que debes tragarte todo. Nadie en el mundo puede hacer feliz a otro. Puedes dar todo el amor que deseas a los demás, pero solo ellos decidirán si eso los hace felices o no. Por lo tanto, si guardas tu energía para ocuparte de tus propias necesidades y de tu felicidad, ya no sentirás el enojo o agresividad hacia los demás ni desearás escupir a una situación o a otra persona. También es importante que establezcas contacto con tus necesidades y que seas realista en tus deseos para satisfacer esas necesidades. Puedes encontrar el justo medio.

Si tu problema es la falta de saliva, tu cuerpo quiere ayudarte a que tomes conciencia de que debes tener una actitud más abierta hacia los demás y hacia las ideas nuevas. Permítete mostrar tu sensibilidad y confiar en los demás. Date cuenta de que cada uno recoge lo que sembró; por ello, trata de recolectar cosas buenas. Déjalas entrar en tu vida.

CONFLICTO EMOCIONAL DE LA SANGRE

La sangre se identifica con la familia. La sangre es la desvalorización más profunda, es lo que está en el centro de nosotros mismos. No es el esqueleto lo que está en lo más profundo de nosotros, porque dentro del esqueleto está la médula roja, y la médula roja fabrica la sangre. Cuando nos sentimos desvalorizados en lo más profundo de nosotros mismos, esto toca la sangre. Con la sangre estamos en los lazos de sangre, entonces se trata de desvalorización en el seno de la propia familia.

En la sangre hay tres tipos de células: los glóbulos rojos, los glóbulos blancos y las plaquetas.

En la familia hay tres grandes necesidades:

- Vivir, vivir bien, recibir la vida en cada instante. Nuestros padres nos han transmitido la vida, la transmitimos a nuestros hijos. En la familia es donde pasa la vida.
- En la familia necesitamos sentirnos protegidos. Es importante no sentirse un extranjero, sino sentirse en seguridad.
- En la familia necesitamos una unidad, como una adhesión, una adherencia.

Porque si no hay cohesión familiar, no hay familia. Si no hay vida que circule, no hay familia. Y si me siento en peligro en el seno de mi propia familia, me voy o muero.

Entonces, hay tres grandes familias de conflictos a nivel de la sangre:

- Peligro de muerte en la familia: glóbulos rojos.
- Falta de seguridad, peligro, en el seno de la familia: glóbulos blancos.
- Falta de cohesión en la familia: plaquetas.

Para asegurar el buen funcionamiento de su vehículo, se le debe dar una buena gasolina. La gasolina del cuerpo es la sangre, que para ser eficaz, debe circular libremente en todo mi cuerpo. Si la gasolina contiene impurezas, corre el riesgo de lastimar el motor, que es el corazón. La sangre representa la alegría de vivir y las impurezas que se hallan en ella provocan dolencias en todo mi cuerpo. La sangre representa la energía que circula en mí. Es el mismo centro del corazón. Una mala circulación me indica que está bloqueado el amor; ya no consigo expresar mis sentimientos, estoy en conflicto con el amor.

El mensaje de mi cuerpo es que deje correr la sangre en mis venas, que deje que el amor llegue hasta mi corazón, que acepte recibir y halle la alegría de vivir. Dejo sitio para las ideas nuevas.

Anemia

La anemia suele definirse como una disminución del número de glóbulos rojos de la sangre. Estos son necesarios para la distribución del oxígeno (0_2) a las diferentes células y para la evacuación de una parte del gas carbónico ($C0_2$). Los signos de la anemia son: palidez de la piel y de las mucosas, aceleración de la respiración y del ritmo cardíaco, y una fatiga muy marcada. Se pueden presentar dolores de cabeza, mareos y zumbidos en los oídos (signos de una mala oxigenación en el cerebro).

La sangre representa la alegría de vivir: esto es lo que ha perdido la persona anémica. Incluso puede resultarle difícil aceptarlo. Se deja invadir a menudo por el desánimo y ya no establece contacto con sus deseos ni con sus necesidades. Se siente débil.

Si tienes anemia en este momento, debes volver a contactar con tu capacidad de crear tu vida sin depender de los demás. Toma más conciencia de los pensamientos negativos que te impiden encontrar la alegría en tu vida. A partir de ahora, mira, observa y descubre la alegría que esté a tu alrededor. Está por todas partes: familia, trabajo y amigos. Estos seres de luz están también aquí para ayudarte a crecer.

Deja salir al niño que hay en ti, ese que quiere jugar y tomarse la vida menos en serio.

Arterias

Las arterias son vasos sanguíneos que conducen la sangre que sale del corazón hacia los diferentes tejidos del organismo. Las arterias presentan problemas cuando algún factor impide su buen funcionamiento.

Las arterias son las vías que transportan la fuerza de la vida, tanto desde el punto de vista físico como simbólico. La persona con problemas en las arterias suele ser del tipo que no deja que la alegría circule suficientemente en su vida. Le falta circulación, comunicación en uno o varios aspectos de su vida. ¿Es la circulación social? ¿Es la circulación de pensamientos cargados de alegría? A esta persona le cuesta trabajo dejar hablar a su corazón y no se atreve a generar situaciones que le produzcan alegría y contento.

Ha llegado el momento de que dejes de preocuparte por todo y dediques un tiempo a preguntarte qué te complacería. No siempre tienes que oscilar entre los placeres físicos y los del espíritu, es decir, entre tus deseos y tus valores espirituales. Concédete todos esos placeres, aunque al principio sean mínimos. Debes aprender a dejar circular en ti toda forma de alegría de manera frecuente y no solo en breves momentos. La vida es demasiado importante para tomársela tan en serio.

Colesterol

El colesterol es un lípido (grasa) necesario para el organismo humano. Una de sus funciones es proteger las paredes de los vasos sanguíneos del desgaste ocasionado por la sangre que circula sin cesar por ellos. Usualmente, el hígado sintetiza el colesterol que el organismo necesita. El exceso de este lípido obtenido a partir de los alimentos va a la vesícula biliar, la cual lo devuelve a los intestinos para su eliminación. Cuando esta función natural se bloquea, se produce una excesiva concentración de colesterol en la sangre, conocida como hipercolesterolemia. A raíz de esto pueden formarse depósitos en la piel y los tendones, alrededor de la córnea y los párpados y, sobre todo, en las paredes arteriales, donde ocasiona más daños, pues afecta la buena circulación sanguínea. Hay dos tipos de colesterol: uno que se llama LDL (lipoproteínas de baja densidad), también llamado colesterol malo, y el HDL (lipoproteínas de alta densidad), también llamado colesterol bueno.

El colesterol está vinculado a la sangre, símbolo de la alegría de vivir. El colesterol procede de los alimentos. Nuestro organismo lo sintetiza a partir del hígado. Lubrifica mis vasos sanguíneos, alimenta el sistema nervioso y lo mantiene equilibrado. Su función normal es impedir el desgaste prematuro de los vasos sanguíneos por el paso de la sangre, pero si está presente en exceso en el cuerpo, se deposita y reduce progresivamente el diámetro de los vasos sanguíneos. ¿Por qué? Porque ya no tengo alegría de vivir. Para mis adentros, ¡creo que no merezco ser feliz, estar alegre, y esta alegría circula mal! Puedo tener una subida de colesterol después de ciertos acontecimientos, como, por ejemplo, después de haber tomado la jubilación, porque ya no siento la alegría de vivir que tenía con mis compañeros de trabajo o con la gente que encontraba en el trabajo. Esta subida también se puede dar cuando se ha ido alguien a quien amaba y que me traía alegría en mi vida. Aquí, en lugar de desarrollar una diabetes, que es tristeza profunda, mi cuerpo interpretará el suceso más bien como una carencia de alegría de vivir y hará subir el porcentaje de colesterol.

También puede suceder lo mismo cuando pierdo a mi animal de compañía y en una situación que puede causar, consciente o inconscientemente, que disminuya mi alegría de vivir mi vida. Puede ser el caso también cuando quiero realizar un proyecto, construir o erigir algo que afecciono especialmente, pero no consigo recibir ayuda de nadie. Solo puedo, por lo tanto, contar sobre mí, y esto me afecta mucho si dejo que empeore esta situación. En efecto, si no arreglo la situación que me hace vivir esta carencia de alegría, esto tocará el aspecto de mi vida que es el amor. Cuando disminuye la alegría es como si sintiera menos el amor en mí, por eso la carencia de alegría afectará mi corazón. La mayoría de colesterol animal (procedente de las carnes y productos lácteos) forma parte de la dieta demasiado rica de los occidentales. Los alimentos que contienen mucho colesterol representan cierta satisfacción egoísta de mis apetitos. Me siento bien, sin pensar un instante que este exceso corre el riesgo de cambiar e incluso destruir mi salud. Es una ilusión creer que doy un gusto a mi cuerpo. Compruebo que me amo de un modo demasiado egoísta o egocéntrico. Absorbiendo alimentos que contienen demasiado colesterol, reniego de las alegrías de la vida. Un día, deberé pagar por esto. ¿Deseo yo esta dolencia?

Acepto cambiar inmediatamente dejando fluir la alegría en mí. Neutralizo mi miedo de vivir en la alegría y acepto que esta forme parte de mi vida.

Circulación sanguínea

La circulación sanguínea está vinculada al corazón y a la sangre, símbolo de vida. La sangre pasa por todos los canales del cuerpo: arterias, arteriolas, venas, venillas, capilares. Estos canales son necesarios para la distribución del amor, de la alegría y de la vida en todo el cuerpo. Mi corazón (centro del amor) acepta dar la sangre (energía) a cada parte de mi ser, cualquiera que sea su importancia, sin discriminación. La sangre representa mi vigor, mi placer de vivir y lo que soy actualmente en este universo.

Todas las dificultades circulatorias están vinculadas con la sangre y la totalidad de mi ser. Si vivo una situación difícil en el plano emocional o mental, la energía que anima mi ser se debilita. Esta debilidad de la sangre y de la circulación sanguínea significa que me retiro emocionalmente de una situación que me afecta porque no tengo bastante «energía» para ir hacia delante. Me protejo de mis emociones demasiado energéticas porque es doloroso sentirlas presentes hasta tal punto. No dejo circular bastante amor en mi vida. Me autocritico severamente, estoy apenado, siento mucha tristeza interior. Mi alegría de vivir y mi buen humor disminuyen, mis ideas se vuelven confusas, tengo una vida social poco excitante, insípida y llana. Tengo necesidad de hacer circular muchos proyectos, ideas, sensaciones. Si no, todo se congelará a causa de mis preocupaciones, mis penas, mi cansancio, mi ira; una sobreexcitación o una obsesión que desequilibra la circulación sanguínea tendrá el mismo efecto. La falta de alegría me lleva, pues, a huir de mis responsabilidades. Tengo bloqueos que me hacen evitar ciertas situaciones. Es un modo de decir no a la vida. Así, diversos esquemas de pensamiento corren el riesgo de aflorar en superficie: el control, la negligencia, la indiferencia frente a la vida, la necesidad exagerada de atención, el deseo de querer morir…

Los trastornos de la circulación sanguínea se manifiestan primero en las manos y las piernas, en las partes más externas y activas de mi cuerpo, las que me dirigen en el universo. Una mala circulación que afecta mis piernas está vinculada a mi dirección emocional, a las emociones que puedo contar y que amo. Cuando están afectadas mis manos, es la expresión de mis emociones y un deseo de cesar lo que estoy haciendo. En ambos casos, se trata de una retracción en el plano interior, la retracción de la plena participación emocional en mi universo. Las diferentes aflicciones sanguíneas son la aterosclerosis o arteriosclerosis, la elevación del porcentaje de colesterol, la trombosis, etc.

Acepto mirarme a la cara y, sobre todo, observo mi actitud frente a la vida. ¿No es la vida bastante extraordinaria como para aprovecharla plenamente? Abro mi corazón al amor, me asumo y me dejo guiar por la vida. Siempre sucederá lo mejor para mí.

Diabetes

La diabetes, también llamada diabetes dulce, se manifiesta por una secreción insuficiente de insulina por el páncreas, que resulta de una incapacidad de este para mantener un porcentaje de azúcar razonable en la sangre. Un exceso de azúcar sanguíneo se produce entonces, y la sangre es incapaz de usar adecuadamente los azúcares en el flujo sanguíneo. Estos azúcares en exceso causan un porcentaje demasiado elevado de azúcar en la orina, que se vuelve dulce.

El azúcar corresponde al amor, a la ternura, al afecto. La diabetes refleja, pues, diversos sentimientos de tristeza interior. Es el mal de amor, una carencia de amor seguro porque necesito, a causa de mis heridas anteriores, controlar el entorno y la gente que me rodea.

¡Pues sí! Si tengo diabetes, suelo vivir tristezas seguidas, emociones reprimidas teñidas de tristeza inconsciente y ausentes de dulzura. La dulzura desapareció dejando sitio a un dolor continuo. Empiezo a comer azúcar bajo todas las formas posibles para compensar: pastas alimentarias, pan, golosinas, etc. El plano afectivo, social o financiero puede resentirse. Intento compensar por todos los medios posibles. Me limito en muchos campos. Me vuelvo «amargo» (amargura) frente a la vida, es la razón por la cual encuentro mi vida amarga y compenso por un estado más dulce.

Al tener dificultad en recibir amor, me siento ahogado y sobrecargado, pillado en mi situación incontrolable y excesiva. El exceso está eliminado en la orina. Tengo una gran necesidad de amor y afecto, pero no sé actuar ni reaccionar cuando podría recibirlo. Tengo dificultad en recibir el amor de los demás y la vida pierde gusto para mí. Es difícil soltarme y expresar el amor verdadero. Mis esperas son frecuentemente desmedidas (quiero que la gente realice mis deseos) y me atraen frustraciones, ira, frente a la vida y el repliegue sobre sí. Vivo mucha resistencia frente a un acontecimiento que quiero evitar, pero que me siento obligado a sufrir. Por ejemplo, puede ser una separación, un traslado, un examen, etc. A esta resistencia se añadirá un sentimiento de disgusto, repugnancia, desdén frente a este acontecimiento. La hiperglicemia aparecerá, pues, en ese momento. Necesito asumirme enseguida. Necesito cambiar las situaciones que me afectan, empezando a ver el amor y la alegría en todas las cosas. La diabetes (hiperglicemia, exceso de azúcar en la sangre) y la hipoglicemia (insuficiencia de azúcar en la sangre), ambas vinculadas a la falta de alegría, están vinculadas directamente al amor que soy capaz de expresar para mí mismo y los demás.

En el caso de la diabetes gestacional, que se produce habitualmente después de la segunda mitad del embarazo, debo preguntarme lo mismo que les pregunto a las personas afectadas de diabetes. Puede que la tristeza profunda, repugnancia o resistencia se revelen a mi consciencia. Este embarazo puede activar y ampliar en mí el recuerdo más o menos consciente de estos sentimientos que pude vivir en mi infancia, y la consecuencia será la diabetes. Después del parto, el regreso a mi estado normal me indica que estos sentimientos han desaparecido o que su importancia ha disminuido enormemente, lo cual trae un restablecimiento de la cantidad de azúcar en sangre (glucosa). Hay tanto amor disponible. ¿Soy realmente consciente del amor que la gente tiene para mí? La gente me ama y debo verlo a partir de ahora. Acepto el pasado de un modo desapegado, por lo que es. ¡Es abriendo mi corazón como se producen los milagros!

Flebitis

La flebitis se define por el bloqueo de la sangre en las venas, sobre todo al nivel de los miembros inferiores. Está causada por un coágulo procedente de una infección o de una herida.

La sangre representa la libre circulación de la vida en las venas de mis miembros inferiores. Mi medio de locomoción está limitado, irritado y defectuoso, porque este bloqueo de la sangre me indica una pérdida de alegría vinculada a las piernas, las cuales me transportan hacia diferentes destinos de mi vida. Según si es la pierna izquierda (mi interior) o la derecha (mi exterior), o las dos, la que está afectada, la pérdida de alegría podrá identificarme a cuál nivel o sentido tengo una duda o una negación a adelantar, aceptar un nuevo destino.

Me quemo la sangre frente a ciertas situaciones que me presenta la vida. Vivo un parón, un freno debido a una emoción, un sentimiento que limita mi alegría de vivir para ir hacia delante. Es importante que suelte la pena, el disgusto, la frustración que vivo y que me responsabilice de lo que sucede en mi vida.

Acepto que tengo el poder de crear mi vida como quiero; sin embargo, debo aceptar que tengo derecho a la felicidad y que merezco que la alegría y la paz iluminen mi camino.

Glóbulos

Los glóbulos blancos son las células que circulan en la sangre y en la mayor parte de los tejidos para asegurar la defensa del organismo.

Los glóbulos rojos tienen la función de conservar la hemoglobina en estado activo. Esta, conducida por la corriente sanguínea, transporta el oxígeno de los pulmones a los tejidos.

La existencia de algún problema con los glóbulos blancos es una indicación de que la persona que lo presenta tiene dificultades para defenderse. No se atreve a afirmarse. Tener demasiados glóbulos indica que quiere golpear algo o a alguien. Se siente atacada con facilidad. No tener suficientes indica lo contrario, es decir, que la persona abandona la partida.

Una falta de glóbulos rojos suele provocar anemia.

Si te faltan glóbulos blancos, ha llegado el momento de que recuperes la confianza en ti mismo, en tus capacidades y en tus talentos. Solo tú puedes hacerlo. Lo que crees no es necesariamente la realidad. Si no logras creer en ti, te sugiero que hables con quienes te conocen para que ellos te digan lo que ven en ti. De otro modo, te arriesgas a desanimarte cada vez más y a ver la vida como una carga. Con este problema, tu corazón grita: «Auxilio, quiero alegría en mi vida». Tus recursos están ahí esperando que creas en ellos y que los utilices.

Si tienes demasiados glóbulos blancos, no es necesario que sigas creyendo que debes golpearte para que los demás sepan quién eres y, sobre todo, que te quieran como eres. Combatir constantemente es muy cansado. Recibes el importante mensaje de revisar la opinión que tienes de ti mismo y de creer en tu valor, antes de que el desánimo haga presa en ti y tu problema físico se agrave.

Gangrena

La gangrena (del griego *gagraína*, que significa 'podredumbre') causa la muerte y la putrefacción de los tejidos (necrosis). Comienza por una reducida zona negruzca y dolorosa. Después de varios días, los tejidos necrosados comienzan a caerse a jirones. Las principales causas de la gangrena son la arteritis, que obtura poco a poco las arterias, y los traumatismos diversos que perjudican la red vascular.

La gangrena es el resultado de una disminución de velocidad y, finalmente, del paro del flujo sanguíneo en una o varias partes del cuerpo, lo cual trae la muerte de los tejidos. El flujo sanguíneo está vinculado con la expresión o al freno de mi amor por el universo, y también a mi alegría de vivir. Por lo tanto, si, por ejemplo, la gangrena afecta mis piernas es porque el freno o el corte de amor dentro de mí es tan profundo que para completamente cualquier movimiento hacia delante. Frecuentemente, en este caso, están presentes el miedo al futuro y la inseguridad frente a lo que será de mí. Me intoxico por mi culpabilidad arraigada, por la vergüenza o por la pena, y una parte mía se está muriendo. La vida se va, ya no está la alegría. En el caso de la gangrena seca, la sangre ya no irriga los tejidos.

Debo volver a tomar contacto conmigo y con la alegría que debe habitarme en este aspecto de mi vida, que corresponde a la parte de mi cuerpo afectada. En el caso de la gangrena húmeda, que resulta además de una afección, hago frente a pensamientos envenenadores, a pensamientos de muerte hacia mí mismo o hacia la vida. La gangrena gaseosa (más escasa), que se halla, sobre todo, en los diabéticos, está favorecida por una colección de sangre en un tejido o por un cuerpo extraño. Gases nauseabundos procedentes de la proliferación de gérmenes infecciosos se forman debajo de la piel. No solo tengo presentes las ideas de muerte de una parte de mí mismo, sino también me lleva a vivir esta situación un profundo rechazo de esta misma parte.

Hematoma

Un hematoma sigue a una hemorragia, en la cual cierta cantidad de sangre se acumula en un tejido o un órgano. Casi siempre, un hematoma se produce después de un traumatismo, y debo preguntarme cuál miedo o cuál culpabilidad me impide dejar circular libremente la alegría en mi vida. La acumulación de la sangre me indica que debo poner más alegría en mi vida, y la parte afectada me informa acerca del aspecto de mi vida que debería manifestar esta alegría.

Hematuria

La hematuria es la presencia de sangre en la orina de modo microscópico —que no es visible a simple ojo en la orina, que se detecta solamente con microscopio— o macroscópico —que se puede detectar a ojo en la orina, bien por su color rojizo o las huellas de sangre que pueden estar ahí—. La orina representa mis viejas emociones que dejo ir y una pérdida de sangre me indica una pérdida de alegría. La hematuria simboliza una tristeza más o menos viva frente a mis emociones pasadas, que me destrozan interiormente. Debo buscar cuáles son estos sucesos que me han destrozado emocionalmente para que pueda aportarme dulzura y comprensión y que se instale la curación.

Hemorragia

Una hemorragia es un derramamiento de sangre fuera de los vasos arteriales o venosos. Puede ser externa o interna, siendo más grave en este último caso.

La sangre representa el amor a la vida y, por lo tanto, la alegría de vivir. Cuando una persona pierde sangre, su cuerpo está manifestando que una determinada actitud interior bloquea su alegría de vivir en ese momento. Debido a que una hemorragia se produce de forma repentina y con más o menos violencia, se puede concluir que esta persona se ha reprimido desde hace algún tiempo. Por lo general, reprime mostrar su cansancio moral y su angustia.

Una vez que llega a su límite, cede repentinamente. Para saber en qué área de la vida desapareció la alegría de vivir, solo hay que observar la parte del cuerpo afectada, es decir, para qué sirve dicha parte. Esta explicación se aplica a una hemorragia externa.

Si la hemorragia es interna, indica que la persona sufre en silencio y que se empeña en que nadie sepa lo que siente. Vive su dolor en el aislamiento porque cree que no tiene a nadie en quien confiar o que pueda ayudarla.

La hemorragia te avisa de que es el momento de revisar tu percepción de la vida en el área afectada. Te dice que tomas la vida demasiado en serio y que ha llegado la hora de realizar actividades que te diviertan y te den alegría, en lugar de depositar tu energía en aquello que la consume. También puedes aprender a poner alegría en las actividades que ahora tomas demasiado en serio. Solo se trata de un cambio de percepción o de actitud interna.

Hemorragia nasal

Cuando la nariz comienza a sangrar sin motivo aparente, la persona experimenta una pérdida de alegría temporal. Este sangrado representa a menudo el deseo de llorar en una persona que no se permite que salgan lágrimas de sus ojos. Necesita liberarse de una tensión emocional. El sangrado puede representar una falta de alegría en su actividad actual y se convierte en la excusa para interrumpir esta ocupación.

Tu cuerpo te dice que, en lugar de querer interrumpir lo que haces o de llamar la atención, te ayudaría ver el lado bueno de tu actividad. Además, permítete vivir situaciones estresantes y liberar esta tensión con llanto verdadero.

Siendo la nariz el órgano por el cual circula el aire que va a mis pulmones, y la sangre el vehículo del aire, del oxígeno en todo mi organismo, la hemorragia nasal me revela que dejo que se escape de mi cuerpo, de mi ser, la alegría, el amor de la vida. Tengo, pues, una pérdida de alegría para con algo que experimento. Esto indica seguramente una gran decepción en mi vida. Siento un sentimiento que me dice que no soy reconocido o amado a mi justo valor.

Debo aprender a reconocerme yo mismo, a comprender que debo mi felicidad únicamente a lo que pienso de mí mismo. Una antigua creencia procedente de la noche de los tiempos me dice que una mala emoción o una mala situación se van fuera de mi vida.

Hipoglucemia

La hipoglucemia se caracteriza por una disminución anormal de glucosa en la sangre. La parte del páncreas que secreta la insulina está sobreactivada. En consecuencia, las células y los músculos están privados de la glucosa energética.

Esta situación es opuesta a lo que se encuentra en los diabéticos. Está causada por un exceso de insulina o de ejercicio. El azúcar representa una forma de premio, afecto, dulzura y ternura. Es la manifestación del amor.

Actualmente, ¿estoy buscando el amor? ¿Lo estoy esperando del exterior? ¿Como azúcar para colmar esta carencia? Varias manifestaciones se vinculan a la hipoglicemia:

- Puede manifestarse porque doy tanto a los demás que ya no tengo nada para dar. Esto me revela la necesidad de empezar por amarme, por respetarme en mis necesidades. Dándome más, luego puedo dar más y amar a los demás. No puedo dar a los demás lo que no me doy a mí mismo.
- Puede también brotar cuando vivo una tensión o una presión interior excesiva sobre la cual pienso que no tengo control alguno.
- Procede de mis fuertes emociones, de una tristeza profunda, causándome angustia e incluso hostilidad frente a los demás. ¿Tengo yo esperanzas que aún están sin contestar, que no están satisfechas?
- También puedo vivir un miedo intenso frente a algo o a alguien que me asquea y que prefiero evitar. Debo resistir con todas mis fuerzas para intentar evitar esta cosa que me repugna. Puede ser un objeto, un gesto o una palabra dicha que me provocó un asco.
- Una alergia alimentaria también puede ser la causa física de esta caída del azúcar sanguíneo.

Debo realizar las comprobaciones físicas que se imponen y hallar a quién o a qué soy alérgico. Acepto lo que me sucede. Decido hacer mi vida más alegre. Respondo a mis esperas. Mi cuerpo es un sabio, un amigo fiel al cual soy receptivo.

Leucemia

Cuando proliferan mis glóbulos blancos de modo incontrolado, tengo lo que se llama el cáncer de la sangre o la leucemia. El cáncer de la sangre es la alegría que no circula libremente en mi vida. Tengo odio hundido profundamente en mí. Me autodestruyo, rehúso luchar. La leucemia aparece, frecuentemente, después de la pérdida de un ser amado; puede ser incluso un animal al cual amaba especialmente.

Esta forma de cáncer está directamente vinculada con la expresión de amor en el interior de sí. También puede aparecer después de un acontecimiento para mí destacado, que me llevó a desvalorizarme. Esta desvalorización afectará mi ser entero y la viviré de un modo muy intenso y profundo. Pongo el ejemplo de un niño joven a quien se rehúsa un sitio en el equipo de fútbol del pueblo o de su barrio. ¡Es un drama! Es como si la vida ya no tuviera ningún sentido y que no valiera la pena ser vivida. Puedo tener la sensación de que debo sobreprotegerme constantemente para lograr lo que quiero.

Puedo haber vivido una frustración intensa y haber ahogado violentamente mis emociones. Si mi amor o mi deseo de vivir estuvo herido de un modo u otro, mi actitud para amar puede volverse desconfiada, confusa y alienada. Entonces, quiero aislarme de todos los sentimientos. Debo aprender a ir con la vida en vez de contra ella. Tomo los medios adecuados para cambiar en mí la supervivencia por la vida. Así estaré más en paz conmigo mismo y ya no sentiré la necesidad de defenderme excesivamente.

Leucopenia

La leucopenia es la caída de glóbulos blancos, el desequilibrio de la sangre. Los glóbulos blancos se vuelven soldados que bajan las armas. Ya no tengo el valor de luchar. Puede ser una forma de huida que me obligó a evolucionar en el mismo orden, impidiéndome así experimentar nuevas cosas, para sentirme siempre en seguridad y maestro de la situación.

Necesito cuidar de mí para rehacer mis fuerzas interiores y así volver a tener más sabor a la vida, con todo lo que esto comporta de excitante.

Mononucleosis

La mononucleosis es una infección caracterizada por el aumento de los linfocitos que forman parte de los leucocitos o glóbulos blancos de la sangre. Esta enfermedad se halla, sobre todo, en los adolescentes o en los jóvenes adultos. Se llama también la enfermedad del beso porque se puede transmitir por la saliva.

Si soy adulto y tengo esta enfermedad, intento ver lo que pudo afectarme, como si fuera un adolescente, o lo que esto me recuerda cuando estaba adolescente. Quiero vivir plenamente, siento un cambio en mi interior y tengo la sensación de deber luchar constantemente para lograr lo que quiero. Mi sistema de defensa se desarrolla para compensar los ataques y las limitaciones que tengo la sensación de recibir de la vida. Me siento solo frente a los obstáculos que se presentan frente a mí. Desarrollo una mononucleosis cuando me siento culpable frente a una situación o cuando quiero más permiso, cuando critico a la gente o la vida en general. La mononucleosis tiene un nexo con los problemas del bazo porque hay un aumento del volumen de este. Debo hacer limpieza en mi vida y poner más amor hacia mí y hacia los demás.

La sangre representa la alegría de vivir, la energía que circula en mí. Una mala circulación me indica que está bloqueado el amor, mi alegría de vivir; ya no consigo expresar mis sentimientos, estoy en conflicto con el amor. El mensaje de mi cuerpo es que deje correr la sangre en mis venas, que deje que el amor llegue hasta mi corazón, que acepte recibir y halle la alegría de vivir. Dejo sitio para las ideas nuevas. Vuelvo a tener valor y confianza en mí y, entonces, recobraré la energía y la alegría de vivir que me permitirán experimentar más amor.

Plaquetas (disminución del número)

Las plaquetas son células diminutas de dos a tres micras de diámetro, sin núcleo, de formas muy variadas, cuya función es la coagulación sanguínea en caso de hemorragia. Cuando su número disminuye es más difícil detener el sangrado.

La sangre está formada por células en suspensión en un líquido llamado plasma. Lleva a los tejidos los elementos nutritivos provenientes de los pulmones (oxígeno), del conducto digestivo (alimentos nutritivos) y de los diferentes órganos (por ejemplo, productos de transformación del hígado). Después recupera los desechos que el organismo va a eliminar. También tiene una función de informadora al conducir las hormonas. La definición siguiente se aplica a todos los problemas que pueden afectar a la calidad de la sangre y sus diferentes funciones.

Cuando una persona tiene un problema sanguíneo significa que le cuesta trabajo administrar bien su vida, de acuerdo con sus verdaderas necesidades. Para el ser humano, vivir verdaderamente quiere decir vivir diferentes experiencias en la aceptación y la alegría. La persona que no puede administrar su vida suele ser aquella que dramatiza demasiado algunas situaciones, lo cual le impide tener una visión global equilibrada.

Se hace mala sangre, es decir, se preocupa por todo y por todos. Es una persona demasiado emotiva que bloquea su sensibilidad. Necesita adaptarse incondicionalmente a sí misma; esta forma de amor incondicional es el elemento más importante para mejorar la calidad de la sangre.

Sangrar

Sangrar puede compararse a llorar, a una pérdida de alegría. Cuando sufro, corren las lágrimas, mi pena es tan intensa que es como si llorase sangre. ¿A dónde va mi alegría de vivir? ¿Por qué esta pena, esta agresividad que me hace ver rojo? Tomo conciencia de la suerte que tengo de vivir y recobro la alegría. Me libero de toda mi tristeza y acepto recibir lo que me da la vida.

Septicemia

La septicemia es una infección, generalmente grave, debida a la difusión masiva por todo el organismo de bacterias procedentes de un foco séptico, el cual produce la infección. Es una descarga repetida y prolongada, es una forma de envenenamiento de sangre. La persona afectada por esta enfermedad vive una obsesión que la envenena. Recibe el mensaje de que es urgente realizar un procedimiento de perdón.

La septicemia es una infección grave (envenenamiento generalizado) de la sangre. Es lo que se llama «quemarse la sangre» o «envenenarse la vida». Debería preguntarme "por quién o por qué me dejo envenenar la existencia. Decido aceptar que tengo la total responsabilidad de mis elecciones y tomo conciencia de las alegrías de la vida.

Triglicéridos

El término hipertrigliceridemia se usa para denominar el exceso de concentración sérica de triglicéridos. De este modo, una cantidad de triglicéridos superior a 200 mg/dl en sangre es considerada hipertrigliceridemia.

Están vinculados a la sangre, símbolo de la alegría de vivir. Proceden de los alimentos. Nuestro organismo los sintetiza a partir del hígado. Lubrifican mis vasos sanguíneos, alimentan el sistema nervioso y lo mantienen equilibrado. Su función normal es impedir el desgaste prematuro de los vasos sanguíneos por el paso de la sangre, pero si están presentes en exceso en el cuerpo, se depositan y reducen progresivamente el diámetro de los vasos sanguíneos. ¿Por qué? ¡Porque ya no tengo alegría de vivir! Para mis adentros, creo que no merezco ser feliz, ser alegre, y esta alegría circula mal. Puedo tener una subida de triglicéridos después de ciertos acontecimientos, como, por ejemplo, después de haber tomado la jubilación, porque ya no siento la alegría de vivir que tenía con mis compañeros de trabajo o con la gente que encontraba en el trabajo. Esta subida también se puede dar cuando se ha ido alguien a quien amaba y que me traía alegría en mi vida.

También puede suceder lo mismo cuando pierdo a mi animal de compañía y en una situación que puede causar, consciente o inconscientemente, que disminuya mi alegría de vivir en mi vida. Puede ser el caso también cuando quiero realizar un proyecto, construir o erigir algo que afecciono especialmente, pero no consigo recibir ayuda de nadie. Solo puedo, por lo tanto, contar sobre mí, y esto me afecta mucho. En efecto, si no arreglo la situación que me hace vivir esta carencia de alegría, esto tocará el aspecto de mi vida que es el amor. Cuando disminuye la alegría es como si sintiera menos el amor en mí, por eso la carencia de alegría me afectará. ¡Me siento bien, sin pensar un instante que este exceso corre el riesgo de cambiar e incluso destruir mi salud! Es una ilusión creer que doy un gusto a mi cuerpo. Compruebo que me amo de un modo demasiado egoísta o egocéntrico.

Trombosis

La sangre representa familia, lo que creo de ella desde el resentir, esto que pienso está circulando en mis venas. Sangre, además, representa la alegría de vivir.

Una trombosis, que se define como una formación de coágulos de sangre en una vena o una arteria, provoca un bloqueo que impide la libre circulación de la sangre. Este estado demuestra que existe también un bloqueo en la liberación y en la circulación del amor. Sintiéndome solo, estoy apenado y tengo la sensación de que las dificultades a las cuales me enfrento son demasiado pesadas de llevar y que no soy capaz de superarlas. Pierdo mi alegría de vivir. Mi vida me parece estancada, me siento olvidado, abandonado e incomprendido. Tengo la sensación de no llevar amor en mí, me vuelvo inflexible; cada vez soy más firme en mi modo de actuar y pensar, lo cual provoca el endurecimiento de mis arterias. Esta manifestación alcanza todo mi cuerpo. Cuando aparece en mis piernas, me indica un temor a ir hacia delante, una tendencia a quedarme fijado, sin movimiento. También esto puede significar la inseguridad que siento al ver apartarse un amor y ver cómo me aparto de este amor. Intentando retenerlo, aumento las probabilidades de verlo morir.

Me abro cada vez más a la vida y acepto los cambios como signos de mi evolución.

Varices

Las varices se sitúan, habitualmente, en las piernas. Son el resultado de venas hipertrofiadas. Mis piernas me permiten andar por la vida, desplazarme de un lugar a otro.

Varices en las piernas demuestran una mala circulación. Así, puedo concluir que el lugar en el cual estoy ya no me conviene o que no me gusta lo que realizo actualmente. Ya no le encuentro alegría. Puede tratarse de una relación afectiva o incluso de un trabajo que se me ha hecho monótono. La sangre representa la alegría de vivir y la circulación del amor en mi universo y mis venas son el medio de locomoción. La sangre en mis venas está en el camino de vuelta hacia el corazón, llevando con ella todo el amor que recibió del universo.

La varicosidad puede indicar que un profundo conflicto emocional está directamente vinculado a la capacidad de amarme y de recibir todo este amor. La dirección que tomo o el suelo en que estoy no me dan lo que estoy esperando, en el sentido emocional. Esto bloquea y alborota mi movimiento emocional. Tengo la sensación de arrastrar un peso enorme, como el preso que debe arrastrar constantemente su peso. Frecuentemente, se trata de un peso financiero, el dinero causándome muchos dolores de cabeza y acechándome la avaricia.

Varices en las piernas aparecen, frecuentemente, durante un embarazo, lo cual demuestra que ciertos temores están vinculados a este estado; como mujer embarazada, tengo miedo de compartir este amor con otra persona, perder mi individualidad en mi nuevo papel de madre. Me siento desbordado y tengo miedo de no realizarlo todo porque tengo tendencia a aumentar los pequeños detalles. Entonces puede producirse el desánimo.

CONFLICTO EMOCIONAL DE LA SENILIDAD

La senilidad es un debilitamiento progresivo de la actividad física y psíquica que se observa en el transcurso de la vejez, pero también en caso de una actividad demasiado intensa o prolongada. Con la senilidad las funciones sensoriales, de relación e intelectuales se ven gravemente afectadas. Este estado se presenta en la persona ya mayor, que quiere que la colmen de atenciones, que se ocupen de ella porque no acepta la falta de atención que sufrió en su infancia. Es una persona que careció, y todavía carece, de afecto.

Si tienes que cuidar a una persona senil, debes hacerlo con amor y aceptación. De otro modo, la situación puede volverse tan desagradable que todos saldréis perdiendo. Por otro lado, puedes explicarle que no tiene que enfermarse tanto para recibir atención. Podría encontrar otros medios menos dolorosos para lograrlo. Puedes ofrecerle ayuda para que encuentre esos medios. Si tiene la seguridad de seguir recibiendo mimos sin comportarse senilmente, la persona tiene muchas posibilidades de mejorar.

También le ayudaría comprender a sus padres por la falta de cuidados o de afecto que sufrió durante su niñez, aceptando que ellos mismos recibieron muy poco y que nadie puede dar lo que no tiene. Después, perdonarse por haber sentido rencor hacia ellos y darse el derecho de buscar mimos en este momento.

Cuando las facultades físicas y psíquicas están afectadas cuando soy una persona mayor, se habla de senilidad. La senilidad es una enfermedad que se puede relacionar con la huida. Volviendo a la infancia, vuelvo a la seguridad que me trae. Elijo así dejar que los demás cuiden de mí, quiero que se encarguen de mí. Si estoy afectado de senilidad, debo tomar conciencia de que no es necesario huir. Si quiero cosechar esta atención tan deseada, debo sembrarla yo mismo.

Beneficio de la protección divina, vivo en paz y en total seguridad. En cada momento de mi vida, tomo conciencia de la fuerza del universo.

CONFLICTO EMOCIONAL DE LOS SENOS (PECHO)

Los senos son los órganos que resguardan a las glándulas responsables de la secreción láctea. Los problemas más comunes en los senos son los dolores, endurecimiento, mastitis, mastosis, quistes, tumores y cáncer.

Los pechos representan la feminidad y la maternidad. Este tipo de problemas suele indicar ciertas actitudes y pensamientos profundamente arraigados desde la infancia. Puedo tener dificultad para expresar mis verdaderos sentimientos, encontrar un equilibrio entre mi papel de madre y de mujer cumplida. Estos conflictos interiores profundos me atormentan como mujer que busca el justo equilibrio.

Se ha descubierto que este tipo de problemas, generalmente, viene de un fuerte sentimiento de culpabilidad interior hacia uno mismo o hacia uno o varios de sus hijos: «¿Por qué ha nacido? ¿Qué hice para tenerlo? ¿Soy bastante buena madre o mujer para cuidar de él?». Todas estas preguntas aumentan mi nivel de culpabilidad, llevándome a rechazarme y aumentando mi temor a que me rechacen los demás.

Debo recordarme que el amor por mi hijo siempre está presente, pero que mis pensamientos son muy poderosos y debo vigilarlos. Si me juzgo con demasiada severidad, toda mi ira y mi rechazo se amplificarán, y mis emociones serán «expulsadas» al nivel de mis pechos, que se vuelven el símbolo de mi fracaso.

Un tema del pecho quiere ayudarme a tomar conciencia de que vivo una situación de conflicto, tanto de cara a mí mismo como a alguien más, que está vinculada a un elemento que forma parte de mi espacio vital, de mi «nido». Frecuentemente, se tratará de mis hijos, mis «pajarillos», o de alguien a quien considero como tal —por ejemplo, una madre enferma que siento desprotegida, como un niño pequeño—. Puedo tener miedo de que mi nido (hogar) se derrumbe. También puedo tener un gran miedo o un gran estrés con relación a la supervivencia de uno de mis hijos o de todos ellos. En un sentido más amplio, el nido puede agrupar mi cónyuge, mi hogar, mis hermanos y hermanas, particularmente si viven bajo el mismo techo. Es con la familia, lo que históricamente podría llamarse el clan, con lo que tengo la sensación o el temor de que haya derrumbamiento, estallido. Los hombres y las mujeres pueden desarrollar este tipo, que es frecuentemente el conflicto interior masculino para aceptar su propia naturaleza femenina.

El lado izquierdo corresponde al campo afectivo, y el derecho, al campo racional. El seno izquierdo designa todas las dificultades afectivas y las emociones inhibidas en mí como mujer, y más me vale aceptar la mujer y la madre en mí, y los sentimientos interiores que vivo con relación a cada uno de ambos papeles. El seno derecho indica a la mujer responsable y lo que se espera de mí, lo que pretendo hacer con esta mujer exterior.

Para mí, como mujer en el universo físico, el volumen y la forma de mis pechos pueden tener cierta importancia según las circunstancias. Se observa que puedo tener senos más pequeños y puedo considerarlos frecuentemente como inútiles o sin valor. El cuerpo habla y mis senos también; soy yo la que he de decidir la importancia concedida a este símbolo femenino y sexual. La búsqueda de un equilibrio es importante y el cuerpo se ajustará energéticamente en consecuencia de las decisiones tomadas por la mujer en el porvenir. La raíz de todo está en la niñez, tu actitud, el amor y la aceptación de sí.

CONFLICTO EMOCIONAL DEL SIDA

El sida tiene relación directa con el amor a sí mismo. Esta enfermedad se manifiesta en la persona que no se ama y que, sobre todo, no acepta su sexo (hubiera preferido nacer con el sexo contrario). Esta enfermedad se presenta en los heterosexuales y los homosexuales.

Muchos creen que es una enfermedad sexual, pero en realidad se trata de una enfermedad que afecta a quienes, al no amarse a sí mismos, son dados a compensar esa falta de amor en el nivel sexual para así hacerse la ilusión de que son amados, de sentirse aceptados por los demás. Se vuelven muy dependientes. Estas personas se desvalorizan al sentirse culpables y decepcionadas de sí mismas. Se desilusionan a menudo. La enfermedad se convierte en una forma de castigarse, y así esperan neutralizar su culpabilidad. Se castigan bloqueándose en sus relaciones sexuales, el recurso más utilizado para sentirse amadas.

Si quieres dejar de creer que no mereces vivir, esta enfermedad no es mortal. Acepta la idea de que cada decepción vivida y que crees injusta es causada por el exceso de expectativas de ser amado por los demás. Quieres ser amado porque no crees en tu valor, en el ser extraordinario que eres.

Tu cuerpo te envía el mensaje urgente de que comiences a amarte como eres, con tu gran corazón lleno de amor. De hecho, es notable constatar que las personas con sida suelen tener un corazón tan grande que pueden amar a todo el mundo sin problemas. Solo tienes que volver a establecer contacto con ese gran corazón que habita en ti y utilizarlo para amarte tal y como eres, con el sexo que elegiste antes de nacer. En lo más profundo de tu alma, una razón importante y superior te hizo elegir ese sexo para esta encarnación. Aun cuando tu elección no les haya hecho gracia a algunas personas —por ejemplo, a tus padres—, no les queda otro remedio que aceptar que ellos también tienen una lección que aprender, la experiencia de vivir en el amor con tu elección. Lo importante para ti es observar tu propia evolución y crecer en el amor, la única razón de ser de todos los seres humanos.

CONFLICTO EMOCIONAL DE LA SILLA TURCA (VACÍA)

En el síndrome de la silla turca vacía, estructura ósea situada en la base del cerebro que alberga la hipófisis, se llena de líquido cefalorraquídeo, comprimiendo parcial o completamente la glándula, de manera que se pueda agrandar la silla turca.

El síndrome de la silla turca vacía ocurre cuando la silla está vacía, debido a que la hipófisis ha resultado dañada por un tumor, radioterapia, cirugía o por un trauma.

Cualquier enfermedad generada en el cerebro indica que no le estás dando importancia a las emociones que vives. Te sientes superado y ya no sabes cómo actuar frente a ciertas personas o situaciones. Tu cerebro ya no funciona con tanta claridad y rapidez como antes.

¿Qué me quiere decir la biodescodificación si padezco este síndrome?

- Que tengo un conflicto arcaico, pudiendo radicar en el hecho de sentir que no puedo alimentar a los míos, sentirme muy pequeño para lograr conseguir algo o que yo sea muy perfeccionista (árbol transgeneracional).
- Que todo problema en esta glándula me indica un bloqueo entre el mundo material y el espiritual. Esto se produce en la persona que no

quiere aceptar la parte divina del ser humano, y especialmente la mía. Soy una persona que me considero demasiado pequeño.

Debo aprender:

- A recobrar mi lado niño que ama reír, disfrutar, irradiar por mi ingenuidad y mi deseo de aprender.
- A expresar mis sentimientos, no acumulando ni frustración ni resentimiento.
- A estar en todo momento abierto y receptivo, así los demás también lo serán.
- A sentirme otra vez en armonía conmigo mismo y con los que me rodean.

La solución es que, cualesquiera que sean las razones que me hacen temer reconocer la persona extraordinaria que soy, no me benefician. Tengo que modificar mis creencias con respecto a mí mismo. Dejar de representarme como mi centro de control.

Reprogramación: Mi mente y mi cuerpo están en perfecto equilibrio. Yo controlo mis pensamientos.

CONFLICTO EMOCIONAL DE LA SINUSITIS

Cuando estoy afectado de sinusitis, vivo un bloqueo en la nariz, y aquí se trata de los senos del rostro. Esta infección de los senos está vinculada a la impotencia frente a una persona o una situación: no puedo olerla o estoy hasta las narices. Imagina la sensación de tener a esa persona metida en la nariz: «Esto me ahoga, me quema…».

También puede que olfatee anticipadamente un peligro o una amenaza que hace brotar un miedo dentro de mí. El peligro puede ser real o imaginario: el resultado será el mismo. Puedo tener la sensación de que algo no huele bien, que hay algo dudoso. También está relacionado con mi sexualidad: no puedo oler a mi presa. El mensaje que debo comprender es sentir el amor a mi alrededor e inspirar en lo más hondo de mí.

CONFLICTO EMOCIONAL DEL SISTEMA INMUNITARIO

La defensa de mi organismo está asegurada por un sistema de autoprotección, el cual es esencial para protegerme de las agresiones que vienen del exterior, como las bacterias, los virus, los hongos microscópicos y todos los demás problemas potenciales. Sin el funcionamiento total y completo de este sistema, moriríamos. Está en relación directa con mis estados emocionales, y un profundo dolor en mi existencia puede reducir su fuerza de modo dramático. Las células inmunes se desarrollan al principio en la médula ósea y las que se volverán células T son transportadas, a su madurez, hasta la glándula timo, situada cerca del corazón. Su localización en relación al corazón me hace tomar mejor conciencia de la relación cuerpo-espíritu que existe. El sistema inmunitario responde a los sentimientos y al conjunto de mis pensamientos, sean estos positivos o negativos. Así, todos mis pensamientos de ira, amargura, odio y resentimiento tendrán tendencia a debilitar mi sistema inmunitario.

Por otro lado, las personas afectadas, en su mayoría, son personas que desde la infancia han sentido mucha envidia y celos hacia los demás: «Yo quiero tener eso», «Yo quiero ser como ese», «Yo también quiero hacer eso», etc. Personas que se han ido formando con una falta de identidad, una muy baja autoestima y un claro «yo quiero destacar sea como sea». Esa base de cimientos con sentimientos de querer lo de los demás y hacia lo material es la causa de no tener amor puro por mí misma, creando un vacío de amor hacia los demás también.

En la edad adulta, generalmente, es cuando suele brotar esta falta de amor sincero hacia la esencia del ser, convertida en esta disfunción corporal.

Todos los pensamientos de amor, armonía, belleza y paz interior tendrán tendencia a reforzar mi sistema inmunitario. El timo es la glándula endocrina que está asociada al corazón. Por lo tanto, cuando mi sistema inmunitario está afectado, mi mismo cerebro está muy vinculado a mi sistema inmunitario y ciertos estados mentales tendrán un poderoso efecto, pudiendo afectar el funcionamiento de mi sistema.

Debo aprender a quererme y a querer a los demás desde el amor, y no desde la posesión. Debo aprender que el mundo no gira solo sobre mí. Debo aprender que el ego no es el motor de mi vida. Debo aprender a aceptarme tal y como soy y a aceptar a los demás tal y como son. Debo aprender a hacer las cosas por y para mí, y no para regocijarme ni presumir ante los demás. Debo aprender a no envidiar y querer lo de los demás. Debo aprender a llenarme de amor incondicional para sanar.

CONFLICTO EMOCIONAL DEL SISTEMA LOCOMOTOR

El sistema locomotor está vinculado a mi movilidad y mi flexibilidad, lo mismo que a mi apertura interior y mi apertura exterior. Reúne los huesos, los músculos, los tendones y los ligamentos. El armazón que sostiene todo mi cuerpo está formado por los huesos. Estos son los que representan mis principios morales, mi estructura, mi honradez, mi rectitud, mi estabilidad.

Cuando me vuelvo demasiado rígido en mis pensamientos, mis huesos también lo hacen y corren peligro de romperse más fácilmente. En cuanto a las extremidades de mi cuerpo y mis músculos, simbolizan la acción y el movimiento. Gracias a mis manos, puedo coger las cosas, agarrarme a ellas. Mis piernas me permiten avanzar en la vida. Una dificultad al moverme me indica que tengo miedo de progresar. Una falta de humildad o una negación a doblarme o a admitir mis errores tendrá por efecto que me costará doblar las rodillas. Mis pies representan la estabilidad. Conservo así el contacto con la tierra firme, tengo ambos pies en el suelo. Cada parte de mi cuerpo me ayuda a tomar conciencia de mi flexibilidad o de mi rigidez.

Elijo estar a la escucha de mi cuerpo porque es el guía de mi estado interior.

CONFLICTO EMOCIONAL DEL SISTEMA LINFÁTICO

El sistema linfático está compuesto de ganglios y vasos que transportan la linfa hasta la corriente sanguínea. Juega un papel importante en el funcionamiento del sistema inmunitario. El sistema linfático funciona, en cierto modo, en paralelo con el sistema sanguíneo. Está vinculado más directamente al lado emocional, afectivo de mí mismo. Si mi sistema nervioso está vinculado más directamente a mis pensamientos con mi cuerpo energético o astral, mi sistema linfático está relacionado más directamente con el lado afectivo de mi cuerpo energético o astral. El amor es, seguramente, el mejor medio de guardar el sistema linfático en buena salud y eficaz.

Ganglios linfáticos

Los ganglios son como pequeños abultamientos que se encuentran distribuidos por todo el sistema linfático, cada uno drenando un territorio determinado. Ayudan a liberar al organismo de sus desechos celulares, devolviéndolos a la sangre. Participan en la defensa del organismo contra las infecciones.

Cuando un ganglio se hincha o se inflama, ello indica que la persona acumula los sentimientos de disgusto que le produce otra persona o una situación. Desea que las cosas se desarrollen como ella quiere, pero tiene dificultades para expresarse o comunicarse con la persona en cuestión. Bloquea una relación del mismo modo que bloquea la circulación de la linfa.

Su actitud la retrasa en lo que tiene que hacer en la vida. Se desvaloriza porque se siente torpe en sus relaciones con los demás. Los ganglios inflamados en la axila izquierda indican una desvalorización como padre; en la axila derecha, en otras relaciones; en la ingle, en las relaciones sexuales.

Es importante que te des cuenta de que no puedes controlar todas las situaciones que se dan a tu alrededor y a todas las demás personas. Esta actitud te hace sentir disgusto. Todas esas cosas que crees que debes hacer o ser para tener mejores relaciones son demasiado para ti. Tu cuerpo te dice que comiences a respetar tus límites. Procura ver la situación desde otro punto de vista. Seguro que tiene un lado positivo, es decir, una ocasión para que te sueltes y, además, te quieras. Querer abandonar o retrasarte en la vida no es la solución.

CONFLICTO EMOCIONAL DEL SISTEMA NERVIOSO

Mi sistema nervioso está compuesto de nervios y centros nerviosos que sirven a la coordinación y al mando de diferentes partes de mi cuerpo, así como a la recepción de informaciones sensoriales, psíquicas e intelectuales. De hecho, mi sistema nervioso está vinculado más directamente a mis pensamientos en relación con la parte de mi cuerpo energético o mental. Es el sistema de conexión eléctrica en el plano físico que permite que mis pensamientos se vuelvan acción en este mundo.

Los nervios son órganos que reciben y que dan informaciones a todo el cuerpo procedente de sentimientos, pensamientos y sentidos. Las actividades conscientes están controladas por los nervios periféricos que toman su fuente en la espina y que es la morada del sistema nervioso. Las actividades inconscientes, por ejemplo, los latidos del corazón o la respiración están controlados por el sistema nervioso automático. Por la meditación o por una profunda relajación, puedo conseguir un control consciente sobre este sistema. Puedo estar afectado de diversos modos porque el sistema nervioso cubre varias actividades funcionales. Los nervios son como el sistema eléctrico de mi cuerpo. Si mis circuitos están sobrecargados porque hay demasiada «tensión», esto afecta el funcionamiento de mi organismo. Esta tensión puede proceder del hecho de que tengo inquietudes frente al porvenir y que tengo miedo también de que los proyectos que quiero realizar no lleguen a término.

Los nervios están, pues, en la base de la comunicación, y si no funcionan adecuadamente, puedo preguntarme en cuál esfera de mi vida tendría interés en comunicar y recibir lo que los demás me han de decir. Si tengo una bola de nervios o los nervios a flor de piel, esto me recuerda mi gran sensibilidad y, aunque pueda haberme sentido herido en el pasado, puedo aprender a confiar en los demás y en la vida.

CONFLICTO EMOCIONAL DEL SONAMBULISMO

Cuando soy somnámbulo, vivo una gran tensión interior, a veces inconsciente. Puede que busque huir de una situación que me preocupa demasiado. Me expreso de este modo para dejar escapar esta tensión. Experimento frecuentemente el hecho de estar —incluso inconscientemente— fuera de mi cuerpo. Cuando se produce este acontecimiento, mi cuerpo astral dirige mi cuerpo físico a partir de esta posición fuera del cuerpo. Por eso, como somnámbulo, puedo andar con los ojos cerrados y ver los obstáculos a pesar de ello, porque los veo con la visión de mi cuerpo astral.

Para disminuir este sonambulismo en mi vida, sería preferible que comunique más lo que vivo con mi cónyuge, con mis padres, con un amigo, o, simplemente, que lo escriba. Podré entonces hallar más calma interior y normalizar mis horas de sueño.

CONFLICTO EMOCIONAL DE LA SOMNOLENCIA

Puede suceder que tenga somnolencia después de haber disfrutado de una buena comida. Es un modo agradable de prolongar este momento. Ya no tengo que pensar, me dejo vivir. También es natural ver un anciano que se duerme durante el día, ya que llega al final de su vida. Se queda ahí, cansado, esperando la muerte. Pero si soy una persona de edad adulta y regularmente tengo somnolencia durante el día, significa que, inconscientemente, me niego a vivir, me escondo, huyo para no tener que elegir, decidir, actuar. Mi cuerpo me dice que vuelva a tomar contacto con la vida.

CONFLICTO EMOCIONAL DE LA SORDERA

«¡Más vale estar sordo que oír esto!». Elijo dejar de oír, decido aislarme de los demás. Sintiéndome fácilmente rechazado, me «tapo los oídos» porque ya no quiero ser molestado. Sin saber a veces qué contestar, me hago el sordo. Tengo miedo de estar manipulado y no acepto la crítica, no quiero entrar en razón. Creando esta barrera, me aíslo cada vez más, me obstino a no oír. Sin embargo, lo quiera o no, el tiempo hace que los problemas no resueltos de mi vida vuelvan todos un día y que deba enfrentarme a ellos. Tendría interés en prestar el oído y escuchar mi voz interior, que es la mejor consejera de mi vida. El acto más bello de amor que pueda hacer es abrir mi corazón. Acepto oír los mensajes y me abro a los demás.

CONFLICTO EMOCIONAL DEL SORDOMUDO

Si soy sordo por una razón congénita o si perdí el oído durante mi pequeña infancia y no pude aprender a hablar, entonces dirán de mí que soy un sordomudo. Mi grado de audición puede variar, sin embargo, de un 0 % a un 30 %. En mi experiencia de vida, es cierto que hay cosas que no quería oír, y es lo que me lleva a vivir esta situación. Para aclarar lo que no quería oír, puedo investigar acerca de mis padres y, más especialmente, acerca de mi madre para encontrar lo que ella no quería oír.

Puede ser una situación en la cual se hubiese dicho a sí mismo: «Ya no quiero oír hablar de esto». Soy responsable de lo que me sucede, y si esto me afectó es porque yo también tenía algo que comprender. Tomo conciencia de esta situación y desarrollo cada vez más el oído interior que me permitirá disfrutar de las alegrías de la vida y desarrollarme con la gente que me rodea.

CONFLICTO EMOCIONAL DEL TABAQUISMO

El cigarrillo está vinculado a los pulmones, símbolo de vida, libertad y autonomía, comunicación entre el universo y yo. Está considerado como una forma de protección, un velo que me permite ocultar ciertas angustias profundas. Creo protegerme por esta pantalla de humo que me rodea y que me impide ver la verdad. Inconscientemente, el cigarrillo colma también necesidades pendientes de la infancia, primeras tomas de pecho, calor, amor, afecto de la madre. Enciendo un cigarrillo sin pensar en ello, es una costumbre, un gesto automático, una manía que se ha hecho muy importante para mí. Necesito equilibrar más o menos mi nerviosidad, mi excitabilidad nerviosa. Quiero encontrar la paz de mi madre, la seguridad de esta. Si fumo es porque huyo de una situación demasiado desagradable, mi familia, mi vida. Este humo hace que mis decisiones estén aún más nebulosas. El cigarrillo aumenta el ritmo cardíaco y actúa a título de estimulante. ¿Cuáles son las decisiones que no consigo tomar y que me hacen la vida sosa? Identifico mis necesidades auténticas.

Acepto comunicar más y de un modo más fácil. Si quiero dejar de fumar, sería bueno que hallara la causa emocional a la cual está vinculada esta costumbre, lo cual facilitará mucho el cese. Entonces veré más claramente lo que realmente quiero en la vida y mis necesidades estarán colmadas en armonía con mi ser auténtico.

CONFLICTO EMOCIONAL DEL TALÓN

El talón es el extremo posterior del pie, sobre el cual nos apoyamos para caminar.

La persona a la que le duele el talón desea avanzar e ir hacia sus metas, pero duda porque no se siente apoyada. Es del tipo a quien le gusta tener el consentimiento o el permiso de alguien antes de actuar. Se siente culpable cuando actúa sin la aprobación de los demás. Por otro lado, sufre si tiene que quedarse en un lugar determinado. Tu mente juzga al sentir que algo o alguien no te deja avanzar.

Padecer un dolor en el talón me indica que vivo angustia, que me siento incomprendido y sin apoyo en las cosas por hacer. Siendo el punto de apoyo de mi cuerpo, un dolor en el talón demuestra que vivo incertidumbre frente al futuro. Me siento dubitativo e insatisfecho de mí o de mi vida y me parece que pierdo la maestría de mi cuerpo. Todo mi cuerpo descansa en mis talones, entonces puede que sienta necesidad de un apoyo sólido en la vida para poder seguir andando con total seguridad. Mi cuerpo me dice que puedo tener confianza y avanzar con total seguridad.

CONFLICTO EMOCIONAL DE LA TARTAMUDEZ

El tartamudeo es la manifestación de un trastorno de elocución, una dificultad parcial o grave en el hablar, decir o expresar claramente; esto va desde algunas palabras por casualidad hasta un trastorno regular. Se vincula a la garganta, al centro de la comunicación y de la expresión de sí.

Puede que mi tartamudeo provenga de un bloqueo afectivo o sexual derivado de mi infancia. Esto no necesariamente quiere decir que viví contactos, pero pude registrar un miedo, conscientemente o no, con relación a mi sexualidad con una persona o un acontecimiento. Es una forma de inseguridad profunda procedente de la infancia vinculada con uno de los padres (padre o madre). Es una especie de inhibición, una incapacidad a dominar adecuadamente mis pensamientos y mis emociones intensas y el intento fracasado de controlar la expresión de mi lenguaje, que ya no es espontáneo. Este tipo de desorden puede llegar temprano en la infancia, cuando el niño estuvo ridiculizado en su derecho a llorar («¡No llores!»).

Transformo, entonces, esta emoción en tartamudeo. Tengo miedo de ser claro, dudo, no consigo decir claramente lo que siento; inhibo y deformo mis palabras por miedo al rechazo o por ansiedad. Si digo claramente lo que vivo, ¿cómo se lo tomarán mis padres? ¿Soy bastante correcto para ellos? ¿Contesto a sus esperanzas? ¿Me permiten ser lo que soy? ¿Sobrepasan mis pensamientos mis palabras? Hay muchas probabilidades de que uno o ambos padres míos sean muy autoritarios y dominantes. Me siento juzgado, controlado, criticado e, incluso, ridiculizado suficientemente como para acabar creyendo que mis palabras no valen nada.

Siendo niño, puede que me hayan impedido expresarme. Entonces, manifiesto todo tipo de desórdenes de comportamiento, yendo desde la timidez hasta el repliegue sobre mí. El primer paso es aceptar abrirme al nivel del corazón a mis pensamientos, mis palabras, mis acciones y que respete mi velocidad de ser. Me respeto tal como soy, sin enjuiciamiento ni crítica.

Acepto expresar mis ideas, mis alegrías, mis penas y mis miedos. Puedo empezar a confiar, a sentir mis emociones, mis sentimientos y a abrirme a la gente que amo. Así, encuentro una calma interior que me permite expresarme con mucha más seguridad. Evitaré así las farfullas, el atrabancado de las palabras a causa de una mente demasiado activa o retener ciertas palabras cuya percusión me asusta.

CONFLICTO EMOCIONAL DE LOS TEMBLORES

Un temblor es un movimiento anormal involuntario, un tipo de oscilación rítmica, que mueve una parte o todo el cuerpo. Si el temblor es ligero, la causa del problema está menos profundamente enraizada que si es fuerte. Además, si solo tiembla un miembro del cuerpo, observa qué función tiene ese miembro para saber en qué área vives la rigidez.

Los temblores afectan, particularmente, los miembros superiores del cuerpo y, en especial, las manos. Son movimientos irregulares que se producen frecuentemente después de un enfado excesivo o después de un miedo o una debilidad física. Sintiéndome cogido, mis músculos se tensan y se ponen a temblar. Estoy como un volcán en erupción, la rabia ruge en mí. También puede que este temblor ocurra después de una noticia o información de la cual me niego a ver las consecuencias conscientemente. Hay un conflicto entre mi parte consciente y mi subconsciente. Esta tensión que existe entre ambos provoca un temblor involuntario de una u otra parte de mi cuerpo (brazos, rostro, piernas, tronco).

Puede ser que después de una pregunta que me estaba haciendo desde hace tantos años y de la cual tengo la respuesta, pero dudo de su veracidad, la energía que había acumulado en mi inconsciente a fuerza de desear mi lugar se libera bajo forma de temblores. Aprendo a tomar mi lugar, me relajo y vivo un día a la vez.

CONFLICTO EMOCIONAL DEL TENDÓN DE AQUILES

El tendón de Aquiles une el músculo de la pantorrilla al hueso del talón. Es el tendón más poderoso del cuerpo: puede soportar hasta cuatrocientos kilos. Permite que mis pensamientos y deseos, tanto físicos como espirituales, se realicen. Sirve también para expresar cualquier bloqueo en el movimiento del tobillo. Por ejemplo, puedo tener un gran deseo de estabilidad, pero esto es difícil de realizar a causa de una situación financiera precaria. Sigo poniendo cosas en marcha para realizar mis sueños y para alcanzar los objetivos que me he fijado. A nivel biológico, permite la propulsión del cuerpo.

¿Qué conflicto emocional estoy viviendo? Si presento cualquier molestia en el tendón de Aquiles, significa que me he sentido desvalorizado para impulsarme en algún aspecto de mi vida presente. Me siento poco capaz de lograr mi objetivo, mi sueño, algo en mi presente inmediato… No me siento capaz de dar el salto.

¿Cuál es la emoción biológica oculta? Miedo a dejar la casa de mis padres. Miedo a casarme. Miedo a comprometerme. Miedo a ser padre. Miedo a salir de mi trabajo. Miedo a que me asciendan.

Debo confiar más en mí y en mis capacidades. Debo luchar por lo que quiero. Debo aceptar que soy fuerte y valiente. Debo llegar a mi meta.

CONFLICTO EMOCIONAL DE LA TENDINITIS

La tendinitis es una inflamación de un tendón, ligamento formado de tejido conjuntivo a través del cual el músculo se une al hueso correspondiente. Puede tratarse de una rotura, la cual se manifiesta con un fuerte dolor y un crujido. Puede llegar a causar la degeneración del tendón.

La persona que sufre tendinitis siente o ha sentido un enojo reprimido. Es alguien que se impide hacer algo por miedo a una ruptura. El lugar del cuerpo afectado indica el área en la que se sitúa el miedo. Si, por ejemplo, es en una mano, la persona afectada debe observar qué se impide hacer con ella que pudiera ocasionar una ruptura de la cual se sentiría culpable.

El mensaje que recibes con esta tendinitis es que no creas que puedes permitirte hacer lo que quieres solo cuando ello complazca a los demás o a alguien en especial. Es posible que tu temor a la ruptura sea solo fruto de tu imaginación. Es aconsejable que verifiques con la persona adecuada si lo que crees es cierto o no. Además, debes comunicarle a esa persona lo que quieres y decirle qué es lo que respondería a tus necesidades.

Tampoco olvides que si sientes tanto enojo hacia ti mismo es porque no escuchas tus verdaderas necesidades. El enojo parece provenir de una causa externa, pero cuando dedicamos tiempo a comprobarla vemos que la realidad es otra: uno termina por darse cuenta de que es hacia uno mismo.

CONFLICTO EMOCIONAL DE LA TENSIÓN ARTERIAL, HIPERTENSIÓN (ALTA)

La imagen representando a una persona padeciendo hipertensión es la siguiente: olla cerrada herméticamente, con un control de vapor y sirviendo a cocer los alimentos bajo presión.

Soy esa persona que acumula, durante largos períodos, pensamientos y emociones que no están expresadas; frecuentemente, soy hipersensible y me controlo mal. Mis iras y contrariedades son reprimidas, haciendo hervir así mi interior. También puedo tener tendencia a la procrastinación o aplazar para más tarde las cosas que debo decir o hacer por miedo o falta de confianza en mí, y acabo por vivir una tensión nerviosa intensa, porque veo todo esto como una montaña y no sé si seré capaz de realizar todos mis proyectos. Así puedo hacer fábulas, aumentar mis problemas y mi culpabilidad aumentará rápidamente la presión.

Mi deseo de controlarlo todo y resolver las situaciones aumenta mi presión, que puede hacerse insostenible. Viviendo un miedo profundo de ser rechazado, me siento en peligro y me mantengo en guardia.

La hipertensión que vivo puede también hallar su fuente en mi miedo a la muerte, consciente o inconscientemente, y en mi deseo de sacar partido al máximo de mi vida, porque quiero realizar los múltiples objetivos que me he fijado.

CONFLICTO EMOCIONAL DE LA TENSIÓN ARTERIAL, HIPOTENSIÓN (BAJA)

Contrariamente a la hipertensión, la hipotensión se halla en una persona cuya presión es demasiado baja. Una persona puede tener una presión por debajo de la normal y hallarse en plena forma. Su presión es adecuada para ella, ya que su calidad de vida no está afectada.

Si soy una persona que tiene la presión baja, esto puede indicar que mi deseo de vivir está ausente. Tengo la sensación de que nada funciona, que para mí es inútil hacer esfuerzos porque, de todos modos, tengo el sentimiento de que las cosas no funcionarán. Me siento vacío de energía y no consigo llevar el peso de los acontecimientos. Me abandono al desánimo. El alma ya no está en mis acciones. Vivo en postura de víctima y tengo la sensación de que mi vida se parece a un callejón sin salida.

La hipotensión puede llevar a una pérdida de consciencia. Es el signo de que quiero huir de mis responsabilidades, de ciertas situaciones o ciertas personas porque el hecho de hacer frente me llevará a situarme y a hacer acciones que quizás no me apetece hacer.

CONFLICTO EMOCIONAL DE LOS TESTÍCULOS

Los testículos son las dos glándulas que producen las hormonas masculinas y los espermatozoides. Las glándulas sexuales masculinas representan el aspecto masculino. Un problema en los testículos, frecuentemente, se relaciona con los miedos, la inseguridad, las dudas referentes al hecho de ser hombre y dudas respecto a la condición de padre, de hombre, respecto a la sexualidad y la impotencia. Puede indicar una falta de aceptación de su sexualidad, de su preferencia sexual. El miedo a ser juzgado según mis resultados puede llevarme hasta la impotencia.

Cuando vivo una situación tensa, me ocurre tener la sensación de estar sujeto por los testículos, sobre todo si mi pareja es una persona de poder. Debo interrogarme sobre mis sentimientos referentes a mi virilidad y revisar mi concepto del principio masculino.

Para nuestro inconsciente, simbolizan el principio masculino, la paternidad, la virilidad, la sexualidad, la fertilidad y la creatividad del hombre como tal.

Podemos decir que los testículos se verán afectados por emociones de ira, miedos, rencor hacia mi papel como hombre, como padre y también en mi visión de papá, cómo fue este en mi infancia y el papel que cumpla el clan, puesto que de estos se hereda la forma de ver el mundo, y si los hombres del clan sufrieron pérdidas o discordias con sus padres, yo posiblemente haya heredado este conflicto emocional y debo repararlo a través de un síntoma en concreto.

Cáncer de testículos

En los testículos se hace la producción de los espermatozoides, esenciales para la reproducción. Si desarrollo un cáncer de los testículos, debo comprobar si vivo un sentimiento intenso debido a la pérdida de un hijo o algo en mi vida que era para mí tan importante o tan valioso como un hijo. Puedo haber vivido el fallecimiento, tanto por enfermedad como en un accidente o después de un aborto. Puede ser también uno de mis hijos, que se ha marchado de un portazo y que nunca volví a ver. Al haber salido bruscamente de mi vida, puedo vivir esta situación como la pérdida de un ser querido, como si hubiera muerto. Otro ejemplo puede estar vinculado también a mí como hombre de negocios, que a causa de malas inversiones financieras, perdí la empresa que había creado y que consideraba como mi bebé. Para la biología, perder un hijo es un drama muy grande y luego de esta pérdida lo mejor que puede pasar es que tengamos un hijo rápido para reemplazar el que falleció, y esto pasa por una lógica inconsciente, no tanto del consciente, porque estas actitudes son totalmente biológicas, automáticas. Hay que ser sutiles con esto porque nuestro inconsciente es totalmente amoral y lo único que busca es la supervivencia de la especie y del individuo. Pero pasemos a los síntomas para que esto sea mejor comprendido.

Sea la que sea la situación vivida, tomo conciencia de los sentimientos que me habitan, los acepto para ayudarme a curar mis heridas, volver a aprender a reír y mirar ahora hacia delante en vez de rumiar el pasado.

Orquitis

Es la inflamación de los testículos. Se ve que el hombre vive una situación conflictiva en donde se vulnera su masculinidad, su capacidad de sostener el hogar o proveer lo necesario para su familia, su ego o su paternidad, y esto es vivido con ira. Debo tener más masculinidad para ser más hombre.

Epidídimo

Es un órgano situado en el borde posterior del testículo. Funciona para transportar y almacenar el esperma. La persona siente miedo e impotencia por no ser lo suficientemente hombre para satisfacer a una mujer, así de sencillo es, aunque para la persona que lo tiene es un conflicto muy grande de impotencia.

Solo usted decide qué se permite recibir y cómo se permite afectar por la situación que se le presente. Ningún problema puede afectar su autopercepción, a menos que usted lo permita. Cambie su punto de vista y resuelva aquello que lo haya desestabilizado emocionalmente.

CONFLICTO EMOCIONAL DE LA TIMIDEZ

La timidez hace que pase al lado de cosas maravillosas. Evito a la gente que no conozco. Temiendo ser juzgado, renuncio a las cosas nuevas pretextando que no son para mí. Bajo los brazos, rehúso luchar. Tengo tendencia a adquirir seguridad con la rutina. Me amo poco y mi débil estima de mí y mi poca confianza en mí me incitan a quedarme en un marco bien establecido, en el cual no me siento ni herido, ni rechazado, ni incomprendido. Esta forma de huida de mi timidez me lleva a quedarme apartado.

De todos modos, es muy posible que esté feliz así porque me protejo también de situaciones o personas que podrían herirme. Tomo la costumbre de actuar con calma y me doy la oportunidad de descubrir, cada día, nuevas cosas y nuevas personas.

CONFLICTO EMOCIONAL DEL TIMO

El timo es un órgano del sistema linfático y se localiza detrás del esternón, justo en el hueso donde llevamos las manos cuando, por ejemplo, decimos «yo». Se dice que el timo es la llave de la energía vital.

Esta glándula influye sobre el desarrollo y la maduración del sistema linfático y en la respuesta inmunitaria defensiva de nuestro organismo. También puede influir en el desarrollo de las glándulas sexuales. Además, puede considerarse como un órgano del sistema endocrino y, por tanto, una glándula endocrina, ya que secreta hormonas, entre otras cosas.

El timo se hace más grande cuando sentimos alegría y se encoge de forma considerable cuando sentimos estrés, y aún más cuando nos enfermamos. Se ha demostrado que aunque se encoge después de la infancia, el timo sigue activo. Es uno de los pilares de nuestro sistema inmunológico, junto con las glándulas adrenales y la espina dorsal, y está directamente conectado a los sentidos, la conciencia y el lenguaje. Es una pequeña glándula ubicada en el tórax y produce un tipo de glóbulos blancos (linfocitos T) que juegan un papel esencial en la respuesta inmunitaria del organismo.

El timo es la glándula endocrina que está vinculada directamente al centro de energía del corazón. Una dificultad en el timo me indica que tengo la impresión de que han venido a quitarme algo que me pertenecía. Puede ser un trabajo, un cónyuge, un objeto material, etc. Me han quitado «el pan de la boca». Entonces he sentido un momento «sin defensa», sin saber cómo reaccionar. Almacena temor y gobierna nuestro sistema inmunológico de forma que el miedo hace que una persona retroceda y se achique y se puede perder la integridad en una situación, y cuando esto sucede el cuerpo permite la entrada de virus.

Cuando uno tiene un virus, hay que mirar por dónde surgió el temor en su vida, dónde se achicó frente a una situación. Tiene que volver a esa situación e imaginarla de forma diferente, cambiarla, y eso ayuda a combatir el virus.

Comprendo cuánto estoy protegido en mi vida de cada día. Aprecio lo que tengo en el momento actual, porque la vida solo es movimiento y lo que tendré mañana puede ser diferente de hoy. ¡Cuanto más me desprendo del miedo, más grande es mi sentimiento de libertad!

CONFLICTO EMOCIONAL DE LA TINITUS

Esta enfermedad consiste en la percepción auditiva de un silbido, tintineo o zumbido que no proviene de ningún estímulo exterior. Estos ruidos solo son perceptibles para la persona que dice escucharlos. No se trata de una alucinación. Este padecimiento está directamente relacionado con el centro del equilibrio.

Estas sensaciones las ocasiona un exceso de ruido mental. Es posible que dejes que tus pensamientos te perturben demasiado, impidiéndote escuchar bien lo que pasa en el exterior. Por otro lado, las personas que sufren este problema a menudo tienen miedo de perder el equilibrio y el control de sí mismas. Quieren dar la impresión de ser equilibradas y ocultan muy bien sus temores.

Este trastorno se puede manifestar en una persona que quiere decir o enseñar algo que ella misma no pone en práctica. Se acusa a sí misma de no ser veraz.

Es importante que te des cuenta de que tiendes a confundirte en tu intelecto y tu intuición. Eso que crees que es tu intuición es, en realidad, un truco de tu ego. Lo que escuchas es tu intelecto. Quieres mostrarte hasta tal punto valiente y equilibrado que te dejas llevar por tu percepción mental de las cualidades ligadas a la intuición. Esta no alcanza a traspasar la cacofonía de tus pensamientos, lo cual afecta a tu equilibrio interior. Acepta escuchar las críticas a tu persona. Después de escucharlas quedarás libre para hacer lo que quieras.

Escucha primero lo que viene de fuera: esto te permitirá utilizar mejor tu discernimiento. Además, tienes derecho a no poner en práctica siempre los buenos conceptos que aprendiste y que quieres transmitir a los demás. Sin embargo, si continúas deseándolo, finalmente encontrarás la manera de hacerlo.

CONFLICTO EMOCIONAL DE LA TIROIDES

Está glándula representa simbólicamente el reloj biológico del cuerpo. Casi siempre va a tener una relación con los conflictos que están relacionados con tiempo.

Hipertiroidismo

El hipertiroidismo es una secreción demasiado abundante de hormonas de la glándula tiroides. Indica una hiperactividad, una actividad demasiado grande de la glándula tiroides. Mi metabolismo aumenta, tengo calores y transpiro.

Vivo una gran decepción por no poder cumplir lo que quiero realmente o expresar lo que debo decir porque respondo a las esperas de los demás en vez de las mías. En consecuencia, vivo rencor, frustración, odio hacia todo lo que no corresponde realmente a mis esperas. También puedo escuchar los consejos de los demás sin escucharme interiormente. Además, me doy plazos muy cortos en las cosas por hacer, lo cual me pide siempre apresurarme para terminar a tiempo los proyectos en curso. ¡Siempre hay que ir más deprisa!

Cuando mi tiroides está hiperactiva, frecuentemente tengo dificultad con el tiempo y con el hecho de hacer tarde. Conflicto de urgencia, tener la necesidad de hacer las cosas mucho más rápido.

Hipotiroidismo

El hipotiroidismo es un subfuncionamiento de la glándula tiroides, una insuficiencia de la tiroides. Puede provocar una prominencia de los ojos.

Las causas físicas son: un desarreglo del sistema inmunitario, una destrucción de la tiroides por una tiroiditis, formando anticuerpos que atacan la glándula, y una carencia de iodo, lo cual conduce a un incremento del porcentaje de colesterol, cansancio, dolores musculares, un hormigueo y frío en las extremidades, estreñimiento y una disminución de los reflejos. Incluso puede aparecer el desánimo, haciéndome triste, pesimista y suscitando el sentimiento de ser incomprendido.

Mi cuerpo me transmite un SOS. ¿Cómo es mi comunicación conmigo mismo, con mis familiares y los demás? ¿Cómo ejerzo mi creatividad en lo que hago? La hipotiroidea también puede proceder de mi incapacidad para afrontar una situación que reaparece repetidas veces en mi vida frente a la cual no sé cómo reaccionar.

Conflicto de paciencia, lentitud. Desear que pase el tiempo mucho más despacio.

CONFLICTO EMOCIONAL DEL TOBILLO

El tobillo es una parte del cuerpo muy flexible y móvil. Sirve para sostener el cuerpo y, por su posición física, sufre grandes presiones. Es una especie de puente, nexo entre la tierra y yo. También es el lugar en el cual expreso mi capacidad de adelantar, de levantarme y de mantenerme de pie, estable y anclado. El tobillo ejecuta los cambios de dirección y, por consiguiente, representa mis decisiones y mis compromisos que se toman teniendo en cuenta mis creencias y mis valores.

Cualquier herida o dolor en los tobillos está vinculado con mi capacidad para mantenerme flexible, mientras voy cambiando de dirección. Si tengo miedo de lo que deriva, si soy inflexible frente a una decisión que tomar, si voy demasiado deprisa sin reflexionar, si tengo miedo de mis responsabilidades presentes o futuras, si tengo la sensación de ser inestable, corro el riesgo de frenar la energía en mis tobillos.

Según la intensidad del bloqueo de energía y de mi cierre al flujo de vida, puede resultar un esguince, una torcedura o una fractura. No puedo tenerme en pie sin mis tobillos. Quizás deba apoyarme en nuevos modos de ver las cosas, nuevos criterios que son más abiertos y flexibles. Toman cuidado de mí y de mi ser interior, me soportan en la vida. Si un tobillo cede o se rompe, ya no tengo base sólida, necesito cambiar de dirección, vivo un conflicto mental. Mi tobillo ya no puede soportarme y es el cuerpo entero el que cede físicamente. En cierto sentido, mi vida se derrumba también, pero es más la imagen de que hay algo que no va, en vez de un derrumbe real de la persona.

Referente a la torcedura, el tobillo torcido es la energía que se tuerce en el tobillo y mi estructura de soporte está deformada. Ya no hay nada claro y definido. Cuando estoy confrontado a algo muy profundo, un cambio obligado para estar mejor, se manifiesta la ruptura o fractura.

Debo cambiar de orientación. Están en juego mi honor, mi seguridad, mi objetivo y mi orientación en la vida. Poco importa la dolencia, ¡el período de inmovilidad que sigue permite a mi cuerpo y a mi ser interior integrar adecuadamente el aspecto de mi vida que debo cambiar y también permite instalarse la maravillosa transformación que sigue para mí!

CONFLICTO EMOCIONAL DEL TOC
(TRASTORNO OBSESIVO-COMPULSIVO)

El TOC es un trastorno de ansiedad, igual que la claustrofobia y la agorafobia. Está caracterizado por la presencia de ideas, pensamientos y conductas obsesivo-compulsivos de carácter recurrente. Conflicto del «no juego más».

Las obsesiones son ideas, imágenes o impulsos que pasan por la mente una y otra vez y son vividas con repugnancia o sin sentido. El individuo considera las obsesiones inapropiadas, y le provocan un malestar significativo. A menudo la persona intenta ignorar o suprimir estos pensamientos e ideas, o bien neutralizarlos desarrollando otras actividades. Las compulsiones son conductas repetitivas o rituales que la persona se siente impulsada a realizar de un modo determinado y de forma estereotipada.

El propósito es prevenir o aliviar el malestar, pero por sí mismas no proporcionan placer ni gratificación. Al contrario, la persona con TOC suele sentirse culpable porque no es capaz de controlar sus compulsiones.

Hay diferentes tipos de TOC. Los limpiadores son gente que lo limpia todo; llevan un conflicto de mancha y suciedad. Los movimientos, gestos o rituales suelen tener la función de aliviar un malestar y no pensar en la actividad conflictiva que provoca la angustia, aunque hacen sentir culpable al que los padece por no poder evitar esos movimientos. Conflictos de separación y repugnancia. Miedo a ser juzgado. Desvalorización de toda la personalidad.

Mi prioridad es mantener mi obsesión, incluso inconscientemente. Mi sistema de pensamiento está paralizado. Estoy alimentado por el objeto de mi obsesión. Así lleno un vacío interior y una gran inseguridad. Para vivir obsesión, he de tener una especie de tensión interior, inquietud. Sería oportuno para mí encontrar un punto de interés en mi vida que me traiga más calma y más paz interior. Así podré aprovechar más lo que me trae la vida.

CONFLICTO EMOCIONAL DE LA TORTÍCOLIS

La tortícolis demuestra, entre otras cosas, que vivo inseguridad. Tengo resistencias a ver todas las facetas de situaciones que estoy viviendo. Mis músculos del cuello se contraen, mi cuello se pone rígido y no consigo girar la cabeza. Mi inflexibilidad me impide apreciar la ayuda que desean traerme y que ayudaría a hacer evolucionar las cosas que me parecen difíciles. Prefiero mantener la cabeza derecha y asociar mi mal a un enfriamiento. Tengo interés en tomar conciencia de que esta frialdad más bien afectó mi corazón, provocando así un bloqueo de energía. Puedo también intentar huir de una situación incómoda que me pide afirmarme y tomar posición. También es importante que me pare para constatar en cuál dirección rechazo mirar o cuál es la cosa que me obstino en mirar, decir o hacer y que me beneficia.

Si aceptase abrirme a un nuevo modo de ver las cosas o a nuevas ideas, mi vida se vería quizás muy mejorada y mi tortícolis desaparecería. ¿Quizás haya una persona, una cosa o una situación que quisiera y que, al mismo tiempo, no quisiera mirar a causa de mi timidez, mi vergüenza o mi sentido moral, que es muy fuerte? Si la rigidez impide que mi cabeza gire de izquierda a derecha, puedo preguntarme si sé a quién o a qué me niego a decir no. Si, al contrario, tengo dificultad para decir sí con mi cabeza es quizás porque rechazo de entrada nuevas ideas. Mi cuerpo me pide aceptar ver y apreciar el instante presente y reconocer todas las nuevas cosas que forman parte de mi vida.

CONFLICTO EMOCIONAL DE LA TOS

La tos es un acto reflejo desencadenado por una irritación de las vías respiratorias con objeto de expulsar las mucosidades o los cuerpos extraños que las obstruyen. La definición que sigue se aplica a una tos sin causa aparente, y no a una provocada por una enfermedad como el asma, la gripe, el catarro, una laringitis, etc.

La persona con tos más o menos constante, pero sin causa aparente, es del tipo que se irrita fácilmente. Tiene un crítico interior muy activo. Su cuerpo le dice que desea más tolerancia, sobre todo hacia sí misma. Aunque la irritación provenga de una situación o de una persona externa, esta desencadena en ella un proceso de crítica hacia sí misma. El estornudo tiene relación con lo que procede del exterior, y la tos con lo que sucede en el interior.

Cada vez que toses sin causa aparente, dedica un momento a detenerte y a observar qué ha sucedido en tus pensamientos. Todo pasa de manera rápida y tan automática en ti que eres inconsciente del número de veces que te criticas o que no te aceptas como eres. Esto te impide aspirar bien la vida y vivirla tan plenamente como tú deseas. No eres lo que crees ser. Eres mucho más que eso. En el momento en que tomes conciencia de una irritación interior, sé tolerante contigo mismo de la forma en que quisieras que los demás lo fueran.

CONFLICTO EMOCIONAL DEL TOURETTE (SÍNDROME DE LOS TICS)

En el síndrome de Tourette, la persona realiza movimientos o sonidos fuera de lo normal, llamados tics, con poco o ningún control sobre estos. Los tics, definidos como la ejecución repentina de movimientos repetitivos e involuntarios, demuestran un desorden de la tensión nerviosa y un desequilibrio al nivel del cerebro. Si tengo un tic o tics, hay muchas probabilidades de que sea un ser muy emotivo, que reprimo mucha agresividad y que, de joven, haya percibido la educación recibida como muy severa y perfeccionista. Así es como exteriorizo mi inquietud y la amargura que siento muy dentro de mí.

Si soy un chico, puede que haya sido afectado por acciones que alguien que representaba la autoridad para mí me pidió hacer. Esto explicaría por qué hay cuatro veces más chicos que chicas que padecen tics. Las chicas, en general, suelen ser más receptivas frente a la autoridad y, por lo tanto, se ven menos afectadas, de un modo general, por este aspecto.

Puedo haberme sentido contrariado de cara a ciertos movimientos que me impidieron hacer siendo más joven —como, por ejemplo, si se me prohibía moverme en la mesa— y ahora mi cuerpo se mueve, muy a mi pesar, como por reacción o rebelión contra lo que se me prohibió hacer. Incluso puedo haber tenido la sensación de ser cobarde delante de alguien. Tengo interés en tomar conciencia de este estado y expresar claramente mis necesidades.

CONFLICTO EMOCIONAL DE LA TOXICOMANÍA

La toxicomanía se caracteriza por el consumo abusivo de diferentes productos tóxicos, regidos por la ley o no, entre los cuales se encuentran el tabaco, los medicamentos, el alcohol y las drogas bajo todas sus formas. Desarrollo así una dependencia psíquica o física. Esta necesidad irresistible de consumir demuestra un gran miedo a verme tal como soy. Prefiero la huida, la inconsciencia. Sin saber cómo amarme, no puedo concebir que la gente que me rodea me ame y me aprecie. Me escondo en un mundo «fantástico» en el cual creo que nada podrá alcanzarme, jamás. Me duermo suavemente rechazando mis heridas en lo hondo de mí mismo. Me duele e incluso ya no lo veo. Dándome la oportunidad de ser yo mismo, puedo descubrir el ser maravilloso que soy y abrirme al amor.

CONFLICTO EMOCIONAL DE LA TRANSPIRACIÓN O SUDORACIÓN

La transpiración o sudación es la secreción de sudor por los poros de la piel. Su función es mantener estable la temperatura del cuerpo a 37 °C. La definición que sigue se refiere a una persona que sufre de transpiración abundante y anormal, no generada por un acto natural —como un esfuerzo sostenido— ni provocada por una sesión de sauna. También atañe a la persona cuyo volumen de sudor expulsado es considerablemente reducido.

Como el 95 % del sudor está compuesto por agua, todo problema con la sudación está directamente relacionado con un problema emotivo. El líquido corporal representa simbólicamente a nuestro cuerpo emocional.

La persona que transpira demasiado es aquella que, después de haber reprimido mucho sus emociones, llega a su límite emocional y ya no puede reprimirlas más. Por medio de esta transpiración abundante, su cuerpo le está diciendo que se exprese, aunque lo que tenga que decir no tenga mucho que ver con los demás. Al principio es posible que se sienta un poco torpe al hacerlo por falta de práctica; solo tiene que prevenir a los demás para prepararlos psicológicamente.

El mensaje es muy claro. Tu cuerpo te muestra que lo que crees con respecto a la expresión de tus emociones no te beneficia. Tus emociones reprimidas no te sirven para nada. Si aprendes a expresarlas más, dejarás de culparte por sentirlas, y así podrás restablecer contacto con tu sensibilidad. Lo ideal es ser sensible sin vivir de las emociones. Cuando ocurre en las manos se refiere al trabajo, y en los pies se relaciona con el avanzar.

CONFLICTO EMOCIONAL DE LAS TROMPAS DE FALOPIO

Las trompas del útero, también llamadas trompas de Falopio, son los dos conductos por los cuales el óvulo sale del ovario para dirigirse al útero. Además, dan paso a los espermatozoides para que fecunden al óvulo. El problema más común es la obstrucción de una o las dos trompas. Cuando se inflaman se trata de una salpingitis.

Como las trompas son el lugar donde el óvulo se encuentra con el espermatozoide para crear un hijo, un problema aquí indica que la mujer bloquea el enlace entre sus principios femenino y masculino. Por lo tanto, le resulta difícil crear su vida como lo desea y relacionarse con los hombres.

Tu cuerpo te dice que es el momento de que te abras más a las ideas que recibes y que realices acciones para crear tu vida sin sentirte culpable. De este modo, te abrirás más a lo que el hombre puede aportarle a tu vida. Esos miedos, que hacen que te cierres, no te benefician.

CONFLICTO EMOCIONAL DE LA TUBERCULOSIS

La tuberculosis es una infección por el bacilo de Koch, que se ubica frecuentemente en el interior de los pulmones, pero que también puede alcanzar por vía sanguínea los riñones, el sistema urinario, etc.

Los principales síntomas son, entre otros, bronquitis repetitivas, un cansancio anormal, fiebre prolongada, escupido de sangre. Cada uno de ellos me revela que siento ira dentro de mí y que no hay alegría en mi vida. Tengo la sensación de estar olvidado, abandonado, que he perdido mis facultades. Desearía guardar para mí solo a la gente a quien amo. Mi egoísmo me lleva a estar celoso de lo que poseen los demás y me siento víctima, con rencor hacia el resto del mundo y buscando vengarme de él. Ya que los pulmones están afectados, la tuberculosis evidencia también mi miedo a la muerte, que está muy presente y que invade mis pensamientos. Es por este motivo que después de las guerras, hay un aumento de la tuberculosis, porque, en muchos casos, pude hallarme en situaciones en las que cayeron bombas cerca del lugar en donde estaba, que el enemigo podía matarme. De hecho, viví varias situaciones en que hubiese podido morir.

Es muy importante que tome conciencia del objeto de este miedo y que sepa que estoy protegido en todo momento. Debo superar este miedo a la muerte y vivir el momento presente, saboreando cada instante.

CONFLICTO EMOCIONAL DEL TUMOR

La palabra *tumor* suele ocasionarle un conflicto a la persona porque, inconscientemente, escucha: «Vas a morir». Asegúrate de no dejarte invadir por este miedo.

Un tumor es comparable a un montón de tejidos informes, pudiendo hallarse en diferentes lugares del cuerpo. Se produce generalmente después de un impacto emocional. Guardando en mí viejas heridas, pensamientos negativos frente a mi pasado, estas se acumulan y forman una masa que acaba por hacerse sólida. Me conviene tomar conciencia de que esta masa bloquea el paso de una parte de mi energía que quiere circular libremente.

Es importante que pueda expresar esta desesperación que está dentro de mí; debo tomar en serio este mensaje que me da mi cuerpo. Dejo sitio al presente, expreso mis sentimientos. Si rehúso, tendré la sensación de que una pequeña voz interior me dice: «Tú mueres a fuego lento».

Tumor en el cerebro

El tumor es una proliferación excesiva de las células anormales en el cerebro. El tumor está conectado con emociones reprimidas, pesares profundos, sufrimientos del pasado. En el cerebro, el tumor primitivo que se desarrolla a partir de células del cerebro significa que mi central del tratamiento de las informaciones registra aún ciertas ideas, creencias o esquemas mentales que ¡ya no tienen su razón de ser! El tumor resulta de un golpe emocional y violento vinculado a una situación o una persona a quien amé mucho o a algo que me hizo sufrir mucho o frente a la cual mantengo aún hoy odio, rencor, miedos, cólera y frustraciones.

Si mi tumor se sitúa en la parte superior del cerebro, en medio o en la hipófisis, es frecuentemente debido a un impacto emocional o bien porque tengo miedo por mi espiritualidad, mi intuición, etc. Soy testarudo y rechazo cambiar mi modo de ver aquí y ahora, aceptar mi vida y todo lo que la acompaña. Soy rígido y estoy fijado en mis pensamientos, interiormente estoy confuso. Transporto energía mental que ya no corresponde a mis necesidades más profundas y que es lo opuesto de mis deseos divinos. Mi cuerpo reacciona fuertemente y brota entonces una producción fuera de control de ciertas células del cerebro.

Es un estado crítico y peligroso y debo transformar mi actitud cerrada en una apertura de corazón si quiero parar este tumor. A partir de ahora, acepto ver la vida de un modo más abierto y flexible. Está en constante transformación y evoluciona siempre hacia lo mejor. Mi confianza personal me permitirá alcanzar este objetivo.

Tumor de ovario

Son tumores de células germinales benignos. Las mujeres con tumores de células germinales benignos (no cancerosos), tales como los teratomas maduros (quistes dermoides), se curan mediante la extirpación de la parte del ovario que contiene el tumor (cistectomía ovárica) o del ovario completo.

Si yo presento un teratoma de ovario, necesariamente, viví en el último año un conflicto emocional en el cual sufrí la pérdida dramática de un hijo, de mi mejor amigo, de esa persona especial o de mi querida mascota. He perdido a alguien muy querido para mí, esa parte de mí, y no he podido compartir mi dolor con alguien que me comprenda. Tal vez los demás lo saben, tal vez los demás me han dicho que lo sienten, pero no he sido capaz de expresar total y abiertamente lo verdaderamente mal que me siento, lo destruido que me siento, lo vacío que me siento.

Necesito hablarlo con alguien que me escuche, que pueda compartir conmigo el dolor.

CONFLICTO EMOCIONAL DEL TÚNEL CARPIANO

En este síndrome se debe tener en cuenta que la mano es la ejecutora de las acciones que pensamos. Un síndrome que impide el movimiento de la mano tendrá que ver con no querer ejecutar lo que tenemos en mente, frecuentemente desde la perspectiva de la negación de nuestros propios conflictos. Puede haber varios conflictos a la vez, es decir, ser plurifactorial.

La muñeca tiene que ver también con el trabajo. Otra lectura que se puede hacer tiene que ver con el control del orden en el trabajo, con una desvalorización e indecisión en la acción. Llamada también «enfermedad de los intermediarios». Y nos habla del significado de la mano como padre, y el ligamento asociado a proyectos de futuro. Puede ser en un contexto de padre, como padre, o algo relacionado a nivel simbólico.

- Negación de lo que yo tengo en mente, pienso algo y la mano no quiere hacerlo.
- Negación de mis conflictos. Tengo un conflicto particular y, sobre todo, no puedo o no quiero actuar para solucionarlo.
- Lo que pienso no lo realizo.
- Tengo un conflicto particular y, sobre todo, no lo quiero ver.

CONFLICTO EMOCIONAL DE LA ÚLCERA

Una úlcera es una pérdida de sustancia en el revestimiento cutáneo o mucoso, que se acompaña de lesiones más o menos profundas en los tejidos subyacentes, los cuales dificultan la cicatrización. La úlcera puede presentarse en varias partes del cuerpo. Véase la parte del cuerpo afectada, agregando que la persona enferma siente rencor y que su dolor interno es difícil de sanar, pero no es así un buen trabajo interior serio, hará que cicatrices estas heridas.

Una úlcera puede hallarse en la piel, en el exterior del cuerpo (brazos, piernas, cornea del ojo, etc.), o en la pared de un órgano interno (estómago, intestino, hígado, boca, etc.). Una úlcera me llevará a tomar conciencia de que vivo grandes miedos e inseguridad. Me indica que me habita un estrés intenso y que me siento corroído, molesto, comido. Según el lugar del cuerpo donde se desarrolle mi úlcera, me es posible descubrir lo que provoca este estado. Por ejemplo, si se halla en mi boca, puedo preguntarme lo que debo decir. Úlceras de estómago demuestran que hay algo que digiero mal.

Úlcera péptica o úlcera gástrica

Es aquella que afecta la mucosa que recubre el estómago o el duodeno (la primera parte del intestino delgado). Se clasifican en úlceras gástricas y úlceras duodenales, estas últimas son mucho más frecuentes. Las úlceras pépticas (gástricas) pueden aparecer tanto en las mujeres como en los hombres. Se trata de una enfermedad común.

Existen algunas diferencias entre la úlcera gástrica y la duodenal. La primera es igual de frecuente en ambos sexos, mientras que la segunda se da en mayor proporción en los varones. Los síntomas se presentan con calambres estomacales, ardor epigástrico después de las comidas —calmado por la ingesta de alimento o los antiácidos—, dispepsia, vómitos.

¿Qué conflicto emocional estoy viviendo? La persona afectada se siente agredida por los demás y no se cree capaz de defenderse. Experimenta un sentimiento de impotencia. Para que yo haya creado ya una úlcera gástrica (péptica), necesariamente debo haber vivido un impacto emocional relacionado con «no trago», pero que continúa, sigue activo, lo mantengo activo.

Para localizar el impacto emocional que me provoca la úlcera, es necesario que analice mi vida diaria, así como a todas las personas con las que convivo, ya que solo de esa manera podré encontrar aquella actividad, aquella compañía, aquella persona que me resulta indigesta. Es una situación que yo vivo dentro de mi territorio, y es por ello que no puedo sanar, porque me he acostumbrado a dicha situación o persona, pero mi subconsciente no, él se ha quedado con la idea de que no trago.

Analiza personas o situaciones ante las cuales sientas un nudo en el estómago, un golpe en el estómago, que se te revuelve el estómago. Y revisa, sobre todo, problemas con los límites en el territorio, los límites del territorio mismo y los problemas con personas cercanas al territorio.

Y no hablo de nada extraño, piensa que hablo de tus hijos, que piden permiso y no obedecen las reglas; tu pareja, que no llega a cenar como lo promete todos los días, etc. Hay una simbólica ausencia, desobediencia, carencia de límites. Y busca qué límites se rompen o desaparecen a diario. Que ya haya aparecido una úlcera gástrica, después de una constante gastritis, habla de que vives enojado, rencoroso, frustrado con alguna situación o con alguien.

Recordemos que el subconsciente no entiende bromas ni sarcasmos, y si a diario lo alimentamos de ideas negativas, terminará por obedecernos. Ahora bien, algo que debemos conocer, manejar y comprender son las fases por las que pasa una úlcera gástrica. Si te han diagnosticado una gastritis crónica es porque, simplemente, a diario vives cerca o convives con aquella persona o situación que te causó el primer enojo, el primer rencor, el primer disgusto, y tú revives la molesta emoción, la frustración. Ante esto, será tu labor identificar qué o quién es la persona que no tragas, para poder sanar por completo.

El problema de una gastritis crónica o de que a cada rato presentes úlceras es que, tarde o temprano, te olvidas de cambiar tu vida, te acostumbras a no tragar, a no digerir, y vives con molestias permanentes. Quiero tanto complacer a los demás que estoy listo para tragar cualquier cosa. Actuando así, reprimo mis emociones y mis propios deseos, no me respeto y acabo por reprochar a los demás que no me respeten. Me siento embaucado para mis adentros y llego hasta a dramatizar cualquier suceso de mi vida. Además, tengo dificultad para digerir todas estas contrariedades, estas inquietudes. Es como un exceso de irritantes que se transforma en úlcera. Tengo tendencia a criticarme severamente e incluso quiero llegar a autodestruirme. Mi cuerpo me indica que es tiempo de que descubra las cualidades que están en mí, que me aprecie a mi justo valor y que acepte mi necesidad de amor.

Usualmente, los conflictos detonantes de la úlcera gástrica corresponden a nuestra vida diaria, es decir, difícilmente se trata de conflictos programados del transgeneracional, salvo en los casos en que sea conocido dentro de la familia que muchos familiares han padecido úlceras gástricas o cáncer de estómago. En ese caso, será imprescindible que haga mi árbol genealógico, buscando historias de «no trago» en mis dobles, para realizar el duelo correspondiente, tomar conciencia de mi predisposición a no tragar las situaciones o a las personas y yo pueda cambiar mi entorno. Tengo una débil estima de mí.

CONFLICTO EMOCIONAL DE LA URTICARIA

La urticaria se caracteriza por la aparición de placas rojas en diferentes partes del cuerpo. Estas, ligeramente bombeadas, provocan comezones vivas. La urticaria procede, según el caso, de una intoxicación alimentaria, vinculada con la toma de ciertos medicamentos u otras sustancias, pero este estado puede agravarse con el estrés y las tensiones.

Si padezco urticaria, muy probablemente soy una persona que vivo mucho rechazo. No me gusta el ser que soy y mi temor de estar herido es tan fuerte que, para ser amado, hago las cosas en función de lo que la gente espera de mí. Mi miedo de ser rechazado se concretiza, ya que me rechazo a mí mismo. Mi piel estropeada por estas placas rojas me hace sentir feo e indeseable. Soy como una bestia marcada con hierro incandescente; soy dependiente de mi propietario. Ya que vivo en función de los demás, me impido hacer cosas para mí, no me atrevo a realizar nuevos proyectos, lo cual aumenta mi sentimiento de impotencia. Elijo ser el dueño de mi vida, me vuelvo la persona más importante para mí. Adelanto y confío.

CONFLICTO EMOCIONAL DE LAS UÑAS

La uña es una región especializada de la piel, que se encuentra en la cara dorsal de la punta de los dedos de manos y pies. Es un órgano de protección que sirve como instrumento de precisión para sostener objetos minúsculos y permite rascarse. Sus problemas más comunes son: morderse las uñas, tener uñas quebradizas o una uña enterrada.

La persona que se muerde las uñas afecta negativamente a todas sus funciones. En general, es alguien que se carcome por dentro al no sentirse protegida, sobre todo con respecto a los detalles de su vida. Puede sentir ira hacia uno de sus progenitores, que no la protegió lo suficiente, según sus necesidades. Cada vez que revive esa falta de protección con ese padre o, indirectamente, con otra persona, se muerde las uñas, lo cual le da seguridad y alivia su angustia. La persona cuyas uñas se rompen fácilmente se siente culpable de no ser más precisa en los detalles del momento actual. Su búsqueda de perfección le resta energía.

Con tus problemas en las uñas tu cuerpo te dice que crees que debes hacer todo solo y que nadie te protege ni te ayuda en los detalles de la vida común. Esta creencia no te beneficia y es estresante. También debes permitirte la imperfección en los detalles nimios.

Las uñas representan el tejido duro y mi energía más honda y espiritual. Pueden estar afectadas cuando mi actividad —o mi destreza— o mi dirección tiende a cambiar y tengo dificultad para enfrentarme a estos cambios. Las uñas representan así el sentimiento de protección que tengo con relación a todo lo que sucede a mi alrededor. Tengo elección para usar mis uñas negativamente, para agredir, para defenderme y para hacer daño, como lo hace el animal, o positivamente, usándolas para mi destreza y mi creatividad. Cualquiera que sea la energía empleada, puedo descubrir el estado de esta definiendo el estado de mis uñas.

Comerse las uñas

Si me como las uñas, esto indica una nervosidad interior muy grande. También puede ser una inseguridad profunda de no sentirme capaz de ser o hacer lo que se espera de mí. Si se trata de un niño, esto puede manifestar la presencia de rencor o frustración frente a uno de los padres; esta situación puede producirse también cuando me he vuelto adulto. Puedo sentirme incapaz de asumirme y de ser autosuficiente, y quiero que los demás cuiden de mí. También puedo «comer mi freno», reprimiendo mi agresividad; poniendo agua en mi vino, puedo dejar entrever un desbordamiento inminente de emociones no expresadas. Por lo tanto, tengo ventaja en expresar todas mis emociones y ponerme a buscar mi seguridad y mi confianza en mi interior.

Si te muerdes las uñas es importante que dejes de pensar que si creas situaciones angustiosas los demás van a protegerte más. Estas expectativas solo te producen emociones negativas. Si pides lo que necesitas y confías en los demás, verás que estás mejor protegida de lo que pensabas.

Uñas amarillas

El síndrome de las uñas amarillas se manifiesta cuando las uñas de mis dedos de las manos o de los pies tienen un color amarillo verdoso, cuando son gruesas y encorvadas. Bajo el ángulo médico, esto se produce cuando la circulación de mi sistema linfático es inadecuada, atribuyéndose esto a trastornos respiratorios crónicos. Mis uñas son una protección para mis dedos de las manos y de los pies, y mi cuerpo me manifiesta que debo aumentar mis protecciones porque me siento frágil y no hago frente a los acontecimientos de la vida (pulmones = vida) en los pequeños detalles que se presentan a mí hoy o mañana. Mi vida me parece apagada. Busco en mi interior lo que puede aportar más pasión en mi vida. Aumento en mí la energía vital para que se manifieste hasta el final de mis dedos.

Uñas blandas y frágiles

Las uñas representan mi vitalidad, el estado de mi energía vital. Uñas frágiles expresan un desequilibrio al nivel de mi energía y referente a la utilización que hago con ella. Uñas blandas expresan el cansancio que estoy viviendo, la indiferencia que me habita. Mi vida está tan apagada como mis uñas. Soy yo quien debo poner picante y cuidar de usar bien mi energía.

Uña encarnada

Una uña encarnada indica culpabilidad o nervosidad frente a una nueva situación. También puede representar un conflicto entre mis deseos mentales y espirituales. Si se trata de la uña de un dedo de la mano, se trata de una situación de mi vida diaria y, más frecuentemente, si se trata de la uña de un dedo del pie, se trata de una situación o decisión de cara al futuro. Si se trata del dedo gordo, la uña encarnada puede representar mi inquietud frente a la presión que creo deber afrontar en el porvenir y frente a la cual me siento ya culpable porque me temo no poder vivir este futuro con armonía y éxito. Es importante ver qué dedo de la mano o del pie está afectado para tener informaciones complementarias sobre el aspecto de mi vida al cual he de ajustarme, eliminando a la vez mi culpabilidad.

Uñas con hongos

El pie significa madre, real o arquetípica, como la madre Tierra. Los hongos significan putrefacción.

Examinar situaciones de porquería con respecto a alguien a mi alrededor. Los hongos vienen en fase de recuperación a comerse la materia muerta, son como basureros, desempeñan el rol del limpiador, del sepulturero (pueden estar relacionados con la muerte o la limpieza, real o simbólica). Hay una relación tóxica con la que tendré un duelo sin finalizar.

Revisar mi relación de pareja, la relación con mi madre, con mi padre, con mis hermanos, amigos, etc. Necesariamente, hay una relación tóxica, contaminante, sucia, despreciable, de la cual deberé alejarme porque está pudriendo mi seguridad y mi valor.

La emoción biológica oculta es:

- Relación tóxica con alguien cercano.
- Imposibilidad de romper relación con alguien que me ataca constantemente.
- Desvalorización por parte de alguien cercano.

Cómo liberarme de esta emoción biológica:

- Me alejo de esa persona con la que mantengo una relación tóxica.
- Me defiendo con coherencia.
- Comprendo que soy valioso y me amo.

Siempre hay que revisar el significado de cada dedo, ya sea de las manos o de los pies, para comprender con más exactitud el conflicto exacto.

CONFLICTO EMOCIONAL DEL ÚTERO

El útero simboliza mi estado de mujer, es el hogar de mi creatividad. La nidación se opera en este santuario cálido y seguro. Problemas de ovarios o de útero me indican que es tiempo de que desarrolle mi creatividad, que me dará el poder de administrar mi vida. Útero representa casa, nido.

Tengo interés en preguntarme: ¿cómo me siento como mujer? ¿Me siento culpable, avergonzada o traicionada en el hecho de haber tenido, o no, hijos? ¿Encuentro que es difícil ser mujer, esposa, madre, mujer de negocios, amante? ¡Puede que tenga la sensación de retroceder! En esta región de la pelvis, me es posible dar a luz otra vez, hacer renacer nuevos aspectos de mi ser; puedo ir hacia delante en mi búsqueda de mí misma. Si se desarrolla una enfermedad en mi útero, por ejemplo, puedo preguntarme cómo percibo la sexualidad de los demás y, particularmente, la de mis hijos y mis nietos. ¿Tengo la sensación de que no es correcta, que sale de la normalidad, que esto no se hace? ¿Los siento en peligro moral o físico? ¿Hay algún riesgo de que estén heridos? ¿Hay algo que encuentro feo en relación con mis hijos y a su vida de pareja? ¿Estoy molesto frente al papel o el lugar que toma cada miembro de la familia? Todas estas interrogaciones pueden referirse a mis hijos o mis nietos verdaderos o a un sobrino, un vecino o un alumno que considero como tal.

Cualquiera que sea la situación, tomo conciencia de que no tengo poder sobre la vida de los demás y que cada cual vive su vida a su modo.

Mucosa del útero/endometrio

En fase activa del conflicto emocional: crecimiento de tumoración con secreción, puede aparecer en forma de coliflor o formando capas con absorción de líquido. Esta fase es identificada por los médicos alópatas con un adenocarcinoma de endometrio. Resulta básico no operar en esta fase, puesto que como el conflicto emocional está activo, es decir, no lo hemos resuelto, seguimos preocupadas, angustiadas, tristes, etc. Por lo que un diagnóstico negativo por parte del médico impedirá que encontremos paz para sanar.

Si a esto le sumamos una cirugía, impedimos que el tejido sane por sí solo y, peor aún, puede continuar la tumoración posterior a la cirugía, porque no hemos resuelto la emoción.

En esta fase entraremos cuando hayamos asimilado lo ocurrido, perdonado, dejado ir, aceptado, olvidado, etc. Cuando nuestra mente por fin deje de pensar y de dar vueltas a lo ocurrido y hayamos decidido seguir adelante.

Puede haber dos circunstancias distintas para los síntomas que se presentarán, porque dependerá de que la mujer sea aún fértil o que ya esté en la menopausia:

- Mujer que aún no está en la menopausia: Evacuará el tumor por la vagina como un abundante sangrado.
- Mujer menopaúsica: Enquistará el tumor, es decir, toda la tumoración formada en el endometrio se comprimirá tal vez en una gran bola, presentará, además, una necrosis o muerte del tejido extra formado y secreciones blanquecinas purulentas (con pus) con mal olor y algunos sangrados.

Como pueden observar, si un médico que desconozca las fases de las enfermedades nos revisa en estos momentos, seguramente se asustará y nos asustará diciendo que estamos muriendo, que nos estamos pudriendo por dentro, que un cáncer mortal nos ataca, etc. Es estrictamente necesario conocer esto para no caer en un pánico innecesario.

Miometrio/músculo liso del útero

En fase activa del conflicto emocional: se piensa en ello todos los días y a todas horas, se mantiene la angustia o la preocupación. En esta fase deberemos evitar las operaciones porque, como el conflicto emocional no se ha resuelto, los miomas o miosarcomas regresarán. No debemos operar, basta con resolver el conflicto.

En fase de solución del conflicto emocional: aquí sí se puede operar. Ya no hay ningún problema al hacerlo y la recuperación es rápida. Si no se desea operar no pasa nada, puesto que como el conflicto emocional ha desaparecido, el fibroma formado mantiene su tamaño.

Conflictos con nietos, ahijados, vecinos, alumnos, hijos, en donde yo percibo, veo y sé que hay peligro de muerte, maltrato, violencia, peleas, y no puedo hacer nada.

Cáncer en el cuello del útero + arteria uterina derecha

Se está viviendo un conflicto en casa, comúnmente con hijos adolescentes, en el que yo siento miedo por no poder encontrar una pareja estable, por no disfrutar de una vida en pareja, por no conseguir quien me ame, etc. Es muy común en madres separadas o madres solteras.

Cáncer en el cuello del útero + vagina + vejiga

Se está viviendo un conflicto de frustración sexual en el que yo como mujer percibo que mi pareja no quiere llegar a más, no quiere matrimonio, no quiere formalizar la relación, y yo siento que me será imposible lograr con él una vida estable (formar un nido) y tener hijos.

Displasia en el cuello del útero (cáncer leve)

Se está viviendo un conflicto de obligación en el que yo me veo forzada a ser la madre de mis nietos, a cuidarlos como hijos, educarlos, mantenerlos, etc.

Descenso de la matriz

Para mí, mis hijos son o se han convertido en una carga. Me pesa ser madre. Ya no quiero que él me toque sexualmente, etc.

Menstruaciones abundantes o muy dolorosas

Me niego a ser mujer. No disfruto de ser mujer. No me veo como madre (tal vez me desearon del sexo opuesto), etc.

Prolapso uterino

Me urge ya dar a luz para seguir con mi vida. Debo tener hijos ya, encargarlos y seguir con mi vida, etc.

Retroversión de útero

Este hijo no es del hombre que quiero. Debo tener a este hijo y no quiero.

Síndrome premenstrual muy doloroso

Miedo a la menopausia, miedo a quedar embarazada, etc.

Bibliografía

Uwe Albrecht, *Un curso de sanación*

Alejandro Jodorowsky, *Árbol genealógico, lazos de sangre*

Gregg Braden, *La matriz divina* y *El código de la emoción*

Joan Garriga, *Bailando juntos* y *¿Dónde están las monedas?*

Eckhart Tolle, *El poder del ahora*

Miguel Ángel Ruiz, *Los cuatro acuerdos*

Enrique Bouron, *El libro azul de la decodificación biológica*

Josep Murphy, *El poder de la mente subconsciente* y *Los milagros de la mente*

Dra. Arielle Schwartz

Dra. Anne Shutzembrerger

Elizabeth Romero Sánchez

Edgar Romero Franco

Agradecimientos

Mi más sincero agradecimiento a todas estas grandiosas personas y algunas más por haberse cruzado en mi camino y haberme enseñado tanto. Por terminar de abrirme mis ojos y acompañarme en mi proceso de sanación y elevación espiritual.

Gracias infinitas.

Índice